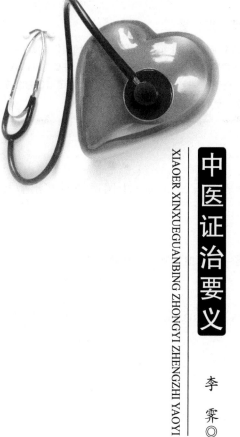

小儿心血管病

中医证治要义

XIAOER XINXUEGUANBING ZHONGYI ZHENGZHI YAOYI

李 霁◎编著

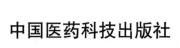

U0229966

中国医药科技出版社

内 容 提 要

　　本书运用中医理论，从中西医结合角度全面系统地阐述了小儿心血管病的病因病机、临床表现、诊断及鉴别诊断和各种诊疗方法，并介绍了最新研究进展。全书围绕诊法与辨证、基础与临床展开，内容翔实，观点新颖，阐述简明，重点突出，体现了科学性、实用性、系统性，反映了当代中医诊治小儿心血管病的水平，可供从事中医小儿心血管病专业的临床医师、科研人员使用。

图书在版编目（CIP）数据

　　小儿心血管病中医证治要义 / 李霁编著 .—北京：中国医药科技出版社，2015.8

　　ISBN 978-7-5067-7769-8

　　Ⅰ . ①小… Ⅱ . ①李… Ⅲ . 小儿疾病 – 心脏血管疾病 – 中医治疗法

　　Ⅳ . ① R259.4

　　中国版本图书馆 CIP 数据核字（2015）第 203866 号

美术编辑　陈君杞
版式设计　郭小平

出版　中国医药科技出版社
地址　北京市海淀区文慧园北路甲 22 号
邮编　100082
电话　发行：010-62227427　邮购：010-62236938
网址　www.cmstp.com
规格　710×1000mm $\frac{1}{16}$
印张　17
字数　225 千字
版次　2015 年 8 月第 1 版
印次　2015 年 8 月第 1 次印刷
印刷　三河市百盛印装有限公司
经销　全国各地新华书店
书号　ISBN 978-7-5067-7769-8
定价　38.00 元
本社图书如存在印装质量问题请与本社联系调换

前言

中医诊治心血管疾病历史悠久，源远流长。在中医经典《黄帝内经素问·五脏生成论》中指出："诸血者皆属于心。"《素问·痿论》中亦说："心主身之血脉。"我国古代医学的这一认识早于西医学两千多年。从《黄帝内经》时代至近现代，历代医家通过长期大量的临床资料和医疗实践表明，中医学对心血管疾病有着较为系统的认识和理论阐述，形成了自己独特的辨证论治体系，对心血管疾病的防治积累了丰富的经验，同时具备良好的治疗效果。中医儿科学是中医学的重要组成部分，在小儿心血管疾病预防和诊治的长期临床实践中不断发展、不断完善，无论是病因病机、辨证论治的经验整理，还是中药的药理研究都取得长足的进展。尤其在临床施治上具有整体调整，疗效满意，疗法自然，症状改善明显，依从性好，无副作用等优势。作为中华民族灿烂瑰宝的中医药学，仍需我们继续挖掘、整理，使之古为今用，为中华民族的繁衍昌盛，保护儿童的健康成

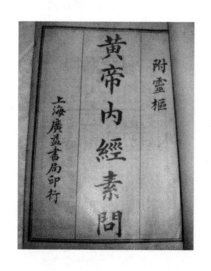

长作出更加卓越的贡献。

　　本书以中医理论为指导，在基本理论方面，通过对"心主血脉"学说的深入认识，探讨了中医学小儿心血管疾病生理、病理和病因，丰富了中医小儿心血管疾病科学理论体系，对临床实践起到了重要的指导意义；在诊法和辨证方面，尝试扩大传统四诊手段，引进现代科学技术，利用理化检验，收集患儿体内变化信息，纳入中医辨证体系，将传统的宏观辨证资料与应用现代科技手段取得的微观辨证治疗相结合，使辨证有据可依、治疗有章可循；在预防方面，以中医学"治未病"思想为指导，发挥中医药扶正固本、调整机体的优势，探讨应用中医儿科学防治方法，增强体质，提高免疫力，降低发病率，提高治愈率。

　　总之，本书特色鲜明，突出临床，突出诊治，突出中西医并举及在临床上互参互用，从实际出发，客观介绍每一疾病的各种疗法，围绕临床诊治，详略得当，重点突出。鉴于本书涉及面较广，临床疾病诊疗又极具复杂性，故书中不妥和疏漏之处在所难免，还请广大读者批评指正。

李　霁

2015 年 6 月

目录

基 础 理 论

各型心血管系统疾病临床证治

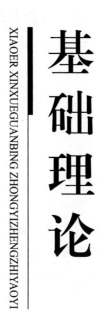

基础理论

XIAOER XINXUEGUANBING ZHONGYIZHENGZHIYAOYI

中医学对心的认识

　　心居于胸腔之内，膈膜之上和两肺之间，外有心包护卫。心在中医学理论中占有极其重要的地位，为历代医家所重视。中医学认为，心位于胸中高位，具有主宰全身生命活动的作用，在体内脏腑组织中是最重要的器官，居于五脏之首。《素问·灵兰秘典论》称之为"君主之官"；《灵枢·邪客》称其为"五脏六腑之大主"，明确提出了心为生命活动的主宰器官，人体五脏在心的统一协调下进行正常活动，共同发挥着维护人体生命活动的作用。总而言之，心为神之居，血之主，脉之宗，五行属火，主宰生命活动。

心的生理功能与特性

一、心的主要生理功能

　　1. **心主血脉，以通为用**　心脏是全身循环的血泵，早在《内经》上已有记载。《素问·痿论》曰："心主身之血脉。"心主血脉是心脏的重要生理功能和产生病理变化的基础。所谓心主血脉，就是指心推动血液在脉管中运行以濡润滋养全身的功能。血指血液，是人体重要的营养物质，血液的生成依靠胃的腐熟水谷和脾的运化精微。饮食物转化为水谷精微，脾气散精，上归于肺脉，最后经心阳变化而赤化为血。全身的血液都要依靠心脏的搏动，才能由血脉输送到全身，以发挥其濡养作用。所以《素问·五脏生成论》中说："诸血者皆属于心。"脉即脉管，又称血脉、经脉，脉为血之府。脉是血液运行的通道，脉道的通畅与否，直接影响着血液的正常运行。故《灵枢·决气》说："壅遏营气，令无所避，是谓脉。"血液通过在脉中的运行而达到"肝受血而能视，足受血而能步，掌受血而能握，指受血而能摄"。由于血脉这一特殊功能，就决定其以通为用的生理特点。在《灵枢·脉度》中说："气之不得无行也，如水之流，如日月之行不休，故阴脉荣其脏，阳脉荣其腑，如环之无端，莫知其纪，终而复始。其流溢之气，内溉脏腑，外濡腠理。"心、血、脉三者密切相关，构成了一个独立的密闭系统，这个系统的功能由心所主，都有赖于心脏的正常搏动才能实现。而血液循环的正常活动一旦受到阻碍，就会导致机体病理变化的发生。在中医学中许多疾病的发生，尤其是很多心血管系统疾病的发生、变化多与血脉循行有重要关系，如胸痹、心痛、真心痛、心悸、水肿、痹证等疾病均与血脉瘀阻有关。正如《素问·调经论》中说："五脏之道，皆出于经隧，以行血气，血气不和，百病乃变化而生。"

2. 心藏神，以血为养　心主神志，又称心主神明或心藏神，是指心脏具有主宰人体精神、意识、思维活动的功能。这是中医学对心脏生理功能的又一个重要认识，如《灵枢·邪客》所说："心者，五脏六腑之大主也，精神之所舍也"。《素问·灵兰秘典论》亦指出："心者，君主之官，神明出焉。"如果心主神志功能失常就可能出现异常体征，甚至可以危及生命。所以中医学认为心与神有密切联系，神为心所藏，而心为神之主。

在中医学中，对"心藏神"中的"神"理解有广义和狭义之分：①广义的神是指人体生命活动的外在表现，如人的表情、动作、语言等，它反映了人体生命活动的总体情况。如《素问·移精变气论》中说："得神者昌，失神者亡"，指的就是广义的神。故中医学认为："神充则体健，神衰则体弱，神存则生，神去则死。"②狭义的神，是指人的精神、意识和思维活动。如《灵枢·本神》中说："所以任物者谓之心，心有所忆谓之意，意之所存谓之志，因志而存谓之思，因思而远慕谓之虑，因虑而处物谓之智"，说明机体对外界事物的反映是由心神来完成的。在这里中医学认为心与神是统一的整体，反映神外在表现的生命活动和正常思维精神状态是由心脉的正常功能完成的，而心脉的正常功能活动又要受神的活动来调节和影响。如《灵枢·口问》说："心者，五脏六腑之大主也……故悲哀忧愁则心动，心动则五脏六腑皆摇。"从中医学基础理论来看，人体的生命活动和精神思维活动，均依赖于血液作为主要的物质基础，血脉和利，精神乃居。心脉充盈则思维敏捷，精力充沛；而心血不足则可导致体质虚弱，并且可以出现失眠健忘、神志不宁、记忆力减退等心神异常的病变。同样，精神活动的正常与否亦可影响心脉是否正常运行，从而影响机体的健康。《灵枢·百病始生》说："喜怒不节则伤脏，脏伤则病起于阴也。"《素问·上古天真论》亦指出："精神内守，病安从来。"说明精神活动对脏腑功能和机体的健康水平有着重要影响。

　　3. 心华在面，开窍于舌　　面色是反映人体气血盛衰、精神强弱的重要外在特征。其华在面，是指心的生理功能正常与否，可以反映于面部的色泽变化上。《灵枢·邪气脏腑病形》说："十二经脉，三百六十五络，其血气皆上于面部而走空窍。"《素问·六节脏象论》说："心者，生之本，神之变也，其华在面，其充在血脉。"指出心主血脉，十二经脉的血气皆上荣于面，故通过面色的润泽与神色可以了解心脏和其他脏腑的健康状态和病理变化。如果心血旺盛，脉络满盈，则表现为面色红润，富有光泽；相反，如果心的阳气虚损，心血虚少，则会表现为面色淡白无华，枯槁无泽；如果心血瘀阻，则会表现面色青紫，晦暗无光。所以，心脉的盛衰可以通过面部的色泽得到反映，故心之华在面。

　　心开窍于舌，是指心位于胸中，其经络上系舌本，如《灵枢·经脉》说："手少阴之别……循经入于心中，系舌本。"舌体血脉丰富，在与各脏腑关系上，与心的关系最为密切。因此，中医学又认为："舌为心之苗"，《灵枢·脉度》说："心气通于舌，心和则舌能知五味矣。"古代医家通过长期对舌生理、病理现象观察，得出心开窍于舌的理论，临床上可以通过观察舌色、舌体和舌苔的变化来分析脏腑的虚实和病位的深浅以及病邪的进退，用来了解心脏功能是否正常。一般说来，心的功能正常，则舌体红活荣润，柔软自如，味觉灵敏，语言清晰流畅。如果心的阳气虚衰，心血亏少，则舌质淡白胖嫩；心之阴血不足，则舌质红绛瘦瘪；心火上炎，则舌尖红或舌体糜烂；心血瘀阻，则可见舌质紫暗或有瘀斑；若心主神志功能异常，则可见舌卷、舌强、语謇或失语等症。

4.心在液为汗 汗液，是人体津液经过阳气的蒸腾气化后，从汗孔排出的液体。《素问·阴阳别论》说："阳加于阴谓之汗"。清·吴塘《温病条辨·杂说·汗论》说："汗出者，含阳气阴格蒸化而出者也。"汗液的排泄，还有赖于卫气对腠理的开阖作用。腠理开，则汗出；腠理闭，则无汗；开阖有节，则汗液排出有度。

由于汗为津液所化生，血与津液又同出一源，均为水合之气所化生，所以有"血汗同源"之说，而血液又为心所主，因此又有"汗为心液"的说法。明·李中梓在《医宗必读·卷十·汗》中说："心之所藏，在内者为血，在外者为汗，汗者，心之液也。"张景岳提出："心主血，汗则血之余也"的说法。《素问·宣明五气论》亦说："五脏化液，心为汗。"

汗与血和心的这种内在联系具有一定的临床意义。就汗与血的关系而言，出汗过多，可以伤津耗血；反之，津亏血少，则汗源不足。故《灵枢·营卫生会》中有："夺血者无汗，夺汗者无血"的说法。就汗与心的关系而言，如果心阳虚，表卫不固则自汗；心阴虚，阴不敛阳则盗汗，心阳暴脱，则可大汗淋漓。反之，汗出过多，也可耗伤心的阳气，每见心悸、怔忡等症。

二、心的生理特性

心居膈上，在五行属火，为阳中之太阳（《素问·六节脏象论》），故为阳脏。心的阳气，一方面发挥着温煦的作用，保持心脏本身的生理功能；另一方面，温通血脉，以维持整体的生命活动，使其生生不息。所以，古代医家把心比喻为人身之"阳"。如清·高士宗在《医学真传·头痛》中说："盖人与天地相合，天有日，人亦有日，君火之阳，日也。"清·唐容川在《血证论》中也说："心为火脏，烛照事物。"心阳的上述生理作用反映了心为阳脏的生理特性。举凡水谷精微的腐熟运化，水液代谢的调节，对心阳均起着至关重要的作用。如果心阳虚衰，则可见胸痹心痛、水肿，甚则四肢厥冷、息短气微、昏迷、脉微欲绝等。若因情志过急而致心火亢盛时，则可见心烦失眠、口舌生疮、尿血等症。由此可见，中医学所谓的"心"近似于现代医学的循环、中枢神经和自主神经系统的功能，故在临床上，一些心血管疾病、神经和精神疾患都与"心"有关。

三、心包络的生理功能

心包络，简称心包，又称为膻中。《灵枢·脉论》云："膻中者，心主之宫城也。"在经络学中，手厥阴经属于心包络，与手少阳三焦经为表里，故心包络亦称之为脏。

心包络维护于心脏之外，犹如心的屏障，有保护心君、代心行令的功能。所以，《素问·灵兰秘典论》说："膻中者，臣使之官，喜乐出焉。"《医宗必读》也说："今考心包藏居膈上，经络胸中，正值膻中之所，位居相火，代君行事，实臣使者。"《血证论》曰："凡心之能事，皆心包络为之，见证治法，亦如心脏。"另外，心包络尚有"代心受邪"的作用。如《灵枢·邪客》云："心者，五脏六腑之大主，精神之所舍也，其脏坚固，邪弗能容也。容之则心伤，心伤则神去，神去则死矣。故主邪之在于心者，皆在于心之包络。"这一传统思想，对后世医家有着一定的影响。《七松崖华》中便指出："今天谓之心痛者，心包络受病也……凡因心痛者，皆包络病。"又如，在温病学中，将外感热病中出现神昏、谵语等心主神明功能障碍的病变也称之为"热入心包"或"蒙蔽心包"。

心与其他脏腑的关系

整体观念是中医学理论的两大特征之一。人体各脏腑、组织之间在结构上相互联系、不可分割；在功能上相互协调、相互作用；在病理上也相互制约、相互影响。人体的这一有机整体系统是以五脏为中心，经络为桥梁，气血津液为物质基础，进而完成统一功能活动的。在这一有机体中，心的位置最高，为君主之官，与其他脏腑之间亦存在着相互协调、相互制约的关系。

一、心与肺、脾、肝、肾的关系

1. 心与肺 肺主气，主皮毛，宣肃降，开窍于鼻；与大肠相表里。中医学所谓的"肺"主要指呼吸系统的功能，对体液、血液循环和水盐代谢也有调节作用。心与肺之间的功能联系主要表现在心主血与肺主气，两者实际上是气血相互作用、相互依存的关系。肺主宣发肃降，肺朝百脉，具有协助心脏运行血脉的功能。两脏腑相互配合，方可保证血气的正常运行，维护脏腑组织的功能活动。中医学认为：血为气之母，气为血之帅；血依气而行，气赖血而生。血至气亦至，气行则血行。气属阳，血属阴，血液的运行虽为心所主，但必须依赖肺气的推动。肺所产生的宗气，依心脉的运载而敷布全身。故心肺、血气是相互依存、相互为用的。如果肺气虚弱，宗气不足，血无气的推动，则血失统帅而瘀滞不行，临床则会出现气虚血瘀证；反之如气无血的运载，则气无所依而淡散不收，临床上就会出现血虚失养的病证。同时由于血少，不能充养于肺，肺气亦虚，终会导致心肺俱虚，可见心悸、气短、胸闷、语言低微、少气懒言等证候。如心脉瘀阻，亦可致气机不利，影响肺的宣降功能，而见咳嗽喘促、阵发性夜间呼吸困难、不能平卧等临床表现。

2. 心与脾 脾统血，主运化，主肌肉、四肢；与胃相表里。中医学所谓的"脾"具有管理消化、调节体液的作用。临床上对某些消化系统疾病、水肿病、出血性疾病等都考虑病位在脾。心与脾之间功能联系主要体现在血液生成与运行两个方面。心主血，推动血液沿脉道运行以敷布全身；脾为气血生化之源，且亦可统摄血液运行心中以保证足够的血量来源和正常运行。脾之运化功能正常，则化生血液的功能旺盛，血量充足，则心有所主。其统血功能正常，则血运于脉中而不逸出脉外。中医学认为心脾二脏在病理上亦互为影响，如思虑过度，不仅暗耗阴血，且可影响脾的运化功能；若脾气虚弱，运化失职，则气血生化无源，可致血虚而心无所主。若脾不统血而致血液妄行，也会导致心血不足，故临床上常见心悸、眩晕、健忘、失眠、多梦、腹胀、体倦、面色无华等心脾两虚之征象。

3. 心与肝　肝藏血，主疏泄，开窍于目；与胆相表里。中医学所谓的"肝"具有调节全身气机功能和舒畅调达的作用，包括现代医学的中枢神经、自主神经、消化系统及某些血管系统的功能。心与肝之间的关系主要体现在血液运行和精神情志调节两个方面。心主血，肝藏血，人体之血液，化生于脾，贮藏于肝，运行于心。正常的肝藏血功能可以保证心脏运血之需，且可调节维持其适度的循环血量。反之，心脏运血功能正常才能使肝藏血功能正常，二者相互协调，以保证机体各组织器官之需。心主神志，肝主疏泄。人的精神、意识和思维活动主宰于心，同时精神情志活动也与其他脏腑相关，而肝之疏泄功能对其影响较大。肝是通过调达气机、和畅气血来影响神志活动的。心与肝在生理功能上互相协调，在病理上也相互影响，在血液运行方面上肝失所藏，心失其运，而至血运失常。心血不足可致肝血亏虚，肝血不足亦可致心血亏虚。因此，临床上常见心悸、怔忡等心病症状与头晕目眩、爪甲不荣、手足麻木、颤抖等肝虚症状并存。肝主疏泄不及常致气滞血瘀，发生胸闷疼痛等症状；疏泄太过，血失约束，溢于脉外，可见瘀血瘀斑等症。在精神情志方面，肝气郁结，每致心情抑郁；若郁久化火生阴，则可见心烦易怒、心悸易惊等症。

4. 心与肾　肾主藏精，主骨，主水，开窍于耳；与膀胱相表里。中医学所谓的"肾"主要包括泌尿生殖、血液、内分泌、中枢神经系统功能。心与肾的关系一般从阴阳水火升降理论来认识。心居上焦，其性主动，以阳为主；肾居下焦，其性主静，以阴为主。心火下降以资肾阳，温煦肾阳，使肾水不寒；肾水上济以资心阴，濡养心阳，使心火上亢，此所谓水火既济、心肾相交的关系。命门之火是人体活动的原动力，命火充足则心阳旺盛、血运调畅。而血运调畅亦可充实命门真火。心藏神，肾藏精，精是神的物质基础，神是精的外在表现。精气充沛是神志活动的正常保证，神气旺盛是精气存亡的重要保证。中医学认为，心火不足则命火衰微，肾气难以气化，可见肢冷水肿等症；若水气上凌心肺，可见心悸、喘促等症。反之，若肾阴不足，难于上济，则心独亢，表现为心悸而烦、失眠多梦等。

二、心与六腑的关系

六腑包括膀胱、三焦、胆、胃、大肠和小肠。心与六腑生理上相互关联，病理上相互影响。其中心与大肠的关系体现于阳明胃经实证中，心与膀胱的关系不十分密切，多体现于心肾关系中，故心与六腑的关系主要体现在三焦、胆、胃、小肠的关系上。

1. **心与三焦** 三焦的生理功能，一是主持诸气，总司全身气机和气化，是气机升降出入通道和气化之场所；二是水液运行之通络，具有疏通水道、运行津液之作用。三焦的气化功能，是水液代谢平衡的重要保证。心与三焦的功能联系，主要体现在气血生成与运行两个方面。中焦的生理功能特点，实际包括了脾胃的运化功能。中焦受气取汁，变化而赤是谓血；泌糟粕，别津液，化其精微，上注于肺脉。只有中焦气化正常，血液化生有源，心才有所主。上焦开发，宣五谷味，若雾露之溉，包括了心肺行气运血的基本功能。三焦气化正常，则气机升降出入有序，气血运行才能调畅。心与上焦的关系体现在心与肺的关系；心与中焦的关系则主要体现在心与脾胃的功能联系；心与下焦的关系主要体现在心与肝肾的功能联系。临床上，三焦的病理改变最多见的是水液代谢失常。若三焦气化失司，水湿停蓄，滋于肌表而为水肿；上凌心肺而为心悸、喘满；甚则水停血瘀，表现为水血同病。反之，心主血之功能失常，血运迟滞，亦易引起水液停留。三焦功能失常，还可通过影响脾、胃、肺等脏器的功能而致心血不足或气虚不运等。

2. **心与胆** 胆与肝互为表里，为中精之腑，藏胆汁，疏泄以助脾胃的运化；主升发、决断及勇怯，又称中正之官。因其所藏之胆汁不同于他腑所传化的糟粕，故又归属于奇恒之府。心与胆的关系主要体现于共同调节精神情志活动方面。心藏神而胆主决断，二者相互协调，以维持正常的精神情志活动。另外，胆应春升之气，其性升发。《黄帝内经》有"凡十一脏取决于胆"之说，因此胆腑功能失常亦可影响心及其他脏腑的生理功能。胆与心之间的病理联系主要表现为神志异常，少阳胆火内炽，常可上扰心神，而致心烦多梦或急躁易怒等；心血不足而胆气虚弱者，可表现为惊恐不安、多梦不寐等。

3. **心与胃**　心与胃的生理功能联系主要体现于气血生成与运行两个方面。胃与脾互为表里，受纳腐熟水谷，主通降，与脾之运化升清相互配合，共同完成水谷精微的消化吸收过程。脾胃为气血生化之源，饮入于胃，游溢精气，上输于脾，中焦受气取汁，变化而赤是谓血。气血之源旺盛，则心有所主，血运调畅。病理上心胃相关，阳明燥结，腑气不通，浊气上扰，心窍因而闭塞，则见神昏谵语、狂躁等症；胃纳不和还可影响心主神明而致不寐，如《黄帝内经》所言"胃不和则卧不安"。

4. **心与小肠**　心为脏，属阴，主里；小肠为腑，属阳，主表。心与小肠之间有经脉沟通。手少阴心经属心包络小肠，手太阳小肠经属小肠络心。心与小肠通过经脉相互络属，从而构成了脏腑、阴阳、表里关系。故《灵枢·本神》曰："心合小肠。"心合小肠在生理上相互联系，表现在心阳对小肠的温煦作用，使其能泌别清浊，小肠吸收水谷精微，以滋血液化生之源，助心血化生，从而使心有所主，神有所归。

在病理上，心与小肠相互影响传变。如心火炽盛，可以循环下传于小肠，影响小肠泌别清浊、主液的功能，引起小便量少、赤涩等证候，此乃"心火移热于小肠"。如《血证论》说："心者……与小肠相表里，遗热于小肠，则小便赤涩。"反之，如小肠有实热，亦可循经上熏于心，出现心烦、舌赤、口舌生疮等症。正如《千金方》所说："病苦身热来去，汗不出，心中烦闷，身重，口中生疮，名曰小肠实热也。"此外，小肠虚寒，日久则可出现心血不足之病证。

心血管系统疾病的中医病理特征

中医学认为心脏病分先天性与后天性两大因素。先天因素主要为胎禀不足，心"体"缺陷，阳气虚弱，即所谓先天性心脏病。后天性心脏病主要为外感、邪毒入侵，内伤于心；或因饮食失调，劳逸无度，气血亏虚，心失所养，而致心脏虚弱等，其中以气虚、阴虚、阳虚为主。心虚，主血脉功能失职，血瘀内阻，留聚于肺，肺络瘀阻，肺气壅塞，宣肃失职，而致咳嗽、气短胸闷等。因此，本病首先累及的脏腑是肺。随着病情发展，心脏日虚，母病及子，渐及脾胃，脾胃虚弱，运化失职，水饮内停，流溢肌肤，而见脘痞纳呆、恶心欲吐、面浮肢肿等。心主血脉的功能失职，不能推动血液正常运行，肝主藏血的功能失调，血瘀肝脏，而见肝体肿大、局部胀痛等；甚则病久不愈，瘀血阻滞，肝失疏泄，胆汁不循常道，逆行肌肤，而见面目黄染等。心阳虚弱，不能下温肾元，肾阳不足，不能化气行水，水饮内停，泛滥肌肤而为肿；肾阳虚不能纳气，气浮于上，则气喘急，动则尤甚；甚则心肾阳虚，痰饮瘀血内闭，阴阳不相维系，虚阳外越，而见气促喘急、大汗淋漓、四肢厥冷、脉微细欲绝等脱证。

本病在发展过程中，由心累及其他脏腑，导致五脏俱衰，并因脏腑功能衰弱，血运受阻，气化失序，瘀水内停而成为主要病理产物。初期，心肺同病，病情尚属轻浅，若累及脾、肾、肝，则病情多系重危。若抢救及时，则预后尚佳；若病延日久不愈，则预后不良。

中医学对心血管系统疾病的认识

心血管病是西医学一个以解剖、病理和生理变化为依据的病名，中医传统文献中虽无此名称，但对其临床表现、病理变化及治疗早有论述。根据其临床特征，心血管病一般归纳于"心痹"、"心悸"、"怔忡"、"喘证"、"心水"等范畴。早在《黄帝内经》时期，就有"心胀者，烦心短气，卧不安"、"脉痹不已，复感于邪，内舍于心……心痹者，脉不通，烦则心下鼓，上气而喘"的记载。不难发现"心胀"和"心痹"就其临床表现而言可归入心力衰竭，而且还指出由脉痹发展而成的心痹病，颇似风湿性心脏病合并急性左心衰竭。心痛的病名最早见于《内经》，如《灵枢·厥病》云："真心痛，手足青至节，心痛甚，旦发夕死，夕发旦死"，其描述如急性心肌梗死。还可见类似于冠心病的描述，如《素问·藏气法时论》曰："心痛者，胸中痛，胁支满，肋下痛，膺背肩胛间痛，两臂内痛"。类似心悸病名的记载有《素问·举病论》曰："惊则心无所倚，神无所归，虚无所定，故气乱矣"，《灵枢·本神》的"心怵惕"、《素问·三部九候论》曰："叁伍不调者病"亦是。其后《金匮要略》进一步对胸痹、心痛、惊悸、水肿等心系疾病做了专篇论述。如《金匮要略·胸痹心痛短气病脉证治第九》中记载："胸痹之病，喘息咳唾，胸背痛，短气，寸口脉沉而迟，关上小紧数，瓜蒌薤白白酒汤主之"，这对后世医家深入研究心系疾病有着重要影响。中医学认为心脏病症有其自身的特点。首先是心主血脉和心藏神志的生理功能作用，决定了心脏病的病机变化主要表现在血脉运行的障碍和情志思维活动的异常。其疾病的发生原因不同，以致脏腑虚弱；或情志抑郁，化火生痰，或气滞血瘀，阻于心脉，出现心脏病证。其次是由于全身脏腑相互影响的相关性，临床上可因一个脏腑病变，影响其他脏腑，出现临床证候的多脏腑特征。第三个特点是心脏病的病情证候多有虚实相兼，病情变化复杂。第四个特点是在某些心脏病中多夹杂神志方面的证候。

中医学对高血压的认识也源远流长。中医理论认为"有诸于内必行诸于外"。对高血压的病因病机早在《黄帝内经》中就有关于"脉胀"的专篇论述，《灵枢·胀论》记载："黄帝曰：脉之应于寸口，如何而胀？岐伯曰：脉大坚以涩者，胀也"，这一论述与血压过高引起的高血压情况十分相似。明·张介宾在解释这些话时指出："脉大者，邪之盛也，其脉大坚以涩者，胀也，脉坚者，邪之实也，涩因气血之虚而不能流利也。"此处清晰地解释了脉胀的基本原因，一是邪实，二是气血虚而不能流利运行，都可导致脉压增大而出现脉胀。对于高血压的一些临床表现及各种并发症，早在先秦时代也有论述，如《素问》有"诸风掉眩，皆属于肝"，以及《灵枢·口问》关于"上气不足，脑为之满，耳为之苦鸣，头为之苦倾，目为之眩"的记载。并且《中藏经·头痛》述"肝气逆，则头痛耳聋颊赤，其脉沉而急"，其与本病的主要病机及临床表现颇相一致。同样《灵枢·海论》提到"肾虚则头重高摇，髓海不足，则脑转耳鸣，胫酸眩冒"，又将高血压患者的眩晕、耳鸣归责于肾精不足。根据历代医家医书的论述，结合高血压病的临床主要证候，病程的转归及并发症，中医学认为高血压病应属于"眩晕"、"风眩"、"肝风"、"肝阳"等范畴。本虚标实是本病致病的关键,本虚系脏腑功能失调或虚损,大抵病在肝、肾、脾三脏,以肝为主;标实是因脏腑功能失调或虚损而致的风、火、痰、瘀,上犯清空,产生本病。一般说来,病的早期多为肝阳偏盛,中期多属肝肾阴虚,晚期多属阴阳两虚。

中医学对心血管系统疾病的现代研究进展

近年来,利用现代医学高科技、新技术、新方法对中医药防治心血管疾病的疗效及作用机制的研究,取得了可喜的成果,为临床中医药防治心血管疾病的发生、发展提供了科学依据。

一、证的客观化研究

心在脏腑中为"君主之官",心阴、心阳和心气、心血协同作用、共同完成心主血脉和主神明的生理功能。因此,心主阴阳、气血失调是心脏病变的基础。迄今,许多研究者利用现代医学手段对心气虚血瘀证候的特异性及其发病机制进行了较为深入的探索,取得了有价值的成果,对心主血脉实质的阐明及指导临床实践具有积极的意义。研究表明心气虚患者的心脏收缩及舒张功能异常,血浆及钠素含量增高,迷走神经功能障碍,血小板内 cAMP 含量低于正常、cGMP 含量高于正常。血瘀证患者全血黏度、红细胞压积增高,微循环障碍积分上升,TXB_2、ET 增高,证实了中医学的心气虚证、心气虚血瘀证确有其物质基础和科学依据。

二、中药作用机制研究

近年来,中药关于心血管的方药研究发展较快,研究硕果累累,主要反映在"活血化瘀"、"扶正固本"和"清热解毒"等几个治则方面。中药在研究中广泛应用多学科的新技术和新方法,从整体、细胞、亚细胞和分子水平探讨中医药的作用机制,如对心肌缺血缺氧的影响、对血流动力学及心功能的影响、对心肌及血管结构重塑的影响、对免疫系统的影响、对心肌代谢及血管活性物质的影响、对心律失常的影响等。这些研究中医药结合，临床和基础结合，既阐明了中药防治心血管系统疾病的作用机制，又推动了心血管方药的临床应用和新发展。临床证明中医药防治心血管疾病确有其理论基础和科学依据，中药的治疗在心血管方面潜力很大，具有广阔的应用前景。

近年来，中医学对心血管病的研究，无论是文献整理、病因病机、辨证论治，还是中药的药理研究、新药研发等方面都有长足的进步。尤其在临床上具有整体调整、疗效满意、症状改善明显、疗法自然、依从性好、无副作用等优势。因此，作为中华民族灿烂瑰宝的中医药，需要努力进行挖掘、整理，使之古为今用，为人类的健康做出更大的贡献。

参考文献

［1］ 焦增绵，于全俊.中西医临床心血管病学.北京：中国中医药出版社，2000.

［2］ 吴红全，袁国会.心力衰竭中西医结合治疗学.北京：清华大学出版社，2008.

［3］ 江育仁，张奇文.实用中医儿科学.上海：上海科学技术出版社，2005.

［4］ 王阶.实用中西医结合心血管病学.北京：中国医药科技出版社，2007.

小儿心血管系统的特点

现代医学认为，循环系统包括心脏、血管和血液循环的神经体液调节装置。其主要功能是为全身组织器官运输血液，通过血液将氧、营养物质和激素等供给组织，并将组织代谢废物运走，以保证人体正常新陈代谢的运行。心肌细胞和血管内皮细胞能分泌钠肽、内皮素、内皮舒张因子等活性物质，说明循环系统也具有内分泌功能；心肌细胞所特有的受体和信号转导系统在调节心血管的功能方面起着重要作用。循环系统疾病包括心脏和血管病，合称心血管病。

解剖特点

小儿心血管系统随年龄增长而逐渐发育健全，心脏的解剖结构具有以下特点。

一、心脏重量

小儿心脏重量与体重的比值较成人大，新生儿心脏的重量为 20～25g，占体重的 0.8%，而成人心脏的重量为 250～350g，仅占体重的 0.5%。在整

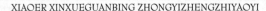
个小儿时期，心脏重量的增长速度也不均等，出生后 6 周内心脏增长较少，1 岁时心脏重量为出生时 2 倍，5 岁时为出生时 4 倍，9 岁时为出生时 6 倍，青春期后增长到出生时的 12 ～ 24 倍，达到成人水平。

二、心腔容积

出生时四个心腔的容积为 20 ～ 22ml，1 岁时增加至 2 倍，2 岁半时达 3 倍，近 7 岁时增至 5 倍，为 100 ～ 120ml，其后增长速度缓慢，青春期开始时仅为 140ml，以后迅速增长，至 18 ～ 20 岁时可达 240 ～ 250ml。

三、房室发育

心脏增长速度在婴儿期较慢，以后逐渐赶上并超过心房的增长速度，学龄儿童的心室增长快于心房的增长。小儿左、右心室的增长发育亦不平衡。胎儿期右心室负荷大，左心室负荷小，故右心室壁相对左心室壁厚。新生儿期双侧心室壁厚度几乎相等，右心房、右心室相对较大，左心房、左心室相对较小。以后随年龄增长，右心室负荷随肺循环阻力下降而减轻，左心室负荷随体循环范围扩大逐渐增加，使左心室壁逐渐增厚，厚度至 6mm，为出生时的 2 倍，15 岁时为出生时的 2.5 倍，而右心室壁厚度仅比原来增长 1/3。

四、血管特点

成人的静脉口径较动脉大 1 倍，而小儿的动静脉口径相差不如成人悬殊。在大血管方面，10 岁以前肺动脉直径较主动脉宽，至青春期主动脉的直径开始超过肺动脉。在婴儿期微血管特别粗，尤其是肺、肾、肠及皮肤的微血管口径较以后任何年龄时期都大。

五、神经调节

新生儿时期心脏神经的分布保持胎生特点，即交感神经占优势，而迷走神经的发育尚未完善，其兴奋性低。由于新生儿和幼儿的延髓迷走神经中枢紧张度较低，对心脏收缩的频率和程度的抑制作用较弱，所以婴儿心率较快，且易加速。5 岁以后心脏神经结构具有成人特征，到 10 岁左右发育成熟。

六、心脏的位置

新生儿心脏位置较高且呈横位，心尖搏动在胸骨左侧第三四肋间乳线外 1 ～ 2cm。以后受胸部和肺的发育、膈肌下降、直立行走等影响，2 岁以后横位心逐渐变为斜位，6 ～ 7 岁时心尖搏动在左侧第五肋间乳线上，12 岁以后接近成人心尖搏动，在左乳线内 0.5 ～ 1cm。

生理特点

小儿在生长发育过程中，无论在机体形态，还是生理功能方面，都在不断地向着成熟完善方向发展。心血管的生理具有以下特点。

一、心音

新生儿时期第一心音和第二心音性质相仿，舒张期因心率快而缩短，故近似胎儿心音。此后，在心尖部第一心音较第二心音响，而在心底部则第二心音较响。因胸壁较薄，小儿心音较成人响。

二、杂音

小儿时期功能性杂音较多见，约过半数。其发生原因尚不十分清楚，可能由于肺动脉血流正常振动的加强或为连续的收缩期喀喇音。功能性杂音不稳定，体位变化或运动前后可暂时出现或消失，其性质柔和，出现的部位也不一致。多见于肺动脉瓣区、胸骨左缘第三四肋间或心尖部内侧，为二级左右、短调、柔和的音乐性吹风样收缩期杂音，在第一心音以后出现，逐渐减弱，不连续到第二心音，且不传导。

三、心率

年龄越小，心率越快，且易加速。这是由于小儿年龄越小，新陈代谢就越旺盛，加以婴幼儿迷走神经兴奋性低，交感神经占优势，故较易有心搏加速。不同年龄正常小儿的心率为：新生儿 120～140 次 / 分，1 岁以内 110～130 次 / 分，2～3 岁 100～120 次 / 分，4～7 岁 80～100 次 / 分，8～14 岁 70～100 次 / 分。

四、血压

小儿时期年龄越小血压越低，不同年龄阶段的血压不同。一般收缩压低于 75mmHg 为低血压；收缩压 120mmHg、舒张压 80mmHg 以上为高血压。正常情况下，下肢血压比上肢血压高 20～40mmHg。

五、循环时间

年龄越小血流速度越快，婴儿时期血液循环时间平均需 12 秒，学龄前期需 15 秒，年长儿则需 18～20 秒。小儿每搏输出量按千克体重计算较成人为大，如新生儿约为 150ml/（kg·min），6～9 岁约为 100ml/（kg·min），10～15 岁约为 90ml/（kg·min），与成人相近。

此外，心脏的传导系统在出生时尚未发育完全。随着年龄的增长其生理功能逐渐完善。在此过程中调节作用差，传导功能不一致，容易出现窦性心律不稳或造成心律失常。

常见症状

一、心悸

心悸是一种自觉心脏跳动的不适感或心慌感。当心率加快时感到心脏跳动不适，心率缓慢时则感到搏动有力。心悸时，心率可快可慢，也可有心律失常，心率和心律均正常者亦有心悸。常见伴随症状：①伴心前区痛：见于心肌炎、心包炎，亦可见于心脏神经症等。②伴发热：见于风湿热、心肌炎、心包炎、感染性心内膜炎等。③伴晕厥或抽搐：见于高度房室传导阻滞、心室颤动或阵发性心动过速、病态窦房结综合征等。④伴贫血：见于各种原因引起的急性失血，此时常有虚汗、脉搏微弱、血压下降或休克。慢性贫血者心悸多在劳累后较明显。⑤伴呼吸困难：见于急性心肌梗死、心肌炎、心包炎、心力衰竭等。⑥伴消瘦及出汗：见于甲状腺功能亢进。

二、胸痛

胸痛是临床上常见的症状，主要由胸部疾病所致，少数由其他疾病引起。胸痛的程度因个体痛阈的差异而不同，与疾病病情轻重程度不完全一致。常见伴随症状：①伴有咳嗽、咳痰和／或发热：常见于气管、支气管疾病。②伴呼吸困难：常提示病变累及范围较大，如肺炎、自发性气胸、渗出性胸膜炎等。③伴苍白、大汗、血压下降：多见于心肌梗死、夹层动脉瘤、主动脉窦瘤破裂和大块肺栓塞等。

三、发绀

发绀是指血液中还原血红蛋白增多，使皮肤和黏膜呈青紫色改变的一种表现。这种改变常发生在皮肤较薄、色素较少和毛细血管较丰富的部位，如口唇、指（趾）、甲床等。常见伴随症状：①伴呼吸困难：常见于重症心、肺疾病及急性呼吸道梗阻、大量气胸等。②伴杵状指（趾）：提示病程较长，主要见于发绀型先天性心脏病及某些慢性肺部疾病。③伴意识障碍及衰竭：主要见于某些药物或化学物质中毒、休克、急性肺部感染或急性心功能衰竭等。

四、呼吸困难

呼吸困难是指患儿主观感到空气不足、呼吸费力，客观上表现为呼吸运动用力，严重时出现张口呼吸，鼻翼扇动，端坐呼吸，甚至发绀，呼吸辅助肌参与呼吸运动，并且可有呼吸频率、深度、节律的改变。引起呼吸困难的原因繁多，主要为呼吸系统疾病和心血管疾病。常见伴随症状：①伴哮鸣音：多见于支气管哮喘、心源性哮喘、自发性气胸等。②伴发热：多见于肺炎、肺脓肿、肺结核、胸膜炎、急性心包炎等。③伴一侧胸痛：见于大叶性肺炎、

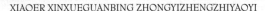

急性渗出性胸膜炎、肺栓塞、急性心肌梗死等。④伴咳嗽、咳痰：见于慢性支气管炎、支气管扩张、肺脓肿等；伴粉红色泡沫痰见于急性左心衰竭。

五、咳嗽与咳痰

咳嗽、咳痰是临床最常见的症状之一。咳嗽是一种反射性防御动作，通过咳嗽可以清除呼吸道分泌物及气管内异物，但也可使呼吸道内感染扩散。剧烈的咳嗽可导致呼吸道出血，甚至诱发自发性气胸。痰是气管、支气管的分泌物或肺泡内的渗出液，借助咳嗽将其排出称为咳痰。咳嗽的主要病因为呼吸道疾病、胸膜疾病、心血管疾病、中枢神经因素。常见伴随症状：①伴发热：多见于急性上、下呼吸道感染。②伴胸痛：常见于肺炎、胸膜炎、肺栓塞和自发性气胸等。③伴呼吸困难：见于喉水肿、支气管哮喘、重症肺炎、气胸、肺淤血、肺水肿等。④伴咳血：常见于支气管扩张、二尖瓣狭窄、先天性心脏病所致肺动脉高压或原发性肺动脉高压，另有肺栓塞、肺血管炎等。⑤伴有哮鸣音：多见于支气管哮喘、慢性喘息性支气管炎、心源性哮喘等。

六、水肿

水肿是指人体组织间隙有过多的液体积聚使组织肿胀，可分为全身性与局部性。当液体在体内组织间隙呈弥漫性分布时称为全身性水肿（常为凹陷性）；液体积聚在局部组织间隙时称为局部水肿；发生在体腔内称为积液，如胸腔积液、腹腔积液、心包积液。常见伴随症状：①伴肝大：可为心源性、肝源性与营养不良性，同时有颈静脉怒张者则为心源性。②伴重度蛋白尿：则为肾源性，而轻度蛋白尿也可见于心源性。③伴呼吸困难与发绀：常提示由于心脏病、上腔静脉阻塞综合征所致。④伴消瘦或体重减轻：可见于营养不良。

七、头痛

头痛是指额、顶、颞及枕部的疼痛，可见于多种疾病，大多无特异性，如全身感染、发热性疾病往往伴有头痛、精神紧张、过度疲劳，也可有头痛。

但反复发作或持续的头痛可能是某些器质性疾病的信号。常见伴随症状：①伴剧烈呕吐：提示颅内压增高。②伴眩晕：见于高血压、椎－基底动脉供血不足。③伴发热：常见于感染性疾病。④伴脑膜刺激征：提示有脑膜炎或蛛网膜下腔出血。⑤伴见神经功能紊乱症状：可能是神经功能性头痛。

八、晕厥

晕厥亦称昏厥，是由于一时性广泛性脑供血不足所致的短暂意识丧失状态，发作时患者因肌张力消失不能保持正常姿势而倒地。一般为突然发作，迅速恢复，很少有后遗症。常见伴随症状：①伴有明显的自主神经功能障碍（如面色苍白、出冷汗、恶心、乏力等）：多见于血管抑制性晕厥或低血糖性晕厥。②伴有面色苍白、发绀、呼吸困难：见于急性左心衰竭。③伴有心率和心律明显改变：见于心源性衰竭。④伴有抽搐：见于中枢神经系统疾病、心源性晕厥。⑤伴有发热、水肿、杵状指（趾）：提示心肺疾病。⑥伴有呼吸深而快、手足发麻、抽搐：见于通气过度综合征、癔症等。⑦伴有头痛、呕吐、视听障碍：提示中枢神经系统疾病。

临床诊断

心血管病的诊断有其特殊性，应包括病因、病理解剖和病理生理的诊断。

一、病因诊断

病因说明疾病的基本性质，与疾病的发展、转归、预防和治疗有重要关系。心血管病根据致病因素分为先天性和后天性两大类。

1.先天性心血管病（先心病） 为心脏大血管在胎儿期中发育异常所致，病变可累及心脏各组织和大血管。

2.后天性心血管病 为出生后心脏受到外源性或机体内在因素作用而致病，有以下几种类型。

（1）风湿性心脏病 急性期引起心内膜、心肌和心包炎症，称为风湿性心脏病；慢性期主要形成瓣膜狭窄和 / 或关闭不全，称为风湿性心瓣膜病。

（2）动脉粥样硬化　常累及主动脉、冠状动脉、脑动脉、肾动脉、周围动脉等。冠状动脉粥样硬化性心脏病或缺血性心脏病。

（3）原发性高血压　显著而持久的动脉血压增高可影响心脏，导致高血压性心脏病。

（4）肺源性心脏病　为肺、肺血管或胸腔疾病引起肺循环阻力增高而导致的心脏病。

（5）感染性心脏病　为病毒、细菌、真菌、立克次体、寄生虫等感染侵犯心脏而导致的心脏病。

（6）内分泌性心脏病　为甲状腺功能亢进性、甲状腺功能减退性心脏病等。

（7）血液性心脏病　如贫血性心脏病等。

（8）营养代谢性心脏病　如维生素 B_1 缺乏性心脏病等。

（9）心脏神经症　为自主神经功能失调引起的心血管功能紊乱。

（10）其他　如药物或化学制剂中毒、结缔组织疾病、神经肌肉疾病、放射线或其他物理因素所引起的心脏病和原因不明的心脏病等。

此外，某些遗传性疾病除常伴有先天性心脏血管结构缺损外，也可在后天发生心血管病变，如 Marfan 综合征伴发主动脉夹层等。

二、病理解剖诊断

不同病因的心血管病可分别或同时引起心内膜、心肌、心包或大血管的特征性病理解剖变化，它们可以反映不同病因的心血管病特点。

（1）心内膜病　如心内膜炎、纤维弹性组织增生、心瓣膜脱垂、黏液样变性、纤维化、钙化或撕裂等，导致瓣膜狭窄或关闭不全。

（2）心肌病和 / 或心律失常　如心肌炎症、变性、肥厚、缺血、坏死、纤维化（硬化）导致心脏扩大、心肌收缩力下降和 / 或心律失常。

（3）心包疾病　如心包炎症、积液、积血或积脓、缩窄、缺损等。

（4）大血管病变　如动脉粥样硬化、动脉瘤、中膜囊样变性、夹层分离、血管炎症、血栓形成、栓塞等。

（5）各组织结构的先天性畸形。

三、病理生理诊断

不同病因的心血管病可引起相同或不同的病理生理变化。

（1）心力衰竭　主要指心肌机械收缩和舒张功能不全。可为急性或慢性，左心、右心或全心衰竭，见于各种心血管疾病尤其是晚期。

（2）休克　为周围循环血液灌注不良造成的内脏和外围组织缺血、微循环障碍等一系列变化。

（3）冠状循环功能不全　为冠状动脉供血不足造成的心肌缺血变化。

（4）乳头肌功能不全　二尖瓣或三尖瓣乳头肌缺血或病变，不能正常调节瓣的启闭，引起瓣膜关闭不全。

（5）心律失常　为心脏的自律、兴奋或传导功能失调，引起心动过速、过缓和心律不规则变化。

（6）高动力循环状态　为心排血量增多、血压增高、心率增快、周围循环血液灌注增多的综合状态。

（7）心脏压塞　为心包腔大量积液、积血或积脓，或纤维化、增厚、缩窄妨碍心脏充盈和排血，并造成静脉淤血。

（8）其他　体动脉或肺动脉、体静脉或肺静脉压力的增高或降低；体循环与肺循环之间，动脉与静脉之间的血液分流等。

参考文献

［1］　江育仁，张奇文.实用中医儿科学.上海：上海科学技术出版社，2005.

［2］　胡亚美，江载芳.褚福棠实用儿科学.北京：人民卫生出版社，2013.

［3］　焦增锦，于全俊.中西医临床心血管病学.北京：中国中医药出版社，2000.

［4］　陈文彬，潘祥林.诊断学.北京：人民卫生出版社，2011.

［5］　陆再英，钟南山.内科学.北京：人民卫生出版社，2010.

体格检查的内容与方法

　　儿童心血管疾病体检中的异常体征往往是病理生理学改变所产生的表现。这不仅有助于对心血管疾病做出基本诊断，还能为病因和病情严重程度提供有价值的线索，而且可为各种诊断和治疗方法的选择及疗效评价提供有用的信息。所以体检诊断是临床工作中最基本且不可能被取代的方法。医生应掌握规范化的方法来进行体格检查，以避免错误和遗漏。更重要的是要了解体检发现的异常体征的产生机制和临床意义。

　　中医学对小儿心血管疾病的诊断，与临床其他各科一样，也是采用四诊合参的诊察方法。但由于小儿的生理、病理特点在疾病过程中具有一定的特征，又因小儿"气血未充难据脉，神识未发不知言"，自古以来称为"哑科"；同时，寸口部位短小，就诊时常哭闹叫扰多不能与医生合作，影响气息脉象，年长儿也不能正确地诉说病情，因此在体格检查时必须掌握一般体格检查和心脏检查方法。一般检查以望诊、闻诊、问诊、切诊为主，心脏检查以视诊、触诊、叩诊、听诊为主，并应进行血管检查。

一般检查

一、望诊

"望而知之谓之神"，望诊是中医学诊察疾病的主要方法。历代儿科医家都把望诊列为四诊之首，认为"小儿病有诸于内，必形诸于外"。小儿处在生长发育时期，肌肤薄嫩，反应灵敏，一旦患病，内在的病理变化必然比成人更明显地反映在体表，使神、色、形、态等发生异常变化，而望诊又不受各种条件的限制，反映的病情较为客观。因此，望诊在疾病的诊断中占有重要地位，一般应注意整体望诊和局部望诊两大部分。

1. 整体望诊

（1）望神　指观察人体生命活动的外在表现，观察人的精神状态和功能状态。神，是人体生命活动的总称，又是指人的精神意识和思维活动，也是脏腑功能与气、血、津液等的外在表现，故对神的观察，可了解小儿五脏精气的盛衰，分析病情的轻重，测定疾病的预后。尤其对心脏疾病患儿，望神更为重要，因"心藏神"，精力充沛，语言清晰，目光清亮，是心脉健康的外在表现，若发病亦预后良好；如精神萎靡，两目无光，倦怠无力，或表情淡漠，语息无力，则表示神色已伤，病情偏重；病情发展至严重阶段，可出现神志昏迷、语言错乱、反应迟钝等阴阳离绝之危候，此称之为"失神"，表明病情笃重，预后险恶。

（2）望面色　指医生观察患儿面部的颜色与光泽。面色常反映心脉气血充盛或虚损的情况。正常小儿的面色，不论肤色如何，应红润有光泽，略微带黄；或虽肤色较白，但白里透红，是气血调和、无病的表现。新生儿面色嫩红，也为正常肤色。若病邪侵入机体而发疾病，小儿的面色就会随疾病性质的不同而相应地发生变化。①如面呈红色，多主热证。红色为血液充盈皮肤脉络所致。热证有虚实之分，实证面赤常满面通红，虚证常午后颧红。②如面呈白色，多主寒证、虚证。白色为气血不荣之候，重者常示心阳欲脱。

③如面呈黄色，多为体虚、湿盛。黄色为脾虚湿蕴的征象。④如面呈青色：主寒证、痛证、瘀血及惊风。青色为气血不通、经脉瘀阻所致。⑤如面呈黑色：主寒证，水饮内停。黑色为阴寒水盛或气血凝滞的病色。

（3）望形态　小儿的外形除受遗传、营养等因素的影响而有不同外，在一定程度上也可作为反映内脏功能的一个外在表现。可从小儿体质的强弱、外形的胖瘦等来测知正气的强弱、五脏的盛衰，并能了解疾病的发生、发展和预后。凡小儿皮肤柔嫩、肌肉丰满、筋骨强健、神态灵活者，多为先天禀赋充足、营养佳、发育正常、身体健康的表现。如小儿皮肤干燥，形体消瘦，筋骨软弱，毛发萎黄不泽，神态呆滞，多为先天禀赋不足，或后天营养失调，或疾病影响而致脾胃虚损；肌肤干枯或甲错，多为气血不足，阴阳两虚；形体消瘦，肌肤松弛，皮色萎黄，腹部膨大，多为脾胃气虚；皮肤干燥，缺少弹性，伴眼眶凹陷，多为水液脱失；头项软弱，不能抬举，口软唇薄，四肢软弱，肌肉无力，多为脾肾亏虚或气血两虚。先天性心脏病有大量左向右分流时常有生长发育迟缓，体重的落后较身长尤为明显。

（4）望姿态　小儿的动静姿态和特殊体位，都是疾病反映在外的表现。不同疾病会出现不同的动、静姿态和体位。"阳主动，阴主静"，故动者属阳证，喜静者属阴证。还有一些特殊形体姿态，如端坐呼吸、身体不能转侧、卧则心痛、动则喘促、颈静脉怒张等，往往是心力衰竭的表现。法洛四联症患儿在活动时，常有蹲伏特殊体位以缓解气急，片刻再站起来活动，称为蹲踞。

2. 局部望诊

（1）望头颅　正常小儿头颅与形体相对称，头发黑而润泽。若小儿头颅过大或过小，与整个形体不对称，则为病态，多为先天禀赋不足。头颅大小以头围来衡量。头围在发育阶段的变化为：新生儿约34cm，出生后的前半年增加8cm，后半年增加3cm，第二年增加2cm，第三四年内约增加1.5cm，4～10岁共增加约1.5cm，到18岁可达到53cm或以上，以后几乎不再变化。矢状缝和其他颅缝大多在出生6个月骨化，骨化过早会影响颅脑发育。头颅大小异常或畸形可成为一些疾病的典型特征，临床常见者如下：①小颅：小儿囟门多在 12 ~ 18 个月内闭合，如过早闭合可形成小头畸形，这种畸形同时伴有智力发育障碍。②尖颅：亦称塔颅，见于先天性疾患，尖颅并指（趾）畸形，即 Apert 综合征。③方颅：为前额左右突出，头顶平坦呈方形，见于小儿佝偻病或先天性梅毒。④巨颅：为额、顶、颞及枕部突出膨大呈圆形，颈部静脉充盈，对比之下颜面很小，见于脑积水。⑤长颅：自颅顶至下颌部的长度明显增大，见于 Marfan 综合征及肢端肥大症。

（2）望眼、耳鼻　目直神呆者，多属抽搐或呆痴；眼睑泛白多为气血不足；球结膜出红丝多为肺经风热或肝火上升；眼球微定，多为痰热内闭；瞳孔散大，对光反射消失，多为正气将绝，病情危重；瞳孔缩小，多为热毒内闭。耳廓瘦薄，多为形虚气弱，久病难治；耳纹色红，多为热盛，病轻；耳纹色紫，多属邪热内闭，病重；耳纹色青，多为气滞血瘀兼风；耳纹色黑，多为寒邪内饮，属病危。鼻衄色淡，时出时止，多为脾不统血；鼻腔干燥，多为肺胃有热或燥邪犯肺；鼻翼扇动，伴有高热，多为邪毒壅肺、肺气闭郁；鼻翼扇动，伴有咳喘，多为肺气虚弱；鼻尖冷如冰，多为正气将绝。

（3）望口唇　应注意口唇的颜色、润泽和形态的变化。正常小儿口唇色泽红润。唇色淡红或淡白，多为气血两虚；唇色深红，多为热邪炽盛；唇干深红，多为热盛伤津；唇色青紫，多为热郁气滞，或惊厥，或肺气闭塞，或血瘀；唇焦紫黑，多为热极伤阴；唇色青黑而润，多为寒盛；唇色樱红，多为吐泻而致气阴两伤；唇色暗红，多为心脾有热。口唇干燥，多为热重伤津；唇裂出血，多为胃热炽盛；唇部糜烂，多为心肝火盛。口唇有无青紫可作为诊断先天性心脏病左向右分流型、右向左分流型和无分流型的主要临床特征。口唇的形态在临床上也有诊断价值，如歪嘴哭综合征，患儿平素或笑脸时，口唇左右对称，但啼哭时，一侧口角下拉，造成歪嘴，此征正常伴发先天畸形，尤以心血管病为多。

（4）望咽喉、腮、腭　咽部一侧或两侧红肿兼有发热疼痛者称乳蛾（扁桃体炎）。如红肿溃烂、疼痛伴高热，全身出丹痧者为喉痧（猩红热）。腮、上腭出现白色溃烂小点称口疮。齿龈红肿痛或出血为胃热，若喉头疼痛，咳声嘶哑如犬吠，壮热，喉间有白膜，则为白喉。腮颊满口糜烂，舌红而疼痛者为口糜。腮腭和舌上满布白屑，状如鹅口，称鹅口疮。观察上腭颜色之变化对判断病情轻重有一定帮助。正常上腭为粉红色、有光泽，上腭色白或淡黄为脾胃虚弱，上腭色红紫多为实热证、淡粉红为虚血、深紫为瘀血。扁桃体发炎多为外感风热或肺胃火热上炎；如有脓灶，可能为迁延的链球菌感染，与风湿热发病和持久活动有密切关系。扁桃体和腺样体肥大，可致上呼吸道部分梗阻，引起睡眠呼吸暂停综合征和肺动脉高压。

（5）望舌 舌为心之苗，可通过经络直接或间接地与其他脏腑相关联。所以脏腑的变化可从舌象上反映出来。临床上望舌主要是观察舌质和舌苔两方面的变化。

①望舌质：正常小儿的舌质呈淡红色，舌体不胖不瘦，润泽柔软，活动自如。若舌淡白而瘦薄，多为气血两虚；舌边尖红，多为风热外束；舌红有芒刺者，多为里热炽盛；舌红绛，多为热入营血；舌红无苔，多为阴虚津亏；舌紫暗，多为气滞血瘀；舌红如杨梅，多为疫毒炽盛，熏灼营血。舌体胖嫩，边有齿痕，多为脾肾阳虚，水湿痰饮内停；舌青紫肿大，多为中毒；舌体强硬，多为热盛伤津；舌短缩，难以抵齿者，多为热邪侵犯厥阴，耗伤津液，筋脉失养而挛缩，也可见于舌系带过短。

②望舌苔：正常小儿仅有一层薄薄的、颗粒均匀、干湿适中、不温不燥的白苔。若外感初起，病在卫表，则舌苔多薄白；薄白而润者，多为外感风寒；薄白而干或薄白中带淡黄，多为外感风热。若苔白腻，多为寒湿内蕴；苔白腻而厚，多为胃肠冷积；苔白滑，多为痰湿；苔黄为里热证，淡黄为热轻，深黄为热重；苔黄燥，多为里热炽盛；苔黄腻，多为湿热；苔厚腻或垢浊不化，多为乳食内停；苔灰，多为湿邪化热而夹食积；苔黑干燥，多为湿郁化火而津液枯耗；苔花剥，状如地图，多为脾胃之气不足，或消化不良，或见于过敏体质，也可见于部分舌器官发育不良；苔光滑如镜，多为津液枯竭，胃气大伤；霉腐苔，提示气阴两虚、湿热秽浊之邪泛滥，可见于重危患儿或营养不良患儿。

（6）望皮肤 注意察看患儿头、颈、胸、腹及四肢皮肤，有无痘、疹、痧、斑，有无肌肤甲错或浮肿及硬结，有无胎赤。川崎病患儿有各种皮疹。

风湿热患儿皮肤可出现环形红斑、多形性红斑或结节红斑等，皮下结节也是风湿热的特征。皮肤的颜色与毛细血管的分布、血液的充盈度、色素量的多少有关。皮肤苍白可由贫血、末梢毛细血管痉挛或充盈不足所致，见于惊恐、休克、虚脱及主动脉瓣关闭不全等。皮肤发红是由于毛细血管扩张充血、血流加速、血量增加及红细胞量增多所致。在生理情况下见于运动，病理情况下见于发热性疾病。皮肤发绀常出现于口唇、耳廓、面颊及肢端，为血液中还原血红蛋白增多所致，见于心力衰竭和呼吸衰竭等。皮肤黄染见于黄疸、胡萝卜素增高和长期服用含有黄色素的药物。

（7）望指纹　主要是观察3岁以下小儿食指掌侧靠拇指一侧的浅静脉，依次由下至上分为风、气、命三关。纹在风关是邪浅病轻，纹透气关是邪较深重，纹达命关时尤为重笃。纹紫色为热；淡红色为虚；青色为风，主痛；青兼黑紫是血络闭郁。一般认为指纹充盈度的变化主要与静脉压有关。心力衰竭、肺炎等患儿，大多数可见指纹向命关伸延，这是由于静脉压升高所致。静脉压越高，指纹的充盈度就越大，也就越向指尖方向伸展；血中还原血红蛋白量越高，指纹的青紫色为也就越明显。因而在肺炎及心力衰竭的患儿多出现青紫或紫色指纹。指纹的变化虽可反映病变的轻重、深浅，但只能作为诊断参考。由于小儿脉部短小，诊脉时又常出现哭闹躁动，会影响切脉的准确性，且小儿皮肤薄嫩，脉络易于暴露，食指脉络更显而易见，易于观察，所以对3岁以下的患儿以察指纹代替寸口脉诊。

（8）望四肢　察四肢有无青紫，如有青紫上下肢有无不同。动脉导管未闭如并发肺动脉高压、肺动脉内的静脉血倒向分流入降主动脉，使下肢出现青紫。完全性大动脉转位如伴有主动脉缩窄和主动脉导管未闭时，肺动脉内氧合血向降主动脉分流，而使下肢较上肢的青紫程度为轻。杵状指（趾）或称鼓槌指（趾），为动脉血氧不足的表现，如先天性心脏病患儿的指（趾）端色泽火红，可为杵状指（趾）和青紫的先兆。手指的畸形可与心血管有关，Holt-Oram综合征拇指可缺如或发育不良，心脏方面有房间隔缺损或室间隔缺损及房室传导阻滞等；Ellis-Van Creveld综合征合并四肢远端缩短，双侧多指，掌骨融合，多伴有共同心房；Marfan综合征患儿可见四肢修长。

二、闻诊

闻诊是医生运用听觉和嗅觉了解患儿病体发出的各种异常声音和气味，以诊察疾病的一种方法。一般应注意以下内容。

1. 听声音

（1）啼哭声　小儿言语未开之前，往往以啼哭来表达其需要和痛苦。小儿啼哭既是呼吸运动，又是身体不适时的一种表现方式。因此对小儿啼哭应仔细分辨。正常健康小儿哭声洪亮而长，伴有泪液。若婴儿哭声异于平常，喂哺或抱起后仍哭闹不止，且伴有其他症状或体征，则为病态。临床当分虚实，不明原因的小儿夜啼中医辨证有脾虚、积热、多惊、伤食等。若夜间啼哭不歇，啼声低弱，伴喜伏卧，手足俱冷，纳可，便溏，腹胀喜温，唇舌淡白，指纹淡红沉滞，多为脾胃虚寒；若哭声有力，喜仰卧，见灯光则哭声愈甚，烦躁多动，小便短赤，大便秘结，唇舌色红，苔薄黄，指纹色紫，为心脾积热；若突然啼哭，啼声较尖，时急时缓，睡中惊惕易醒，紧偎母怀，大便色青绿，指纹青紫，多为惊恐；若哭声响亮，时哭时止，腹痛拒按，呕吐，不欲吸乳，大便秘结或泻下，酸腐不化，舌淡红，苔白厚，指纹紫滞，多为食积。

（2）咳嗽声　咳嗽声音畅利，痰易咯出，为病轻；咳声清扬，伴有鼻塞流清涕，多为风寒犯肺；咳声重浊，伴痰黄稠黏，多为外感风热；咳声粗痰黄稠，兼高热，多为肺热壅盛；干咳无痰，或咳声不畅而少痰，多为燥邪犯肺；久咳声哑，多为肺虚阴亏；咳剧声紧，吐脓痰，兼有杵状指（趾），多为毒热蕴肺、血瘀酿痈之证；咳嗽阵阵，咳声连续，咳剧则气逆涕泪俱出，甚则呕吐，并有鸡鸣样回声，常为"百日咳"。先天性心脏病有肺血流量增多或左心衰竭有肺淤血时，轻微的上呼吸道感染，即可产生剧烈咳嗽。

（3）呼吸声　正常小儿呼吸均匀而平稳。若呼吸气粗有力，多为外感时邪；呼吸急促，鼻翼扇动，多为肺气闭塞；呼吸喘促，伴喉中痰鸣，多为邪气壅塞气道；呼吸微弱无力，多为气虚；呼吸微弱而断续，有吸气如抽泣状，多为肺气将绝的征兆。心脏病引起的呼吸困难最常见于风湿性心脏病二尖瓣疾病引起的左心衰竭和先天性心脏病有大量左向右分流而使肺部充血的情况。

（4）言语声　正常小儿语声清晰，响亮有力。若语声低微无力，多为气虚；语声宏亢，多为躁动，伴有高热，多为阳热有余；谵语，狂言声高有力，伴神志不清，多为邪热入营或痰火扰心；语声重浊，伴鼻塞，多为风寒束肺；突然声音嘶哑，多为风火上攻咽喉，或寒包火郁；声高尖呼，多为剧痛；阵发惊呼，声音尖锐，伴表情惊恐，多为惊风；声如鸭叫或直声无泪，则为正气衰败，预后不良。

2.嗅气味　主要是嗅患儿身上发出来的气味，以了解疾病的性质。正常小儿口中无异味，若口气臭秽，多为胃热，也见于口腔不洁；嗳气酸腐，气出如败卵，多为乳食内积；口气腥臭，频作咳，多为肺热郁蒸，气血败腐；口中有烂苹果味，多为酮症酸中毒；口中有尿味，多为浊阴上泛。

三、问诊

问诊，是医生通过询问患儿的家属或陪诊者以诊察病情的一种方法。通过问诊，可了解疾病的发生、发展、治疗经过、现在症状及既往史等，是体检的一个重要组成部分。由于小儿不会言语，年长儿也难以正确地表达自己的病情，因此对于门诊搜集的材料，需要去粗取精、去伪存真加以鉴别。

1.问一般情况　患儿年龄（出生年月日）、出生地、家长职业及工作地点、病史陈述者与患儿的关系等。其中年龄很重要，小儿时期的心脏病以先天性心脏病多见，尤其是 5 岁以内后天性心脏病的发病率较低。后天性心脏病婴幼儿期主要是川崎病，学龄期为风湿性心脏病及病毒性心肌炎等。必要时询问当地卫生情况和流行病情况。

2.问个人史　个人史在病史采集中极为重要，包括事项也较多，一般应注意以下内容。

（1）母亲怀孕期　感染、服用药物、酗酒、吸烟会导致先天性心脏病的发生，尤其是在孕早期。①感染：孕期前 3 个月患风疹通常会导致胎儿多发畸形，包括心脏发育异常。孕期早期感染巨细胞病毒、疱疹病毒和柯萨奇病毒 B 被认为可导致胎儿畸形；孕晚期感染这些病毒会导致心肌炎。②药物：

苯异丙胺可导致室间隔缺损、动脉导管未闭、房间隔缺损和大动脉转位；抗癫痫药可能导致先天性心脏病；苯妥英钠可导致肺动脉狭窄、主动脉狭窄、主动脉缩窄和动脉导管未闭；锂可导致 Ebstein 心脏畸形；视黄酸可导致室间隔缺损等心脏发育异常；丙戊酸可导致多种心脏病发育异常，如房间隔缺损、室间隔缺损、主动脉狭窄、室间隔完整的肺动脉闭锁及主动脉缩窄；某些药物如黄体酮和雌激素可能也会导致先天性心脏病，如室间隔缺损、法洛四联症和大动脉转位。③饮酒：孕期过度饮酒可导致胎儿形成室间隔缺损、房间隔缺损、动脉导管未闭和法洛四联症（胎儿酒精综合征）。④吸烟：吸烟的致畸作用尚未被证实，但吸烟可导致胎儿宫内发育迟缓。⑤母亲因素：在母亲患糖尿病的婴儿中，心肌病和心脏结构异常的发生率很高；若母亲患系统性红斑狼疮和结缔组织疾病，其后代发生房室传导阻滞的几率较高；若母亲患有先天性心脏病（即使已进行过手术治疗），其后代患先天性心脏病的风险可从普通人群的 1% 升至 15%。

（2）分娩及新生儿期　应询问妊娠足月与否，顺产或难产，是否引产和剖腹产，分娩的快慢、难易，是否新法接生；出生时的体重，出生后的状态，Apgar 评分，哭声的强弱，最初吮乳的能力，有无产后窒息、青紫、水肿、惊厥或各种畸形。这对诊断某些先天性疾病有一定价值。因为出生体重可反映新生儿心脏发育的一些重要问题：如果新生儿体重偏低，常提示有宫内感染或母亲有化学药品和药物接触史，风疹病毒综合征和胎儿酒精综合征就与此有关。母亲为糖尿病患者的婴儿体重常明显超重，且其心脏异常的发生率较高。完全性大动脉转位的患儿体重常超过正常值，且通常都有发绀。

（3）营养及喂养　喂养情况对婴幼儿尤为重要。是否用母乳、牛乳、配方奶或其他乳制品喂养，每次喂乳间隔时间，每日喂奶的次数；喂奶后婴儿反应、消化功能及体重是否增减，何时添加辅助食品及种类；饮食习惯，当下食谱及食欲等；如曾服用鱼肝油、维生素 D 制剂，要问明品种、用量及服用持续时间。据此可以判断小儿后天的营养状况。若喂养困难是充血性心力衰竭的早期征兆，尤其是喂养时伴有易疲劳和呼吸困难的患儿。

（4）生长发育　包括体格、智力发育，如坐、爬、立、行、言语等出现时间，出牙的时间、囟门闭合的时间等。若已入学，还应了解学习情况，以推测智力发育情况。若体重增长严重受到影响，应考虑一些常见的心脏发育异常。有充血性心力衰竭或严重发绀的婴幼儿其体重增长和整体发育都延缓，对体重的影响比对身高的影响显著。

（5）生活习惯　包括起卧时间，每天的睡眠时间；每天规定的进食时间，是否吃零食，有无忌食癖；大便是否定时等。

3. 问既往史　主要询问小儿过去的健康情况，以及与现病有关的既往疾病。

（1）既往疾病　以往曾否患过严重疾病及传染病，如猩红热、麻疹、水痘、腮腺炎、肺炎及反复发作扁桃体炎等。凡与现在病态有关的疾病如扁桃体炎后可发生病毒性心肌炎，须详细询问其症状、发病时情况、流行病史、诊治经过。尤其对药物敏感史，特别要注意青霉素敏感史。意外损伤及外科手术史均应问明其情况及当时年龄。

（2）预防接种　曾否按时接种卡介苗、牛痘、麻疹减毒活疫苗、百日咳、白喉、乙脑、流脑、小儿麻痹症、伤寒、霍乱等疫苗，并记录末次服药日期和按时接种的年龄与反应等。如受过血清治疗（如白喉血清或破伤风血清），须叙述其时间、种类及注射后的反应。

4. 问家族史　主要了解患儿直系家属或血缘关系较近的旁系亲属的患病情况，以确定对患儿的发育与发病有无影响；父母是否近亲联姻，家族中有否智力低下及其他遗传病的成员，以及其他对病情有诊断意义的材料。

5. 问现病史　现病史是病史中的主体部分，是患儿患病后的全过程，即发生、发展、演变和诊治经过。尤其应注意以下症状的询问。

（1）喂养困难　即喂养时伴有易疲劳和呼吸困难，是充血性心力衰竭的早期症状。应询问喂养的频率，每次喂养的量或者婴儿每次吸吮时吸空单个乳房所用的时间。吮乳是婴儿最主要的体力活动。如吮乳有力，则每次哺乳10～15分钟即饱，体重增长正常，反映心功能正常。但要和腹痛或其他影响喂养的疾病相鉴别，同时应注意与呼吸系统疾病所致的呼吸困难、呼吸增快、鼻塞、胸廓活动受限等疾病相鉴别。

（2）活动耐力降低 在儿童时期，心功能的状况早期可以用活动耐量来判定，可以通过以下几个方面了解并与同龄正常儿童比较：患儿运动时如走路、跑步、课间操、体育课或竞技运动能否与正常儿童同样参加；患儿跑或走时需要停下来休息的时间、方式、次数；患儿上多少级楼梯后会疲劳。左向右分流型先天性心脏病、发绀型先天性心脏病、血管狭窄或反流，以及心律失常、心肌炎均可导致活动耐力减低。

（3）呼吸困难 指患儿主观感觉空气不足、呼吸费力，客观表现为呼吸运动用力，辅助呼吸肌参与呼吸运动，出现呼吸频率、深度、节律的改变，以及端坐呼吸、鼻翼扇动、喘鸣、呻吟、发绀等。心脏病心功能代偿不全时呼吸困难是常见症状。常见于各种左向右分流型先天性心脏病，也与肺充血、肺间质水肿及肺的顺应性降低有关。风湿性心脏病、病毒性心肌炎、心肌病、心内膜弹力纤维增生症、阵发性室上性心动过速、严重贫血致心力衰竭及心包炎等也会出现呼吸困难。对于呼吸困难患儿要询问呼吸困难发生的诱因，包括有无引起呼吸困难的基础病因和直接诱因；呼吸困难起病是突然发生、缓慢发生、还是逐渐发生或者有无明显的时间性；呼吸困难与活动、体位的关系和伴随症状。

（4）发绀 是指浅表毛细血管在皮肤、黏膜呈青紫色的症状。发绀分三种类型：中央性、周围性和差异性。①中央性发绀：多见于各种原因引起的肺通气、换气不良及右向左分流的先天性心脏病。②周围性发绀：此类发绀程度较轻，局限于四肢末端、鼻尖、耳廓、唇周等。常见于寒冷或血管自动调节障碍，以及低心输出量如休克、充血性心力衰竭、缩窄性心包炎等。③差异性发绀：指上、下肢发绀程度有别。如动脉导管未闭伴肺动脉高压，使肺动脉血向降主动脉分流，见下肢发绀而上肢无发绀。完全性大动脉转位伴肺动脉高压和导管前主动脉缩窄则见上肢发绀而下肢无发绀。对发绀患儿要询问出现时间。自出生或幼年即出现发绀者，常见于先天性心脏病或先天性高铁血红蛋白症。询问发绀部位及特点，用以判断发绀的类型。

（5）水肿 是组织间液与循环血液间失衡，过量的液体在组织间隙或体腔中积聚的结果，可分为全身性水肿和局限性水肿。前者可由心源性水肿和肾源性水肿所致，后者由于局部静脉、淋巴回流受阻或毛细血管通透性增加所致，如局部炎症或过敏、肢体静脉血栓。对水肿患儿要询问水肿出现时间、急缓、部位、全身性或局限性，是否对称性、是否凹陷性，与体位变化及活动关系；有无心、肾、肝、内分泌及过敏性疾病病史和相关症状。

（6）晕厥 是由于脑灌注不足而导致短暂的意识和肌张力丧失。有些心脏疾病可引起暂时性脑循环供血不足而发生晕厥，如严重的心律失常；重度主动脉瓣狭窄、肺动脉瓣狭窄等导致心排血量减低；发绀型先天性心脏病等。晕厥也可由非心源性因素（如血管迷走神经性晕厥）、神经精神因素和代谢性疾病引起。对于晕厥患儿要询问发作诱因、发作与体位关系、发作与咳嗽及排尿关系；晕厥发生速度、发作持续时间，发作时面色、血压及脉搏情况；晕厥伴随症状，有无心、脑血管病史，既往有无相同发作史及家族史。

（7）心悸 一般指患儿心慌、躁动不安并伴有心胸不适的症状。产生心悸的原因有：①心律失常：如室性心动过速、阵发性心动过速、期前收缩、心房颤动或心房扑动等。②心脏搏动增强：可见于发热、剧烈运动后或精神过度紧张，获得性心脏病和先天性心脏病、甲状腺功能亢进和贫血等。心悸可见于心脏病患者，但与心脏病不能完全等同。对于心悸患儿要询问发作诱因、时间、频率、病程；有无心前区疼痛、发热、头晕、头痛、晕厥、抽搐、呼吸困难及多汗、失眠、焦虑等相关症状；有无心脏病、内分泌疾病、贫血性疾病、神经官能症等病史。

（8）胸痛 心居胸中，心痛多有胸痛症结，多由心气郁结、血脉瘀阻所引起。胸痛可为部分青少年心脏病患儿的症状。应询问胸痛发生的时间和诱因、胸痛部位和放射范围、胸痛出现和持续的时间、胸痛的性质和程度、有无紧缩感及胸闷气短等伴随症状。心源性胸痛不剧烈，常伴有窒息感或紧缩感，通常由运动而诱发，休息后又稍缓解。心源性胸痛（心包炎除外）不受呼吸的影响。导致胸痛的心源性因素包括心包炎、心包切开综合征、心肌缺血或梗死（心肌病、川崎病、冠状动脉畸形、梗阻性病变）、二尖瓣脱垂、心肌炎等；胃食管反流导致的哮喘也可导致小儿胸痛；心理因素导致的胸痛也可能存在。

（9）缺氧发作　某些发绀型先天性心脏病，特别是法洛四联症的患儿常有发作性缺氧的表现。常见于晨起清醒后及活动时如喂哺、啼笑、排便等。发作时呼吸急促，突然发绀加重，心动过缓，原有的心脏杂音暂时减轻或消失，严重时意识丧失可引起惊厥，甚则导致死亡。缺氧发作往往于出生 3～4 个月开始，至 4～5 岁侧支循环增多后自行消失。轻者 2～3 个月发作 1 次，自数分钟至半小时不等，患儿呈过度通气，短暂"失神"，之后自行恢复。

（10）其他　还应注意询问病程中的一般情况：如患病后的精神、体力状态、食欲及食量的改变、睡眠及二便情况。这些内容对全面评估患儿病情轻重和预后以及采取哪些辅助治疗措施十分有用，有时也可为鉴别诊断提供重要的参考资料。

四、切诊

切诊包括脉诊与按诊两部分。脉诊是按脉搏，按诊是在患儿躯干上一定部位的触、摸、按、压，以了解疾病的内在变化和体表反应，从而获得辨证资料的一种诊断方法。

1. 脉诊

（1）正常小儿脉象特点　正常小儿的脉象和缓从容，较成人柔软而快，年龄越小，脉率越快。如按成人的一呼一吸计算脉率：新生儿 7～8 至；1～3 岁 6～7 至；4～7 岁约 6 至；8～13 岁约 5 至；14 岁以上 4～5 至，与成人基本相同。另外，小儿脉息至数可因哺乳、啼哭、活动等而加快，故诊小儿脉则以入睡或安静时较为准确。

（2）小儿脉象与主病　小儿脉象以浮、沉辨表里，迟、数辨寒热，有力、无力定虚实。浮脉多主表证，浮而有力为表实，浮而无力为表虚；浮而重按仍未触及，多为正气将绝，主病危。沉脉多主里证，沉而有力为里实，沉而无力为里虚。迟脉多主寒证，迟而有力为实寒，迟而无力为虚寒。数脉多主热证，数而有力为实热，数而无力为虚热。此外，腹痛、肝病、惊风等可见弦脉；各种原因引起的大出血、白血病、再生障碍性贫血等可见芤脉；湿邪致病多为濡脉；心气受损或心阳不足多见结、代脉等。

由于婴幼儿在脉诊时不易合作，每因恐惧不安而致脉息迟数变化较大，故对3岁以下小儿不采用脉诊。3岁以上小儿由于寸口部位较小，不能容纳三指以按寸、关、尺三部，因而采用"一指定三关"以候脉象，即医生用左手握小儿手，再用右手大拇指按小儿三部候脉象。

2. 按诊 是对患儿的肌肤、头颈、手足、脘腹及其他体表的一定病变部位触、摸、按、压等，以测知局部冷热、软硬、压痛、痞块或其他异常变化，从而判断疾病的部位和性质的一种诊察方法。在心脏疾病中以按虚里、腹部、皮肤和四肢为重点。

（1）按虚里 虚里位于左乳下心尖搏动处，为宗气所聚之处，如《素问·平人气象论》曰："胃之大络，名曰虚里……出于左乳下，其动应手，脉宗气也"。探查虚里搏动的情况，可以了解宗气的强弱、心脏之盛衰、疾病之虚实、预后之吉凶。正常情况下，虚里按之应手，动而不紧，缓而不急。如其动而微，按之不显著者为宗气内虚；若其动应衣，按之击手为大过之象，宗气外泄，证候多凶险。如果由于惊恐、剧烈运动之后，虚里跳动虽高，然休息片刻后即恢复如常者，为正常生理现象。虚里按诊在临床上诊断意义较大，尤其当遇到危重症时，脉诊结合虚里按诊，察明宗气强弱，可较准确判断临床预后。

（2）按腹部 正常小儿腹部隆起，柔软而温和，按之不胀不痛。若腹部喜按，按之痛减，多属虚属寒；腹痛拒按，按之痛剧，多为实邪内阻，或食积，或阳明燥结；腹部胀满，叩之如鼓声，多为气滞；叩之浊，推之有液体波动感者，多为水停腹中；若腹部可触及肝脾肿大，则多为心血瘀阻，病在血分。

（3）按皮肤 肤冷有汗，多为阳气不足；手足灼热，多为阴虚内热或食积郁热；肤热无汗，为高热表实；肤肿，按之凹陷不起，多为脾肾阳虚，水湿泛滥肌肤；按之凹陷即起，多为风水相搏；皮肤干燥而松弛，少弹性，多为伤津失水。总之，凡阳证、热证多肌肤灼热，而阴证、寒证多肌肤清凉。

（4）按四肢 检查四肢有无畸形、关节肿胀。手足俱冷，多属阳虚；手足俱热，多属阳热盛；四肢挛急抽动，为惊风之征。

心脏检查

心脏检查是心血管疾病诊断的基本功，在对患儿详细询问病史的基础上，进一步认真地进行心脏检查，多能及早地做出准确的诊断，进而给予患儿及时的治疗。即使在现代医学高度发展，许多新的诊断手段不断出现的今天，心脏检查结果仍会为进一步正确选择仪器检查提供有意义的参考。常用检查方法如下。

一、视诊

主要观察心前区隆起和心尖搏动，以及搏动强弱和范围。正常情况下，小儿尤其是肥胖儿，不易见到心尖搏动；消瘦小儿较易见到心尖搏动。正常心尖搏动位于左侧第五肋间隙，在锁骨中线上或内侧 $2\sim3cm$。心尖搏动增强，范围广泛，反映心室扩大或肥厚。若心肌收缩力弱或心包填塞（积液或出血），虽然心脏扩大而心尖搏动微弱。左或右心室明显增大时，心前区膨隆。注意心尖搏动最强点，可估计左或右心室增大情况。此点如在心尖且偏向左下侧，则很可能是左心室增大；反之，最强点若在剑突下或胸骨左缘下部，则可能是右心室增大。如最强点在右侧第四或第五肋间则可能是右位心。心尖搏动可因肺不张或胸腔积液而移位。临床上先天性心脏病左向右分流型、肺动脉高压右向左分流综合征等先天性心脏病在心前区有异常体征。

二、触诊

心脏触诊除了进一步确定视诊检查发现的心尖搏动位置和心前区异常搏动的结果外，尚可发现患儿心脏病特有的震颤及心包摩擦感。与视诊同时进行，能起到互补效果。

1.心尖搏动及心前区搏动　触诊除了进一步确定心尖搏动的位置外，还可伴随心尖或心前区的抬举性搏动。心尖区的抬举性搏动是指心尖区徐缓、有力的搏动，可使手指尖端抬起且持续至第二心音开始，与此同时心尖搏动范围也增大，为左心室肥厚的体征。而胸骨左下缘收缩期抬举性搏动是右心室肥厚的可靠指征。对视诊所发现的心前区其他异常搏动也可运用触诊进一步确定或鉴别。另外，复杂的心律失常患儿心尖搏动的触诊结合听诊对于确定第一、第二心音或收缩期、舒张期也有重要价值。

2. 震颤 为触诊时手掌感到的一种细小的震动感，与在猫喉部摸到的呼吸震颤类似，故又称猫喘。震颤的发生机制与杂音相同，系血液经狭窄的口径或循异常的方向流动形成涡流，造成瓣膜、血管壁或心脏壁振动传至胸壁所致。发现震颤后应首先确定部位及来源（瓣膜、大血管或间隔缺损），其次确定其处于心动周期中的时相（收缩期、舒张期或连续性），最后分析其临床意义。一般情况下，震颤见于某些先天性心血管病或狭窄性瓣膜病变。临床上凡触及震颤均可认为心脏有器质性病变。触诊有震颤者，多数也可听到响亮的杂音。

3. 心包摩擦感 可在心前区或胸骨左缘第三四肋间触及，多有收缩期和舒张期双相的粗糙摩擦感，以收缩期、前倾体位和呼气末更为明显。心包摩擦感是由于急性心包炎时心包膜纤维素渗出使表面粗糙，心脏收缩时脏层与壁层心包摩擦产生的振动传至胸壁所致，随渗液的增多，使心包脏层与壁层分离，摩擦感则消失。

三、叩诊

用于确定心界大小及其形状。心浊音界包括相对浊音界及绝对浊音界两部分。心脏左右缘被肺遮盖的部分，叩诊呈相对浊音，而不被肺遮盖的部分则呈绝对浊音。通常心脏相对浊音界反映心脏的实际大小。心浊音界改变受心脏本身病变和心脏以外因素的影响：①心脏以外因素：可以造成心脏移位或心浊音界改变，如一侧大量胸腔积液或气胸可使心界移向健侧，一侧胸膜粘连、增厚与肺不张则使心界移向患侧。②心脏本身病变：包括心房、心室增大与心包积液等，其临床常见疾病如主动脉关闭不全、肺源性心脏病、房间隔缺损、扩张型心脏病、二尖瓣狭窄、心包积液等。

四、听诊

听诊是心脏检查的重要步骤，与其他检查方法相似，可提供较多信息。听诊应兼用钟式及膜式听诊器，钟式听诊器适用于一些低频杂音的听诊，膜式听诊器适用于高频率声音的听诊。

（一）心脏瓣膜听诊区

心脏各瓣膜开放与关闭时所产生的声音传导致体表最易听清的部位称心脏瓣膜听诊区，与其解剖部位不完全一致。通常有5个听诊区，分别为：①二尖瓣区：位于心尖搏动最强点，又称心尖区。②肺动脉瓣区：在胸骨左缘第二肋间。③主动脉瓣区：位于胸骨右缘第二肋间。④主动脉瓣第二听诊区：在胸骨左缘第三肋间。⑤三尖瓣区：在胸骨下端左缘，即胸骨左缘第四五肋间。

（二）听诊顺序

通常的听诊顺序可以从心尖区开始，逆时针方向依次听诊：先听心尖区，再听肺动脉瓣区，然后为主动脉瓣区、主动脉瓣第二听诊区，最后是三尖瓣区。也可从心底部开始依次进行各个瓣膜区的听诊。

（三）听诊内容

听诊内容包括心率、心律、心音、额外心音、杂音和心包摩擦音。

1.**心率**　指每分钟心搏次数，正常成人在安静、清醒的情况下心率范围为60~100次/分，儿童较快，小于3岁的儿童多在100次/分。婴幼儿心率超过150次/分称为心动过速，低于60次/分称为心动过缓。心动过速与心动过缓可呈短暂性或持续性，可由多种生理性、病理性或药物性因素引起。

2.**心律**　指心脏跳动的节律。正常人心律基本规则，部分青少年人可出现随呼吸改变的心律，吸气时较快，呼气时减慢，称为窦性心律不齐，一般无临床意义。听诊所能发现的心律失常最常见的有期前收缩和心房颤动。

3.**心音**　按其在心动周期中出现的先后顺序，可依次命名为第一心音、第二心音、第三心音和第四心音。新生儿第一心音和第二心音性质相仿，舒张期因心率快而缩短，故近似胎儿心音。此后，心尖部第一心音较第二心音强，而心底部第二心音较第一心音强。肺动脉瓣区第二心音较主动脉瓣区第二心音响，吸气时可有分裂。心尖部常出现第三心音。小儿胸壁较薄，各心音均较成人响。

（1）第一心音　由于房室瓣的关闭产生，在心尖部最清楚，为心脏收缩期开始的标志。第一心音增强见于高热、贫血、甲状腺功能亢进、左向右分流型心脏病、二尖瓣狭窄及高血压等。第一心音减弱见于心肌炎、心包积液、肺气肿及二尖瓣关闭不全等。患左向右分流型心脏病时，第一心音可被响亮的收缩期杂音所掩盖。

（2）第二心音　由大动脉瓣的关闭产生，应在胸骨左缘上部听诊，为心脏舒张期开始的标志。第二心音的改变对先天性心脏病的诊断十分重要。肺动脉瓣区第二心音亢进提示肺循环血量增多及肺脉压力增高，常见于左向右分流的先天性心脏病，特别是肺动脉压力升高者如 Eisenmenger 综合征。肺动脉瓣区第二心音减弱见于肺动脉狭窄及法洛四联症。主动脉区第二心音亢进见于高血压，而主动脉瓣狭窄则减弱。肺动脉瓣区第二心音分裂在正常小儿吸气时经常出现。若呼气及吸气时均能听到第二心音分裂，则为病理性，称为固定性分裂，见于房间隔缺损及完全性右束支传导阻滞。

（3）第三心音　为左心室开始舒张后急速充盈所引起，出现在第二心音之后 0.1 ～ 0.16 秒，在心尖部较易听到，为一低音调的心音。部分正常儿童可听到第三心音，仰卧位清楚，而立位时消失。若第三心音增强，不随体位变化，则为病理现象，称为舒张期奔马律，可见于心力衰竭及心肌疾患。

（4）第四心音　为心房收缩所产生。正常儿童偶可听到。心室顺应性降低的情况如心室肥厚、心肌纤维化及先天性三尖瓣下移畸形，可使心房收缩加强，易听到第四心音。

4. 额外心音　指在正常第一心音、第二心音之外听到的病理性附加心音，与心脏杂音不同。多数为病理性，大部分出现在第二心音之后（即舒张期），与原有的第一、第二心音构成三音律，如奔马律、开瓣音和心脏叩击音等；

也可出现在第一心音之后（即收缩期），少数可出现两个附加心音，则构成四音律。其中喷射音或喀喇音是高频率的，在收缩早期心底部最清楚。喷射音分为肺动脉喷射音及主动脉喷射音，与肺、主动脉瓣开放或血流急骤充盈大动脉有关。肺动脉喷射音在胸骨左缘第二肋间最清楚，呼气时加强，吸气时减弱，肺动脉瓣狭窄或大量左向右分流的先天性心脏病患儿常可听到。主动脉喷射音在胸骨右缘第二肋间，胸骨左缘下部最清楚，见于升主动脉扩张的情况，如主动脉瓣狭窄或关闭不全。收缩中期喀喇音在心尖部及其内侧听诊最清楚，吸气、站立位更为清楚。此种喀喇音多见于二尖瓣脱垂综合征。

5. 杂音 心脏杂音是指在心音与额外心音之外，在心脏收缩或舒张过程中的异常声音，杂音性质的判断对于心脏病的诊断具有重要的参考价值。听诊应注意以下几点：①部位：注意属于哪一瓣膜区，在胸骨左缘还是右缘，第几肋间是听得最响、最清楚的。②时相：分清心收缩期和舒张期，并注意杂音时限的长短。③性质：取决于杂音的响度及音调，如吹风样、隆隆样、机械样、乐音样杂音，按其发生机制可分为反流性杂音及喷射性杂音。④响度：可分为六级。Ⅰ级杂音最轻，若不仔细听诊，易被忽略；Ⅱ级杂音稍响，易于听到；Ⅲ级杂音中度响，但不一定伴有震颤；Ⅳ级杂音更响，伴有震颤；Ⅴ级杂音很响，听诊器胸件稍靠胸壁即可听到；Ⅵ级杂音最响，听诊器胸件离胸壁1cm也可听到。⑤传导方向和范围：小儿胸壁薄，杂音传导较广泛，故应找出杂音最响的部位，然后探听其传导方向和范围。传导方向也有助于鉴别诊断，如动脉导管未闭的杂音可向锁骨下或颈部传导，二尖瓣关闭不全的杂音向左腋下传导等。常见杂音如下。

（1）收缩期杂音 依据血流动力学改变，收缩杂音可分为喷射性收缩期杂音及反流性收缩期杂音两种。喷射性收缩期杂音见于肺动脉瓣或主动脉瓣狭窄，肺动脉或主动脉扩张及大量左向右分流型先天性心脏病。反流性收缩期杂音见于二尖瓣或三尖瓣关闭不全及室间隔缺损。

（2）舒张期杂音 可分为房室狭窄性舒张期杂音及半月瓣关闭不全性舒张期杂音。前者多由于二尖瓣狭窄产生，后者常因主动脉瓣关闭不全引起。

（3）连续性杂音 杂音连于收缩期及舒张期，由同一的血流动力学所产生，如动脉导管未闭的机械样连续性杂音。

（4）无害性杂音　又称功能性杂音，健康儿童约半数有此杂音。无害性杂音不稳定，随体位或运动可暂时性增加或减弱，其性质柔和，并不传导。常听到的有两种：①乐音样收缩期杂音，位于胸骨左缘第三四肋间或胸骨左缘与心尖部之间，时限占收缩期的前半部或前、中部，大多为Ⅱ级。3～8岁最多见，至青春期后消失。②肺动脉瓣区无害性杂音，位于胸骨左缘第二肋间，为一收缩早期或中期的喷射性杂音，响度为Ⅱ级，于仰卧位、发热、运动或情绪激动时变响，而坐位时变弱，儿童及青春期多见。

6. **心包摩擦音**　指脏层与壁层心包由于生物性或理化因素至纤维蛋白沉积而粗糙，以致在心脏搏动时产生摩擦而出现的声音。音质粗糙、高音调、搔抓样，比较表浅，类似纸张摩擦的声音。在心前区或胸骨左缘第三四肋间最响亮，坐位前倾及呼气末更明显。心包摩擦音与心搏一致，屏气时摩擦音仍存在，可据此与胸膜摩擦音相鉴别。可见于各种感染性心包炎，也可见于急性心肌梗死、尿毒症、心脏损伤后综合征和系统性红斑狼疮等非感染性情况。当心包有一定积液量后，摩擦音可消失。

五、特殊检查方法

（一）心电图检查

心电图为心血管系统检查的重要方法之一。对心律失常的诊断有特异性。除对心脏病的诊断提供一定的证据外，还可为电解质紊乱及药物中毒提供重要的临床依据。小儿由于解剖生理特点，其正常心电图与成人不同，表现为心率快，各间期及各波形的时间较短，QRS波振幅尤其是心前区导联振幅较高，新生儿及婴儿期右心室占优势，故心电轴右偏。随着年龄增长，这些变化逐渐消失，至学龄期心电图接近于成人。

（二）心导管术

心导管检查是研究循环系统血流动力学，以及诊断、鉴别诊断心血管疾患的重要方法。它提高了心血管疾患尤其是先天性心脏病的诊断水平，促进了心脏内外科的发展。自 20 世纪 80 年代开始心脏超声检查应用于临床以来，在有些瓣膜疾患及先天性心脏病的诊断上已替代了术前的心导管检查，但在较复杂的先天性心脏病患儿中，心导管造影检查由于可清楚地显示心脏大血管的结构及功能状态，目前仍为心血管外科最重要的诊断检查方法之一。

（三）超声心动图检查

超声心动图是一种自 20 世纪 50 年代起始，70 年代以后发展极为迅速的无创性心血管检查技术。目前除 M 型和二维超声心动图得到广泛的应用之外，频谱多普勒、彩色多普勒、心脏声学造影、经食管超声心动图也应用于临床。90 年代的血管内超声、三维超声相继发展，涉及心血管疾病的各个领域。多种超声方法综合应用，效果更为理想，成为心血管疾病的检查、诊断和介入治疗中的重要手段之一。由于超声心动图具有无创伤、操作简便，可重复性等优点，适于儿科应用。

（四）X 线检查

透视和普通 X 线照片检查为心血管疾病的重要诊断方法，也是心导管及心血管造影前必需的基本步骤。通过透视可以观察心血管的动态、波动强弱，在各种体位检查时，可看清心血管的大小、形态、位置、各房室的情况及与周围脏器的关系。透视也可帮助选择摄片的最合适的位置。因此，一般心血管系统的患者均需摄取正位及斜位 X 线照片。

（五）运动试验

机体的运动与循环、呼吸及血液系统的功能有关。运动试验是在控制条件下，逐步增加运动负荷量，以测定受检者的心脏做功能力，为无创性检查方法，用于辅助心血管疾病的诊断。

（六）核素心血管造影

应用闪烁照相机和显像记录装置进行核素心血管造影，于极短期内连续摄影，观察放射性核素在心脏各房室和大血管的动态，对先天性血管畸形及后天性心脏病的诊断很有价值。

血管检查

一、脉搏

检查脉搏主要用触诊，也可用脉搏计描记波形。检查时可选择桡动脉、肱动脉、股动脉、颈动脉及足背动脉等。检查时需两侧脉搏情况对比，正常人两侧脉搏差异很小，不易察觉。某些疾病时，两侧脉搏明显不同，如缩窄性大动脉炎或无脉症。在检查脉搏时应注意脉率、节律、强弱和波形变化。

1. **脉率**　影响因素一般类似于心率。正常成人脉率在安静、清醒的情况下为 60～100 次／分，儿童较快，小于 3 岁的儿童多在 100 次／分以上。各种生理、病理情况或药物影响也可使脉率增快或减慢。此外，除脉率快慢外，还应观察脉率与心率是否一致。某些心律失常如心房颤动或频发期前收缩时，由于部分心脏收缩的搏出量低，不足以引起周围动脉搏动，故脉率可低于心率。

2. **脉律**　脉搏的节律可反映心脏的节律。正常人脉律规则，窦性心律不齐者的脉律可随呼吸改变，在吸气时增快、呼气时减慢。各种心律失常均可影响患儿脉律，如心房颤动者脉律绝对不规则，脉律强弱不等和脉率低于心率；有期前收缩呈二联律或三联律者可形成二联脉、三联脉；Ⅱ度房室传导阻滞者可有脉搏脱漏，称脱落脉。

3. **强弱**　脉搏的强弱与心搏出量、脉压和外周血管阻力相关。脉搏增强且振幅大，是由于心搏出量大，脉压宽和外周阻力低所致，见于高热、甲状腺功能亢进、主动脉关闭不全等。脉搏减弱而振幅低是由于心搏出量少、脉压小和外周阻力高所致，见于心力衰竭、主动脉狭窄与休克等。

4. **脉波**　了解脉波变化有助于心血管病的诊断，通过仔细触诊动脉（如桡动脉、肱动脉或股动脉）可发现各种脉波异常的脉搏。

（1）水冲脉　脉搏骤起骤落，犹如潮水涨落，故名水冲脉，是由于周围血管扩张或存在分流、反流所致。前者见于甲状腺功能亢进、严重贫血等，后者常见于主动脉瓣关闭不全、先天性心脏病动脉导管未闭、动静脉瘘等。

（2）交替脉　系节律规则而强弱交替的脉搏，必要时嘱患儿在呼吸中期屏住呼吸，以排除呼吸变化所影响的可能性。如测量血压可发现强弱脉搏间有 10～30mmHg 的压力差，当气袖慢慢放至脉搏声出现时，即代表强搏的声音，此时的频率是心率的一半。一般认为系左心室收缩力强弱交替所致，为左心室心力衰竭的重要体征之一，常见于高血压性心脏病、急性心肌梗死后和主动脉瓣关闭不全等。

（3）奇脉　是指吸气时脉搏明显减弱或消失，系左心室射血量减少所致。正常人脉搏强弱不受呼吸周期影响。当心脏压塞或心包缩窄时，吸气时一方面由于右心舒张受限，回心血量减少而影响右心排血量，右心室排入肺循环的血量减少，因而左心室排血也减少。这些因素形成吸气时脉搏减弱，甚至不能触及，故又称"吸停脉"。

（4）无脉　即脉搏消失，可见于严重休克及多发性大动脉炎，后者系由于某一部位动脉闭塞而致相应部位脉搏消失。

二、血压

血压通常指循环动脉血压，其高低取决于心搏出量和外周血管阻力。因此，凡影响心输出量和外周血管阻力的因素均可影响血压。

1. **测量方法**　测量血压时患儿必须安静放松，采用水银柱台式血压计。袖带宽度相当于上臂长的 2/3 为宜，过窄测得的血压偏高，过宽测得的血压偏低。一般 1 月龄～1 岁袖带宽度约为 5cm，1～8 岁为 9cm，8 岁以上为 12cm。袖带的长度应为上臂周径的 1 倍以上。测量时上臂应与心脏在同一水平，袖带应压在肱动脉上。血压计的汞柱应呈垂直位。通常测量坐位右上肢血压。测量下肢血压所用之袖带的宽度及长度应相应增加。测量血压通常采用听诊法：将听诊器胸件按在肘窝有动脉搏动处，使袖带迅速充气，至动脉音消失，然后缓慢放气，每秒下降 2～5mmHg，记录出现第一个动脉音时的毫米汞柱数，即为收缩压。继续放气，动脉音变为响亮，然后突然变弱，最后消失。舒张压为突然变调时的毫米汞柱数。用听诊法测量婴儿血压有一定困难，还可采用触诊法：先以指按诊袖带远端之动脉，之后使袖带充气至脉搏消失，再缓慢放气，第一次再触到搏动，此时汞柱上的数字即为收缩压。新生儿使用听诊法及触诊法测量血压均不易获得满意结果，可选用潮红法测血压。近年来采用多普勒超声法测定血压，对新生儿及婴儿较为适宜。

2. 血压标准　小儿期年龄越小，血压越低，不同年龄血压不同。一般收缩压低于 75mmHg 为低血压，收缩压在 120mmHg、舒张压 80mmHg 以上为高血压。正常情况下，1 岁以上小儿下肢血压比上肢血压高 20 ～ 40mmHg；婴儿上肢血压可略比下肢高。

目前多用血压百分位数值评价血压正常范围。凡收缩压和 / 或舒张压在第 95 百分位以上者为高血压，收缩压和 / 或舒张压在第 90 百分位以下为血压正常。两者之间为临界血压偏高。

3. 脉压　即收缩压与舒张压之差，正常为 30 ～ 40mmHg，脉压增大伴有水冲脉，见于心输出量增多的情况如高热、贫血、甲状腺功能亢进及剧烈运动等；主动脉关闭不全、动脉导管未闭、动静脉瘘及完全性房室传导阻滞亦可见脉压增大。脉压过小见于休克、严重主动脉瓣或二尖瓣狭窄、心包填塞或缩窄性心包炎及充血性心力衰竭。

4. 静脉压　正常小儿取坐位或立位时，不应看到饱满的颈静脉，如见颈静脉饱满提示静脉压增高。测量静脉压，可用穿刺针连接有刻度的细玻璃管，管内充以生理盐水，穿刺进入静脉时，使玻璃管垂直，任管内盐水注入静脉内，至停止流入时，水柱高出右心房水平（平卧时取腋中线）的高度即为静脉压。学龄前儿童一般在 40mmHg 左右，学龄儿童约为 60mmHg。静脉压升高见于右心衰竭、心包积液、缩窄性心包炎等情况；静脉压下降见于血容量不足或微血管扩张时（如休克）。

5. 动态血压监测　是高血压诊治中的一项进展，测量应使用符合国际标准（BHS 和 AAM1）的动态血压检测仪，按设定间期 24 小时记录血压。一般设 6am ～ 10pm：每 15 或 20 分钟测血压一次；10pm ～次日 6am：每 30 分钟记录一次。动态血压的国内正常参考标准：24 小时平均血压值小于 130/80mmHg；白昼平均值小于 135/85mmHg；夜间平均值小于 125/75mmHg。正常情况下，夜间血压值较白昼低 10%～15%。凡是疑有单纯性诊所高血压（白大衣高血压）、隐蔽性高血压、顽固难治性高血压、发作性高血压或低血压，以及降压治疗效果差的患儿，均应考虑做动态血压监测作为常规血压测量的补充手段。

三、血管杂音及周围血管征

1. 静脉杂音 由于静脉压力低，不易出现涡流，故杂音一般多不明显。临床较有意义的有颈静脉营营声，在颈根部近锁骨处，尤其是右侧可出现低调、柔和、连续性杂音，坐位及站立明显，系颈静脉血液快速回流入上腔静脉所致。以手指压迫颈静脉暂时中断血流，杂音可消失，属无害性杂音。应注意与甲状腺功能亢进之血管杂音和某些先天性心脏病的杂音相鉴别。

2. 动脉杂音 多见于周围动脉、肺动脉和冠状动脉。如甲状腺功能亢进在甲状腺侧叶的连续性杂音临床上极为多见，提示局部血流丰富；多发性大动脉炎的狭窄病变部位可听到收缩期杂音；肾动脉狭窄时，在上腹部或腰部可闻及收缩期杂音；肺内动静脉瘘时，在胸部相应部位有连续性杂音；外周动静瘘时则在病变部位出现连续性杂音；冠状动静脉瘘时可在胸骨中下端出现较表浅而柔和的连续性杂音或双期杂音，部分以舒张期更为显著。还有在正常儿童及青年，锁骨上可有轻而短的呈递增或递减型收缩期杂音，当双肩向后高度伸展可使杂音消失，该杂音发生原理尚不明确，可能来源于主动脉弓的头臂分支。

3. 周围血管征 可见周围血管扩张或存在分流、反流，除可能触及水冲脉外，还有以下体征。

（1）枪击音 在外周较大动脉表面，常选择股动脉，轻放听诊器膜形体件时可闻及与心跳一致、短促如射枪的声音。

（2）Duroziez 双重杂音 以听诊器钟形体件稍加压力放于股动脉，并使体件开口方向稍偏向近心端，可闻及收缩期与舒张期双期吹风样杂音。

（3）毛细血管搏动征 用手指压迫患儿指甲末端或以玻片轻压患儿口唇黏膜，使局部发白，当心脏收缩和舒张时，发白的局部边缘发生有规律的红白交替改变即为毛细血管搏动征。

凡体检时发现上述体征及水冲脉可统称周围血管征阳性，主要见于主动脉瓣重度关闭不全、甲状腺功能亢进和严重贫血等。

体格检查中应注意的问题

体格检查是医生运用自己的感官和借助于传统或简便的检查工具，如血压计、叩诊锤、听诊器等，客观地了解和评估患儿身体状况的一系列最基本的检查方法。许多疾病通过体格检查再结合病史就可以做出临床诊断。

体格检查方法如上所述，有中医的望诊、闻诊、问诊、切诊和西医的视诊、触诊、叩诊、听诊。要熟练地进行全面、有序、重点规范和正确地体格检查，既需要扎实的中西医学知识，更需要反复的临床实践和丰富的临床经验。体格检查的过程既是基本技能的训练过程，也是临床经验的积累过程，还是与患儿及家属交流、沟通、建立良好医患关系的过程。所以，体检时应注意以下问题。

（一）问诊的方法与技巧

问诊是病史采集的主要手段。病史的完整性和准确性对疾病的诊断和处理有很大影响，因此问诊是每个临床医生必须掌握的基本技能，解决患儿诊断问题的大多数线索和依据即来源于病史采集所获取的资料。通过问诊所获取的资料可了解疾病的发生、发展、诊治经过，既往健康状况和曾患疾病情况，对诊断具有极其重要的意义，也可为随后对患儿进行体格检查和各种诊断性检查的安排提供最重要的基本资料。因此，问诊的方法技巧与获取病史资料的数量和质量有密切的关系，涉及一般交流技能、收集资料、医患关系、医学知识、仪表礼节及提供咨询等多个方面。要根据临床情景的不同采用相应的方法和技巧。患儿多不能自述病史，须由家长代述，所提供的病史资料是否可靠，与他们观察小儿的能力、接触小儿的密切程度有关，对此应予注意。问病史时应注意态度和蔼，体谅家长因子女患病而引起的焦虑心情，认真对待家长所提供的每个症状，因家长最了解情况，最能早期发现小儿的病情变化。5～6岁以上的小儿，可让其自行补充叙述一些有关病情的细节，但应注意其记忆及表述的准确性。恰当地应用一些评价、赞扬与鼓励语言，可促使患儿与医生的合作，使患儿受到鼓舞而积极提供信息。有些患儿由于惧怕医院、打针、吃药等而不肯实说病情，在与他们交流时举止的友善，有助于发展与患儿和谐关系，使患儿感到温暖亲切，并获得其信任，消除患儿的恐惧心理和敌意。根据小儿的特点，问诊应根据具体情况采用不同类型的提问。一般采用重点问诊的方法，即针对就诊时最主要或"单个"问题（现病史）来问诊，并收集除现病史外的其他病史部分中与该问题密切相关的资料。重点的病史采集应同于全面的病史采集过程，基于患儿表现的问题及其紧急程度，医生应选择那些能解决问题所必须的内容进行问诊，所以病史采集是以一种较为简洁的形式和调整过的顺序进行的。但问诊仍须获得主要症状的以下资料：全面的时间演变和发生发展情况，即发生、发展、性质、强度、频度、加重和缓解因素及相关症状等。通常患儿的主要症状或主诉提示了需要做重点问诊的内容。

（二）对重点部位进行全面、有序、规范和正确地检查

体格检查要按一定顺序进行，避免重复和遗漏，避免反复翻动患儿，力求建立规范的检查顺序。通常首先进行生命体征和一般检查，然后按头、颈、胸、腹、脊柱及四肢和神经系统的顺序进行检查，重点在心脏。在进行心脏检查时，需有一个安静、光线充足的环境，患儿采取卧位，门诊条件下也可采取坐位，但必要时仍需多个体位进行反复检查。心脏检查时，一方面注意采取视诊、触诊、叩诊、听诊依次进行，以全面了解心脏情况；另一方面在确定某一异常体征时，也可同时交替使用两种以上的检查方法加以判断。

视诊时患儿尽可能取卧位，除一般观察胸部轮廓外，必要时医生也可将视线与胸廓同高，以便更好地了解心前区有无隆起和异常搏动等。

触诊除可进一步确定心尖搏动位置外，还可判断心尖或心前区的抬举性搏动、震颤等。心尖搏动的触诊对于复杂的心律失常患儿结合听诊以确定第

一、第二心音或收缩期、舒张期也有重要价值。临床上凡能触及的震颤均可认为心脏有器质性病变。

叩诊采用间接叩诊法，受检者一般取平卧位，以左手中指作为叩诊板指，板指与肋间平行放置，如果某种原因受检者取坐位时，板指可与肋间垂直，必要时分别进行坐、卧位叩诊，并注意两种体位时心浊音界的不同改变。通常测定左侧的心浊音界用轻叩法较为准确，而右侧叩诊宜使用较重的叩诊法，叩诊时也要注意根据患儿胖瘦程度等调整力度。另外，必须注意叩诊时板指每次移动距离不宜过大，并在发现声音由清变浊时，需进一步往返叩诊几次，以免得出心浊音界范围小于实际大小。

听诊须注意心率、心律、心音、心脏杂音和额外心音等特征，进而对心脏病理生理状况进行分析。听诊时，患儿多取卧位或坐位。然而，对疑有主动脉瓣关闭不全者宜取坐位且上半身前倾。另外，具备一副高质量的听诊器有利于获取更多和更可靠的信息，其中钟形体件轻放在胸前皮肤，适合低音调声音，如二尖瓣舒张期隆隆样杂音；膜形体件需紧贴皮肤，能滤过部分低音调声音而适用于听高音调声音，如主动脉瓣舒张期吸气样杂音。

（三）选择基本且必要的实验室检查和其他检查

在获得病史和体格检查的基础上，选择一些基本且必要的实验室检查和其他检查，无疑会使临床诊断更准确、更可靠。在选择检查时应考虑：①检查的意义；②检查的时机；③检查的敏感性和特异性；④检查的安全性；⑤检查的成本与效果分析等。对于实验室和其他检查结果必须与病史资料和体格检查结果结合起来进行分析、评价和整理，切不可单靠某项检查结果诊断疾病。由于检查时机和技术因素等影响，一两次阴性结果往往不足以排除疾病的存在。因此，在分析评价结果时必须考虑：①假阴性和假阳性问题；②误差大小；③有无影响检查结果的因素；④结果与其他临床资料是否相符；⑤如何解释等。通过对各种临床资料的分析、评价和整理以后，医生应对疾病的主要临床表现及特点、疾病的演变情况、治疗效果等有清晰明确的认识，为提出初步诊断打下基础。

（四）完善正确的诊断思维，避免诊断失误

临床资料是诊断疾病的基础，病史、体征、辅助检查结果的收集与正确判断至关重要。临床资料的获得重要的是亲自掌握和全面了解。某些局限于系统器官的疾病可有全身性的临床表现，而某些全身性疾病也可反映出某些局部器官的临床征象。因此临床诊断需掌握全面系统的体格检查，并结合病史分析才可能做出正确诊断。目前循证医学已蓬勃兴起，给体位诊断学带来了新的变革。临床医生面临的问题是如何从众多资料中有效地挑选出符合客观实际的证据，以做出合理的诊断。因此，面临大量的临床资料，如何去伪存真地分析和思考问题，是每位临床医生必须应对的严峻挑战。症状、体征、辅助检查的结果是一个不可分割的整体，不能只见树木不见森林，抓其一点不计其余，或只见现象不见本质，只抓次要不抓主要，只看局部不看整体，否则，十有八九会发生错误。正确地临床思维有时不是依靠独立思考而形成的，临床会诊、咨询、讨论等均可起到互相启发、诱导和取长补短的作用。临床医生在临床实践中所掌握资料的深度、知识面的广度、分析问题的角度及临床经验的程度，都直接影响着临床诊断。广博的医学知识、丰富的临床经验、敏锐细致的病情观察、符合逻辑的临床思维程序、灵活正确的分析评价，是正确诊断疾病必要的条件。

参考文献

［1］ 江育仁，张奇文.实用中医儿科学.上海：上海科学技术出版社，2005.

［2］ 胡亚美，江载芳.褚福棠实用儿科学.北京：人民卫生出版社，2013.

［3］ 焦增锦，于全俊.中西医临床心血管病学.北京：中国中医药出版社，2000.

［4］ 杨思源，陈树宝.小儿心脏病学.北京：人民卫生出版社，2012.

［5］ 陈文彬，潘祥林.诊断学.北京：人民卫生出版社，2011.

小儿心血管系统疾病的辨证论治

辨证论治是运用中医的理论和诊疗方法来检查诊断疾病、观察分析疾病、治疗处理疾病的原则和方法。这种原则和方法，经历了长期反复的验证，是一种具有独特理论、行之有效的临床诊治方法，也是中医学临床的特点和精华。中医小儿心血管病的辨证是在四诊八纲的基础上进行的。所谓"辨证"就是运用四诊（望、闻、问、切）的诊法，了解患儿的病史、症状和体征，进而分析、归纳，辨别疾病发生的原因、部位、性质及其发展趋势，以掌握疾病的实质，确定治疗方案。所谓"论治"就是根据疾病实质，结合患儿个体特点，选用适当治疗方法。中医临床辨证的方法很多，小儿心血管病的辨证方法基本与成人相同。

概述

小儿时期各脏腑系统的生理功能，如初生之萌芽，均未达到成熟和完善的程度，表现为脏腑娇嫩，形气未充，气血津液未盛，经脉未定，腠理不密，卫气未固，容易导致外邪的侵入。古人把这种生理现象，概括为"稚阴稚阳"，又有"稚阳未充，稚阴未长"的说法。"阳"是指体内各种生理功能的活动，"阴"

是指体内精、血、津、液等具体物质。所谓"稚阴稚阳"是指小儿时期，无论在物质基础和功能活动方面，均处于嫩弱尚未完善阶段。因此，无论生理、病理还是病因等都与成人有明显差异。

1. 生理特点　主要表现为生机蓬勃，发育迅速，而脏腑娇嫩，形气未充。小儿出生后都在不断地生长发育，故古人把处于这种发育迅速阶段的小儿称为"纯阳之体"（不能把纯阳二字理解为有阳无阴或阳气很盛，这只是说明小儿生机旺盛）；但另一方面小儿又如初生的嫩芽，脏器柔弱，形气未充，故又有"稚阳未充，稚阴未长"的说法。按照中医学理论体系，一般说阴是指体内精、血、津、液等具有物质性的东西，阳是指体内各种生理功能的活动。所谓稚阳稚阴，是指小儿无论在物质基础和功能活动上均未臻完善的意思。

2. 病因特点　小儿疾病的发生原因与成人相同，但由于小儿具有脏腑娇嫩、形气未充、卫外功能未固、正气不足的体质特点，因此在发病上对很多时行疾病有特殊性和易感性，且为小儿时期多见或特有。通常小儿病因较成人单纯，多外感于六淫，内伤于乳食，后天失养而患有特有的病证。此外，小儿知识未开，缺乏生活知识，每因看护不当，易发生意外损伤事故。所以，小儿在病因方面有先天因素、外感因素、内伤饮食和意外因素等较为多见的特点。

3. 病理特点　主要表现为发病快，变化大，但经过适当处理，易趋恢复。小儿体质和功能均较弱，基于其生理特点加以寒暖不能自调，饮食不能自节，因此外易为六淫所致，内易为饮食所伤，对于突然发生的强烈刺激往往不能忍受而容易出现惊恐状态。在先天禀赋不足或后天喂养不当等因素的影响下，常可引起发育障碍，表现为解颅、五迟、五软等病态。又因对疾病的抵抗力较差，特别易患流行性传染病。小儿病后病情往往比成年人为重，可并发严重病症，但由于小儿为纯阳之体，生机旺盛，发育迅速，活力充沛，如果诊疗及时，护理得当，也容易痊愈，可较快地恢复其生理功能。

4. 辨证特点　首先小儿不会诉说病情，问诊常是间接的，因而不能确切地反映实际情况，较大儿童虽能自诉，也多言不达意。其次，婴幼儿血气未充，脉相难凭，尤其在诊查时多哭闹不安，更易影响气息脉象。问诊虽然可反映一些情况，但也不够全面。只有望诊可以不受种种条件的限制，反映病情比较可靠，应予重视。此外，从八纲辨证来看，由于小儿阳气偏盛，感受外邪后易寒随热化，临床以阳证、热证、实证居多，发病较快，变化较多，常需要多次观察和反复辨证，才能做出正确诊断。

5. **治疗和用药特点**　小儿脏腑娇嫩，易寒易热，易虚易实，有时病情变化多端，一日之内可由实热证迅速地转变为虚寒证（正气暴脱），此时应同病异治，以回阳固脱为主，进行治疗。一般用中药要少而精，除较大儿童邪热过盛、威胁生命的证候可暂时使用大苦大寒的药物之外，普通情况下不宜使用。

辨证的基本要求

辨证的过程，就是检查、分析和处理疾病的诊断治疗过程。在完成这一过程中，医生除了要熟练地掌握中医的系统理论和小儿心血管病的方法外，还必须掌握辨证的基本要求，才能达到辨证确切、施治得当的目的。这些基本要求如下。

1. **全面分析病情**　全面收集符合实际的"四诊"材料，参考现代医学物理和实验室结果，全面分析病情，取得正确辨证和诊断的客观依据。小儿心血管病证是复杂多变的，有时其临床显现的症状既有真象也有假象，有的假在脉上，有的假在症上，有的假在舌上，故临诊时应仔细鉴别和辨识，如果四诊不全，便得不到全面的、确切的资料，辨证分析就难准确，容易发生误诊。

2. **坚持整体观**　中医的整体观，是全面分析病情、指导小儿心血管病临床辨证的重要思想方法。因为人体的肌表、筋骨和经络，都与脏腑息息相关，内外相通，彼此联系。人体一旦发生疾病，不论局部和全身，都会出现病理反应，即局部的病可以影响全身，全身的病可以反映在某一局部；内部的病可以影响内脏功能，内脏的病变也可以引起情志活动的异常。所以临证时既要诊察面部，也要审查全身，两者不可偏废。但同时也要因人、因地、因时制宜。因人制宜，就是说在辨证时，不宜孤立地只看病症，还必须重视到患儿的整体和不同患儿的特点。因时、因地制宜，是指诊治疾病时，不仅要重视人的特点，还要看到自然环境对人体疾病的影响。此外，实验室和辅助检查结果也应参考。只有从整体观念出发，全面地分析问题，善于因人、因时、因地制宜，才能取得比较符合实际的辨证。

3. 掌握病证的特点和变化　小儿心血管病证繁多，都有各自的临床特点和变化规律，可与别的病证相鉴别。因此，在辨证时掌握不同类别病证的特点和变化，也是非常重要的环节。中医儿科的病证，大体可分为外感时病（包括伤寒和温病）和内伤杂病两大类，二者各有不同的病因病理、临床、证候及发展演变的特点。外感病证，主要根据六淫、卫气营血进行辨治。这样就将伤寒、温病、内伤杂病的病因、发病、病理变化和临床特点，详细而明确地进行了分析，有效地指导了临床实践。

4. 弄清辨证与辨病的关系　病和证都是人体阴阳失调、出现病理变化的临床反映。它不仅是一组症状的综合症候群，还反映内外致病因素作用于机体后，表现的不同特征、性质和病理机制。因此，病和证都是对人体在病理情况下，概括其病因、病位、病机、性质、病势，以及邪正消长、阴阳变化的临床综合诊断。中医辨证论治，既讲辨证，也讲辨病，辨证与辨病是密切相关的。一方面，疾病的本质和属性，往往是通过"证"的形成表现于临床的，所以"证"是认识疾病的基础，辨"证"即能辨"病"；另一方面，"病"又是"证"的综合和全部过程的临床反映，只有在辨"病"的基础上，才能对辨脉、辨证和论治等一系列问题进行全面的讨论和阐述。具体地说，"辨证"等属反映疾病全过程中某一阶段的临床诊断；"辨病"则较多地反映疾病全过程的综合诊断。"病"和"证"的关系，还表现在同一疾病可以出现不同的"证"，不同的疾病也可以出现相同的"证"。前者为"同病异证"，后者为"异病同证"。这里的"证"，并非指病程阶段不同而出现不同的"证"，主要是与致病病因和人的体质差异的结果。因此在治疗上，前者"病"虽同而"证"不同，则治疗不同；后者"病"虽异而"证"相同，故治疗相同。虽然"病"和"证"

的关系如此密切，但在具体临床上，还必须熟练掌握好辨证，才能更好地达到辨病的目的。

此外，对急症和重危病例，在四诊材料一时无法全面收集之前，当及时提出应急的"急则治其标"的辨证和诊断，迅速采取有效的治疗措施，及早进行必要的处理，切不可只顾与辨证和诊断细节问题的纠缠，置患儿于侧而不进行必要的诊断，以致贻误时机。

辨证方法

中医学在长期医疗实践中，总结了一套系统的、反复验证行之有效的辨证方法和要领，其中与小儿疾病诊治密切相关的主要包括八纲辨证、脏腑辨证、气血辨证、六淫和疫疠辨证、卫气营血辨证等。这些辨证方法各具特点，互相联系，在小儿心血管病的临床上常参合运用。

一、八纲辨证

八纲辨证是通过四诊搜集的症状与体征，按八纲体系对病情资料进行综合，分析，归纳为阴、阳、表、里、寒、热、虚、实八类证候，用以表示疾病的部位、性质及小儿体质强弱和病势的盛衰。以上八类证候，既是认识疾病的初步概念，又是辨证的总领，也是治疗疾病的主要依据。由于小儿生长发育快，新陈代谢旺盛，故得病后，病情发展变化均较迅速，传变亦较复杂，因此在进行八纲辨证时，除了掌握八个证候的各自特点外，还须了解八个证候之间的相互联系，才能正确、全面地诊断疾病。

1. 表里辨证　是辨别病变部位与病势浅深的两个纲领。辨别表证与里证的目的在于判断疾病部位的浅深和疾病演变的趋势，为确定解表或治里提供依据。病变在肌表的属表证，病变在脏腑的属实证。表证多见于外感疾病的初期，具有起病急、邪浅病轻、病程短、易康复等特点。里证多见于外感病的中后期或内伤杂病，病位深在体内脏腑气血，具有病位深、病程较长等特点。

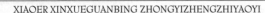

2.**寒热辨证**　是辨别疾病性质的纲领。寒证与热证反映了机体与病邪阴阳的偏盛与偏衰的实质。《素问·阴阳应象大论》说："阳盛则热，阴盛则寒。"阴盛或阳虚者，多表现为寒证；阳盛阴虚者，多表现为热证。因此，辨别寒证与热证能为治疗提供依据。一般寒证多见于疾病初起或久病不愈，热证可见于疾病变化的各个阶段。

3.**虚实辨证**　是辨别邪正盛衰的两个纲领，正气不足，抵抗力弱的，大多属虚证；邪气亢盛，正气未衰，邪正交争所引起的，或脏腑功能失调，代谢障碍，痰、水、瘀血等有形之邪停滞所致的，多为实证。因此，辨明虚证与实证能为治疗提供依据。一般虚证多见于各种疾病的后期，或先天不足、素体虚弱者，具有病程长、生长发育迟缓、功能衰退等特点。由于引起虚证的病因病机不同，病位各异，因此其临床表现也不一致，常有阴、阳、气、血、精、津及脏腑各种不同的虚损。实证多见于疾病初中期，具有病程短、邪气亢盛有余、正气尚未亏损的特点。由于实证的感邪性质不同，邪留发病的差异，发病部位的区别，其临床表现也很复杂。虚实的辨别可以从以下几个方面判断：①病的新久：新发病，患病时间短，多属实证；久病，患病时间长，正气受损，多表现为虚证。②体质的强弱：一般发育营养较好的小儿，得病初期多属实证；部分体质虚弱患儿得病初期即可见虚证。③结合症状区别：如脉搏有力为实证，无力为虚证；舌质红为实证，淡为虚证；咳嗽有力为实证，咳嗽无力为虚证等。

4.**阴阳辨证**　是运用阴阳的特征对一切病证进行归纳分类和分辨阴阳虚损情况的一种辨证。临床上表、里、寒、热、虚、实六个证候可用阴阳概括，即表、热、实证属于阳证的范畴；里、虚、寒证属于阴证的范畴。因此，阴阳是八纲的总纲，一切病证都不外乎阴证和阳证两大类。中医学认为，在人体整个生命活动过程中，始终存在着阴阳的对立统一，而且在一定的限度内保持相对的动态平衡。如这种相对的动态平衡遭到暂时的破坏而出现阴阳某一方面的偏盛或偏衰，人体就从生理状态而转化为病理状态。因此，治疗疾病的目的就是纠正阴阳某一方面的偏盛偏衰。

二、脏腑辨证

脏腑辨证是应用藏象学说的理论对患儿的病症加以分析归纳，以辨明病变所在脏腑及所患何证的辨证方法。任何病证的出现都是脏腑功能失调的反映。由于各个脏腑的生理功能不同，其反映出来的病证也就不同，所以根据不同脏腑的生理功能及其病变规律可分辨各脏腑的病证。同时还应注意到各脏腑之间以及脏腑与各组织之间是相互联系的，因此在进行脏腑辨证时一定要考虑各个脏腑的病理变化以及脏腑之间的相互关系与相互影响。小儿心血管系统疾病虽有某些与成人不同的特点，但在脏腑基础功能上与成人是一致的，具体辨证如下。

1. 心病辨证　心病的证候有虚实不同，虚证常由心脏或全身阴、阳、气、血不足引起；实证多由痰、瘀、火、热等因素有关。临床上常相互错杂，辨证时又虚实并见，在治疗时应掌握标本缓急。心病常见证候有心气虚证、心阳虚证、心血虚证、心火炽盛证、心阴虚证、心阳暴脱证、痰迷心窍证、痰火扰心证、心血瘀阻证、邪犯心包证。

2. 肺病辨证　肺的病变，实证常与燥、热、寒、痰有关；虚证常因气阴亏虚引起。肺病常见证候有肺气虚证、肺阴虚证、风寒束肺证、风热犯肺证、燥邪犯肺证、痰热蕴肺证、寒饮犯肺证、痰湿阻肺证。

3. 脾病辨证　脾虚主要由于脾气不足，实证多与瘀、积、滞的蕴聚有关。同时脾的病变与湿的关系密切，脾虚可以生湿，湿胜可以困脾，两者互为因果，临床表现错综复杂，也可导致本虚标实。脾病常见证候有脾气虚弱证、脾阳不振证、脾气下陷证、脾虚水肿证、脾不统血证、寒湿困脾证、湿热蕴脾证。

4. 肝病辨证　肝病变常表现为疏泄功能失常的症状。肝的病证临床以实证居多，在实证中尤以气、火、风三者为多，且常相互转化并兼或出现；虚证除纯虚之外，又每每与实证中的风、火并见，从而形成本虚标实证。肝病常见证候有肝气郁结证、肝火上炎证、寒凝肝经证、肝胆湿热证、肝血虚证、肝阴虚证、热极生风证。

5. 肾病辨证　肾的病变以虚证居多，实证为少；虚证以阴虚、阳虚和阴

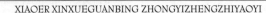

阳两虚为多见，临床上也可有本虚标实的证候。肾病常见证候有肾气不固证、肾不纳气证、肾虚水泛证、肾水凌心证、肾虚泄泻证、肾精不固证。

    6.脏腑兼病辨证   脏腑是中医学对人体内脏的总称。体内脏器分为脏和腑两大类。五脏即心、肺、脾、肝、肾，六腑指胆、胃、大肠、小肠、膀胱、三焦，每一脏与腑互为表里，表里的脏腑在生理作用上相互联系，在病理过程中互相影响。同时各脏腑之间不是孤立的，而是互相联系、互相制约的。所以脏腑兼病的证候比单纯的脏病或腑病复杂。脏腑兼病的常见证候有心肺气虚证、心脾两虚证、心肾阴虚证、脾肺气虚证、脾肾阳虚证、肝火犯胃证、肺肾阴虚证、肝脾不调证、肝胃不和证。

三、气血辨证

    气血是组成人体和维持人体生命活动的重要物质。气与血，阴阳互根，相互依存，相互资生，相互为用，一旦发生病变则能相互影响，互为因果，而且容易出现气血同病的情况。气病辨证分虚实，是根据气的生理功能和病理变化分析辨证病变过程中气所反映的不同证候，主要有气虚证、气滞证、气逆证。气病与脾胃关系最为密切。血病辨证是根据血的生理功能和病理变化，分析辨识病变过程中血所反映的不同证候，主要有血虚证、血热证、血瘀证。小儿血证的特点是病情发展快，变化多。气血同病，是指在同一患儿身上既有气病，又有血病所出现的证候。中医学认为气血都来自于精，气能生血、行血、摄血，血能化气、藏气、载气。气与血相互依存，相互资生，气病、血病也常可相互影响，交互为患，从而形成气血同病的现象。主要有气血两虚证、气不摄血证、气随血脱证。

四、六淫、疫疠辨证

    六淫是风、寒、暑、湿、燥、火六种病邪的合称。六淫为病，其发病途径多由肌表或从口鼻而入，或两者同时受邪，故称"外感六淫"。其证候具有以发热为主症的外感病特性，其致病与季节、时令、气候有关。六淫邪气可单独致病，也可为几种病邪同时侵犯人体致病。六淫证候有：①风为阳邪，百病之长，小儿肺脏娇嫩，卫外不固，易感受风邪，具有起病急，消退快，变化多的特点。②寒为阴邪，易伤阳气，小儿卫阳不足易感受外寒，脾阳不足者易中内寒。③暑为夏季之气，是火热之气，具有伤津耗气、易夹湿邪等特点。④湿为长夏主气，为阴气，具有阻碍气机、耗伤阳气、缠绵难愈等特点。⑤燥为秋季之气，具有耗伤津液、易伤肺阴等特点。⑥火为灼热之邪，具有炎上、灼津、动风、动血等特点。

疫疠是感染疫毒邪气后所产生的证候，具有发病急、病情重、传染性强、常流行等特点。小儿常因肺脾不足，疫疠之气易于从口鼻而入。小儿感受疫疠之邪多见重症，且传变迅速，易于发生后遗症。

五、卫气营血辨证

卫气营血辨证是根据温热病发病急、发展快、变化多的病理特点总结出来的一种辨证方法，临床上主要用于时行温疫疾病。小儿体禀"稚阴稚阳"，阴阳之气俱不足，不耐病邪侵袭而易发病。时行疠气小儿极易感受，且感邪后，又易于化热化火，出现高热、抽风、昏迷等热证。小儿时期患温热性疾病和感染性疾病甚多，是继发心肌感染的因素。因此，卫、气、营、血辨证方法在小儿后天性心脏疾病中运用较广。

1. **卫、气、营、血证候** 根据温热病在发展过程中病情由轻到重，病邪由浅入深所表现的不同证候概括为卫分证、气分证、营分证和血分证四个阶段。①卫分证是病邪侵袭肌表，卫气功能失常所表现的证候，具有病位浅、病情轻的特点。②气分证是病邪内传脏腑，邪实卫盛，具有病位较深、病情较重等特点。③营分证具有病位深、病情重的特点。④血分证具有病位更深、病情严重的特点。

2. **卫气营血病证的传变**

（1）温热病的发展传变有一定规律，多从卫分开始，渐次向里传变，即初感温热病邪首先表现为卫分证候；卫分证候不解，则邪热传入气分而成为气分证候；气分证候不解，邪热传入营分而成为营分证候；营分证候不解，邪热传入血分而成为血分证候。这种循序传变，体现了病邪由表入里，病位由浅入深，病情由轻转重、由实转虚的传变过程。

（2）温热病的传变也有不循卫气营血顺序传变，直接深入传变，出现超越某一阶段的证候。如卫分证不解，不经过卫气阶段就直接传入营分形成营分证候，或不经过气分证、营分证阶段就直接传入血分形成血分证候等。这种传变大多由于邪热炽盛、病情严重而产生的。

（3）在温热病发展过程中，还可出现某一证候未罢，另一证候即现，或两种及两种以上证候同时并见的情况。如卫气证候未罢，又见气分证候，称为"卫气同病"，或如气分证未罢，又出现营分证候，称为"气营两燔"等。亦有邪热枭张，弥漫气分、营分、血分证候同时并见，这种传变大多为邪热炽盛、阴液内亏所致。因此，在温热病传变过程中，各阶段的证候往往不是截然分开，而是错杂并见，也具体反映了疫疬病情的深奥。

辨证要点

对于小儿心血管病每一个具体病证，在诊疗时首先应从其临床表现的复杂症群中将检查所得，进行分析归纳，运用从外测内，见证推病，以常衡变的方法，来判断患儿的病位、病性、病因、病情，以此作为辨证、立法、处方的依据。这是辨证论治的一个重要环节。因此，在进行辨证时，要做到重点突出，详细有要，简而不陋，这样才能更好地为辨证论治提供必要的依据。

一、辨病位，分清证的主次

判定病变部位是辨证论治中一个很重要的问题，因为病位不同，病证性质随之不同，治疗措施也就不同。心脏疾病实际包括心脉和神志的病变。病于心脏多表现为心悸怔忡、胸闷、气短；病于血脉多表现为血脉运行障碍，临床可见心悸、怔忡、胸痛、肋痛、唇指青紫；病扰神明则见心烦、失眠、多梦、神情呆滞，甚则昏迷；邪陷心包则表现高热、烦躁、神昏谵语或抽搐，或身发斑疹。由此可见，心血管病定位涉及脏腑病变范围较广，比较难于掌握。方药中在其所著的《辨证论治研究七讲》一书中，将有关脏腑辨证的内容加以归纳，综合其临床实践，提出了从七个方面进行脏腑定位的方法，颇得要领，切合实用。

（1）根据脏腑归属部位及所属经络循行部位，从临床表现部位上的特点进行定位。

（2）从各脏器功能上的特点进行定位。

（3）从各脏器在体征上的特点进行定位。

（4）从各脏器与季节气候方面的关系和影响来进行定位。

（5）从各脏器与病因方面的关系和影响进行定位。

（6）从各脏器与体型、体质、年龄、性别的关系和影响来进行定位。

（7）从发病时间及临床治疗经过等特点进行定位。

上述七个方面是相互联系的，临床时必须四诊合参，综合分析，才可能使病位判定符合实际。

二、辨病性，抓住病证本质

辨病性，就是辨别病证的性质。疾病的发生，根本在于邪正斗争引起的阴阳失调，故病性无非阴阳的偏胜偏衰。阳盛则热，阴胜则寒，故病性具体表现在寒热属性上，而虚实则是邪正消长盛衰的反映，也是构成病变性质的一个重要方面。小儿心脏疾病或虚或实，亦可多见虚实夹杂之证，临床表现各有差异。如心悸之证，心气虚心悸为心中气虚，惕惕而动，动则尤甚，治宜温心阳、益心气；心阴虚心悸而烦，惊惕不安，少眠多梦，治宜滋阴养心安神；痰火内扰为时时动悸，胸中烦热，治疗当以清心豁痰。由此可见，心脏疾病辨别证候属性至关重要，虚证多为气血阴阳不足，实证多是火热痰瘀等邪气侵犯，临证当根据四诊掌握的材料进行具体分析，把握疾病的性质施以正确的治疗。根据心脏病一般证候特点，按其虚实可分类辨证。

1. 虚证

（1）心血虚证　多由于思虑过度，或慢性失血，或热病伤阴，心血亏虚，或因生化不足，导致脉失于荣养。证候表现为心悸，气短，胸闷，心区郁郁隐痛，面色淡白少华，舌淡红，苔薄白，脉细无力或结代等。

（2）心阴虚证　多由热病后期，或久病失于调养，阴血亏虚所致。证候表现为心悸不宁，烦躁少寐，头晕目眩，手足心热，口干少津，舌红，脉细数。

（3）心气虚证　多由素体虚弱，脏腑功能减弱，或由疾病日久未愈，伤及血气所致。证候表现为脉虚无力。

（4）心阳虚证　多由久病体虚，或汗出太过，损伤心阳所致。证候表现为胸闷气短，心悸不宁，面色苍白，形寒肢冷，或汗出湿冷，舌质淡或紫暗，舌苔白滑，脉沉微细。

（5）气阴两虚证　多由心病日久失于调治，耗伤气阴所致。证候表现为胸闷隐痛，心悸气短，时作时止，倦怠懒言，面色少华，头晕目眩，遇劳则甚，舌淡红或有齿痕，脉细弱无力，或结代。

（6）心脾两虚证　多由体弱，脏气衰弱，或心悸日久，影响他脏，或生化不足，或思虑过度所致。证候表现为心悸怔忡，健忘，气短神祛，失眠多梦，头晕目眩，面色萎黄，食少倦怠，腹胀便溏，舌淡嫩，脉细弱。

（7）心肾阴虚证　多由体弱或心病日久伤及肾阴所致。证候表现为胸闷疼痛，心悸不宁，烦躁盗汗，失眠多梦，腰膝酸软，头晕耳鸣，舌红或有紫斑，脉细数或细涩。

（8）心肝血虚证　多由心肝血液亏虚，或久病伤及阴血，或思虑过度、暗耗阴血所致。证候表现为心烦失眠，心悸健忘，头晕耳鸣，面色少华，两目干涩，视物模糊，爪甲不荣，肢体麻木，舌苔淡白，脉细弱。

（9）心肾阳虚证　多由劳倦内伤，或素体阳虚，久病不愈，伤及心肾阳气所致。证候表现为胸闷气短，心悸怔忡，胸痹心痛，遇寒加重，形寒肢厥，面浮肢肿，动则气喘，唇甲淡暗青紫，舌淡暗或青紫，脉沉微细。

（10）心肺气虚证　多由邪气外感，久咳伤肺，肺伤及心。证候表现为心悸咳喘，气短乏力，动则喘甚，胸闷，痰清稀呈泡沫状，面色㿠白，口唇紫暗，头晕神倦，自汗声怯，舌淡苔白，脉沉弱或结代。

2. 实证

（1）心血瘀阻证　本证多由于气滞不行或心气内虚所致。证候表现为心胸憋闷疼痛，疼痛部位固定不移，夜间尤甚，常伴有心悸气短，面色晦暗，舌质紫暗或有瘀斑，舌下络脉青紫，脉沉涩或结代。

（2）寒凝血脉证　本证多由寒邪内侵或阴寒内盛所致。证候表现为心区疼痛较甚，遇寒而作或加重形寒肢冷，遇温则症减，胸闷心悸，气短乏力，甚则喘息不得卧，舌淡暗，脉沉迟或弦紧。

（3）痰浊壅阻证　本证多由过食肥甘或脾虚湿盛、痰浊内生，困阻于脉所致。证候表现为心胸闷痛，气短喘促，形体肥胖，肢体沉重，胸腔痞满，痰多口黏，舌淡红，舌苔厚腻，脉弦滑。

（4）水气凌心证　本证多由胸阳不振，或心阳虚损，阴寒过盛，失于调治所致。证候表现为心悸怔忡不已，胸闷不短，畏寒肢冷，头晕，咳吐痰涎，面色苍白，小便短少，下肢浮肿，舌淡胖，苔白，脉沉细迟或弦滑。

（5）痰火扰心证　本证多由精神抑郁，喜怒不节，或过度思虑，使气机阻滞，停湿生痰化火，上扰心神所致。证候表现为心悸烦躁，口苦失眠，多梦易惊，甚则躁扰不宁，舌苔黄腻，脉弦滑。

三、辨病因，详审病证标本

辨病因，就是审证求因。根据患儿一系列具体证候，包括自觉症状、四诊和某些化验结果，加以综合分析，求得疾病的症结所在。小儿心脏疾病的致病原因多种多样，对其疾病的影响各有其特点。不同的病因可以对人体引起不同的病理生理变化，因此可以根据疾病的不同表现来辨证病因，从而进行正确的治疗。中医学认为病因大致可分为两类。

1.**外感**　凡是来自外界的各种致病因素，如六淫、疫疠、创伤等均称为外因，其中包括微生物及物理因素，还包括和病因相关的症状表现。如外感风寒湿邪内舍于心脉导致心痹；疫毒内侵，邪陷心包导致神昏。

2.**内伤**　一是情志失调可引起人体阴阳失调、气血不和、脏腑功能紊乱而发病，或使正气耗损而易受外邪所侵。如情志失调轻则心悸、失眠，重则精神错乱。情绪变化常见如大怒伤肝，肝气上逆，出现头晕目眩、口苦舌燥、胸闷胁痛，甚至血不循经而吐血、出血。二是凡是由于内、外因致病后，在

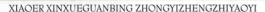

体内出现的某些病理产物（如痰、湿、瘀等）、某些物质的缺乏及种种功能上的改变（如气虚、血虚、气滞、脾虚、肾虚等），又可成为新的病因，而此时原始外因往往已经消失。审察病因有助于把握疾病的发生发展变化过程，有的放矢，对防治疾病有重要意义。

临床上无论针对病因治疗或针对病机治疗都必须遵循治病求本的原则。所谓"标"，就是疾病表现于临床的标志和现象；所谓"本"，就是发生疾病的根本。疾病的标本不是固定不变的，往往随具体疾病和患者个体各有不同。以病因而论，引起疾病发生的病因为本，所表现于外的各种临床征象是标；以病变部位而论，原发病变部位是本，继发病变部位是标；以症状本身而论，原发症状是本，继发症状是标；以新老病而论，老病是本，新病是标。病证虽多，但总不离标本，一切复杂的证候，都可以分析出它的标本及因果关系，即透过其现象分析其本质，从而得出确切的辨证和进行合理的治疗。

四、辨病情，掌握轻重缓急

疾病的过程是由不断地变化发展与相对稳定阶段组成的。疾病的不断变化发展可形成不同的传变、转归趋势，因此，必须用发展的、动态的观点进行辨证。小儿心脏疾病发生发展过程各有其规律和特点，不同疾病在不同阶段表现不一，有的疾病过程较长，病情呈缓慢性发展或某一阶段处于相对稳定；有的疾病猝然发病，病程短，病情危重。治疗上应根据患儿病情轻重缓急，按急则治其标，缓则治其本，或标本兼治。所以，立法、选方、遣药要针对具体病情，灵活应用，使之更能贴切病情。

辨证论治

一、治疗原则

及时而正确的治疗是辨证论治的基本要求，是诊治疾病的最终目的。

1.治病必求其本 就是针对病因进行治疗。如病毒性心肌炎，由于临床表现不一，证候错杂，辨证论治较为复杂。可依据临床表现辨别心阴心阳、心气心血，各司其属，作为治疗的基本点。此外尚可结合病原是病毒、心律失常为主要临床症状等特点，辨证与辨病相结合，标本兼治。

2.扶正与祛邪　中医学把疾病的发生和发展看成是"正"与"邪"斗争的过程。"正"是指人的"正气"（即人的抗病能力和再生能力），"邪"是指致病因素。正气的强弱关系到疾病的发生和发展，如正气充沛，则人体防御外邪能力强，可不引起疾病。根据"正"与"邪"双方情况，治法大致可分为三种：①以祛邪为主；②以扶正为主；③扶正兼祛邪。在小儿心血管疾病发病时实证多见，此时邪气盛而正气也盛，故多用祛法，如解毒法、清热法、消导法等。在久治不愈的心脏病患儿，虽邪气强盛，但正气已衰微，此时应以扶正为主，用回阳救逆法或益阴潜阳法，如附子理中汤或生脉散等。

3.调整阴阳平衡　中医学认为，在人体整个生命活动过程中，始终存在着阴阳的对立统一，而且在一定的限度内保持相对的动态平衡。如这种相对的动态平衡遭到暂时的破坏而出现阴阳某一方面的偏盛、偏衰，人体就从生理状态转化为病理状态。因此，治疗疾病的目的就是纠正阴阳某一方面的偏盛偏衰。如阴虚时用补阴药，阳虚时用补阳药。另外阴阳两方面不是静止的、绝对的，而是在一定条件下可以各自向相反的方向转化。也就是说，在某一条件下，阴可以转化为阳，阳也可转化为阴。此外，临床上见有虚中夹实、实中夹虚，或表寒里热、表热里寒等错综复杂的证候，故在治疗时应随时根据病情的变化进行辨证论治。

4.辨证论治　是中医学临床特点和精华，对疾病进行辨证诊断，是中医诊断应有的特殊内容，也是处方的主要依据。小儿心血管疾病的辨证论治，主要是根据四诊搜集到的症状与体征，在中医理论指导下，经过分析归纳，从而确定其证候属性。所以证候是中医学在疾病演变过程中某一阶段的病因、病机、病变、病性和邪正盛衰等方面相联的总概括。从证候的命名来看，它不仅能揭示疾病在某阶段的本质，而且还能反映出疾病发展趋势，同时也能为治疗提供依据。

5.具体情况具体分析　由于小儿发病较快，变化较多，常需多次观察，反复辨证，才能得出正确诊断，因此可在治有同异的原则下考虑到因人、因地、因时而异的问题。有的病症可以同病异治，有的病症可以异病同治。异中有同，同中有异，同和异存在着辨证论治精神。

6. 中西医结合治疗 对目前中药尚无法或难于根治的心血管病，应中西医结合治疗，纠正病理生理变化。有些病理生理变化可迅速发生并很严重，如休克、急性心力衰竭、严重心律失常等，需积极地紧急处理，并在处理过程中严密监测其变化，随时调整治疗措施，以取得最好的治疗效果。对于大多数先天性心脏病患儿可用外科手术或介入治疗根治。某些心瓣膜病，可用介入性球囊扩张治疗或瓣膜交界分离、瓣膜修复或人工瓣膜置换等手术纠治。而人工心脏起搏、电复律及埋藏式自动复律除颤器则是治疗心律失常的有效措施。

二、常用治法

小儿心血管病的中医治法较多，一般心脏证候治法如下。

（1）心气虚证　用补益心气法，代表方剂为养心汤。

（2）心阳虚证　用温补心阳法，代表方剂为保元汤、桂枝加附子汤。

（3）心血虚证　用养心安神法，代表方剂为四物汤。

（4）心阴虚证　用滋阴安神法，代表方剂为天王补心丹、朱砂安神丸。

（5）心肾阳虚证　用温阳利水法，代表方剂为真武汤。

（6）心肺气虚证　用补益心肺、安神止咳法，代表方剂为保元汤。

（7）心脾两虚证　用益气补血、健脾宁心法，代表方剂为归脾汤。

（8）心肝血虚证　用补气活血法，代表方剂为四物汤加味。

（9）心火炽盛证　用清心泻火法，代表方剂为泻心汤。

（10）心气郁证　用养心安神、舒气开郁法，代表方剂为甘麦大枣汤。

（11）心血瘀阻证　用温阳益气、活血化瘀法，代表方剂为血府逐瘀汤。

（12）热陷心包证　用清心开窍法，代表方剂为清宫汤送服安宫牛黄丸。

（13）暑闭心窍证　用芳香开窍、宣通气机法，代表方剂为苏合香丸。

（14）痰迷心窍证　用涤痰开窍法，代表方剂为涤痰汤、菖蒲郁金汤。

（15）痰火扰心证　用清火化痰法，代表方剂为生铁落饮、温胆汤加味。

（16）心阳暴脱证　用回阳救逆法，代表方剂为参附汤。

此外，小儿脏腑娇嫩，易虚易实，组方用药要结合小儿生理病理特点，用药宜药少力专，不宜开大方、滥用药，在一般情况下，尽可能不用或少用大苦大寒药或大辛大热药，以免伤阴耗液，戕伐正气。用药时要注意"中病即止"，在已经达到治疗目的时即可停药。同时，亦可配合针灸、推拿等辅助疗法。

辨证施护

中医治疗非常重视护理，常把治疗与护理结合一起，列为辨证论治的基本原则之一。早在《内经》中就有关于精神、饮食、起居、服药护理的记载。以后长期积累的护理知识和经验，均散见于各家医著之中，并广泛流传于民间。中医护理是根据患者不同的证候、个体差异和发病因素不同，以辨证论治和整体理论为指导，给予辨证施护。医疗手段与护理措施相统一，不仅可以有效控制疾病，而且对改善心血管功能、减少并发症起着不可忽视的作用。尤其对年幼小儿，大多数不能正确诉述自身的不适和需求，而难做好患病后的调理，因此精心照顾护育、细心观察病情变化，做到饮食有节，起居有常，情志舒畅，适量运动，对小儿心血管病临床诊治及疾病的转归预后更起着极为重要的作用。

一、一般护理

小儿脏腑娇嫩，易寒易热，易虚易实，有病情变化较快的特点。清·吴鞠通在《温病条辨·解儿难》中指出："盖小儿肤薄神怯，经络脏腑嫩小，不奈三气发泄。邪之来也，势如奔马，其传变也，急如掣电，岂粗疏者所能当此任者。"因此，需要特别谨慎细致，密切观察病情变化，熟谙各种疾病的演变转化规律，不但要注意小儿的精神、体温、呼吸、脉搏、血压，还要观察面色、苗窍、舌苔、脉象、心理状态等。此外，还要注意观察小儿的哭声、睡眠、大小便色泽形状、汗出部位与多少、饮食变化、体重变化等，从而判断病情的顺逆轻重、寒热虚实属性，作为辨证施护的基础。

二、精神护理

小儿时期是机体发育，特别是神经－心理活动发展的时期，生理心理尚未成熟，自身心理调节能力低下，所欲不遂易于发生病证。医院对于每个儿童来说，会毫无例外地感到生疏和恐惧，尤其是打针、服药及各种检查，易使患儿产生恐惧与逆反心理，所以精神护理十分重要。对于较大的儿童，在打针和服药时要作简单的解释，并表现出关心和同情，告知治疗目的和方法，使患儿有参与意识，能心情较为轻松地配合医护人员进行治疗。对七情致病的患儿，应以情制情，因病施护，促进患儿康复。心血管病患儿容易产生急躁、紧张、爱发脾气等反抗心理。这就要求医护人员态度温柔，耐心细致，和蔼可亲，用患儿易于理解的语言讲清道理，提出要求，或转移他们的注意力，并与患儿建立良好的关系，使其感到重视和爱护，尽快适应医院环境，为顺利进行医护工作，争取早日康复奠定基础。

三、服药护理

服药方法对治疗效果有很大的影响，所以中医学认为在辨证论治中不但要注意药物的性味、功能、炮制、配伍、药理作用及方药的组成等，还必须注意药物的煎服方法，才能取得良好的效果。服中药对于患儿来说是一件很痛苦的事，因此服药时要与患儿建立良好的关系，使之乐于配合。根据患儿的年龄不同、方药不同，在给药时要采取不同方法。此外，还应根据患儿疾病的性质或部位，采用不同的给药时间，如解表药及病在上焦者，宜饭后服，以轻清在上，利于宣达；补益药或病在下焦者，宜饭前服或夜间服，以填充下元，滋补肝肾；又如消导药宜饭后服，止吐药宜冷服，发汗药宜热服，泻药宜凉服，滋养药宜温服等，都有利于疾病的医疗康复。

四、饮食护理

饮食营养是小儿生长发育的物质基础，也是战胜疾病的重要保证。合理的营养膳食色、香、味、形俱佳，不仅可以促进小儿的食欲，对疾病的恢复和防治也能起到辅助作用。饮食护理主要做到定时、定量、选质等，选择小儿生长发育所需，又能消化吸收的食品，以保证其营养，使后天得充，胃气得养，从而战胜疾病。

对于心血管病患儿尤应注意利用某些食品的医疗效能。如病毒性心肌炎、克山病、感染性心内膜炎、心包炎、风湿性心脏病等患儿需增加营养，宜进食易于消化，富含蛋白质及维生素的清淡饮食，并应做到饮食有节，少量多餐，勿食过饱，忌食辛辣之品，避免饮食过咸等。对高血压患儿应避免进食高热能、高脂肪、高胆固醇的食品，避免饮食过咸、进餐过饱，减少甜食，多食清淡之品。

此外，药物与饮食的关系对于临床治疗也十分重要，某些疾病难愈，或愈而复发，不少与忽视饮食禁忌有关。古往今来，服用中药一般均忌嗜茶，服参类补品则忌萝卜。按一般习俗，尚有蜂蜜忌葱、白术忌桃李、鳖甲忌苋菜、荆芥忌鲫鱼等，可供参考。

参考文献

[1] 江育仁，张奇文.实用中医儿科学.上海：上海科学技术出版社，2005.

[2] 胡亚美，江载芳.诸福棠实用儿科学.北京：人民卫生出版社，2013.

[3] 焦增锦，于全俊.中西医临床心血管病学.北京：中国中医药出版社，2000.

[4] 徐贵成，刘坤.实用高血压中医诊治.北京：人民军医出版社，2012.

[5] 黄文东.实用中医内科学.上海：上海科学技术出版社，1999.

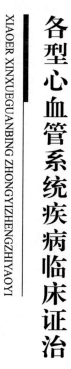

各型心血管系统疾病临床证治

XIAOER XINXUEGUANBING ZHONGYIZHENGZHIYAOYI

先天性心脏病

先天性心脏病简称先心病，是由于胎儿时期心脏及大血管发育异常，或者胎儿期血液循环特有的孔道在出生后未闭而形成先天畸形，是小儿最常见的心脏病，也是小儿最常见的一种生理缺陷疾病。先心病种类很多，根据国际调查结果，最常见的病种为室间隔缺损，其余依次为动脉导管未闭、肺动脉狭窄、继发孔型房间隔缺损、主动脉缩窄、法洛四联症、大动脉转位、房室间隔缺损、动脉总干。国内调查有症状的先心病中左向右分流畸形最多，其余依次为肺动脉出路梗阻、左心室出口受阻、大动脉转位、心内动静脉血混合的畸形等。

中医学虽无先天性心脏病的病名，但在古典医籍中早有对心生理功能认识的记载。如《素问·灵兰秘典论》云："心者君主之官也，神明出焉"，又云："主明则下安，主不明则十二官危"。明确提出了心脏为生命活动的主宰器官，人体五脏在心的统一协调下进行正常活动和工作，共同发挥着维护人体生命活动的作用。如心脏异常则影响机体其他组织器官，而发生病理变化，故称"主不明则十二官危"。《黄帝内经·素问·五脏生成论》中指出："诸血者皆属于心。"《素问·痿论》中亦说："心主身之血脉。"这一论述正与现代医学对先天性心血管畸形致血液循环障碍的认识是相同的。中医学认为先心病主要为胎禀不足，心"体"缺陷，与胎儿素体阳气虚弱、或孕妇外感、邪毒入侵、内伤于心有关。

近年来，由于检查手段的不断提高及心外科的飞速发展，许多常见的先天性心脏病得到了准确的诊断，大多数可以得到彻底根治。部分新生儿时期的复杂畸形如主动脉缩窄和大血管错位等，及时明确诊断后亦可手术治疗。另外，心导管介入治疗为先天性心脏病开辟了新的治疗途径。但对有些存在手术禁忌证者仍不能行手术治疗而需要药物治疗。因此，提高对本病的认识，做到早期诊断和及时合理的治疗，将会进一步改善预后。

一、病因病机

先天性心脏病的患病率随年龄的不同而不同，儿童患病率高于成人。关于本病的病因，目前认为重要的因素包括遗传、环境及母体方面等。其致病机制是相互作用所致。

1. 遗传因素　本病的内在因素主要与遗传有关，包括单基因遗传缺陷、多基因遗传缺陷、染色体畸变和先天性代谢病。

2. 母体接触不良环境因素　本病的外在因素主要与母体接触的环境有关。包括孕妇在孕前、孕中期接触杀虫剂类化学品、空气和水中的化学污染物及化学废物。

3. 母体孕期感染及疾病　本病的形成主要发生于胚胎发育最初的几个月内。在这一时期内，孕妇如果发生风疹、麻疹、流行性感冒、流行性腮腺炎和柯萨奇病毒感染等，则胎儿出现心血管畸形的风险明显升高。

4. 母体孕期药物使用　如孕期尤其是孕早期使用避孕药、解热镇痛药(阿司匹林)、磺胺类药、外源性雌激素、青霉素衍生物、治疗不孕的药物等，会增加胎儿先天性心脏病的发病风险。

5. 孕妇的生活方式　在妊娠期间，孕妇饮酒、吸烟与被动吸烟会导致本病发病的危险性增加。

6. 其他因素　还与母亲孕早期生活事件、精神刺激和日常生活中摄入锂盐有关。此外，本病的常见危险因素还有：男女双方高龄生育、辐射、父母既往慢性病史、母亲先兆流产史、试管婴儿等。

二、分类

先天性心脏病的种类很多，且同一个体可有两种及两种以上畸形并存。临床上分类方法也很多，最常用的是根据先天性心血管畸形按血流动力学、解剖特点及分流方向等因素分为三型。

1. 左向右分流型　即潜在青紫型，是指左、右心或大血管之间有异常通路和分流。在一般情况下，体循环压力高于肺循环压力，血液自左向右分流，临床上无青紫。当剧哭、屏气或其他任何病理情况发生时，使肺动脉或右心室压力增高并超过左心压力，则可使血液自右向左分流而出现暂时性青紫。此类先天性心脏病常见于心室间隔缺损、心房间隔和动脉导管未闭、主动脉肺动脉隔缺损、肺静脉异位回流及冠状动静脉瘘等。

2. 右向左分流型　即青紫型，是先天性心脏病中最严重的一型，是指左、右心或大血管之间有异常通路和分流，由于某些因素（如右心室流出道狭窄）致使右心压力增高并超过左心，使血液自右向左分流，或因大血管起源异常，使大量静脉血流入体循环，均可出现持续性青紫，故称为青紫型。此组尚可分为肺缺血型与肺充血型。此类先天性心脏病常见的有法洛四联症、三尖瓣闭锁、肺动脉闭锁、Ebstein 心脏畸形、右心室双出口、完全性大动脉转位、永存动脉干、Eisenmenger 综合征、单心室及肺动静脉瘘等。

3. 无分流型　此型中左、右心无交通，故无青紫现象，只在心力衰竭时才发生青紫。无分流型尚可分为梗阻型、反流型及其他少见类型。此类先天性心脏病常见的有单纯肺动脉口狭窄、主动脉缩窄、先天性主动脉口狭窄、先天性二尖瓣关闭不全、先天性二尖瓣狭窄、二尖瓣脱垂综合征、主动脉弓畸形及右位心等。

三、临床表现

先天性心脏病的临床表现与其先天畸形所引起的病理解剖和病理生理变化的情况密切相关。有些先天性畸形如单纯双侧上腔静脉，其所引起的病理解剖和病理生理变化并不重要，患儿可以既无症状也无相关的体征。有些先天性畸形如单纯右位心，并不引起明显的病理生理变化，患儿无症状，但其病理解剖变化可见心脏移向右胸腔，导致特殊的体征。大多数的先天性心脏病具有特殊的体征，特别是典型的杂音，但症状方面只有右向左分流型患儿较为明显且出现得早；无分流型和左向右分流型的患儿，病变如属轻型，多数症状轻微且出现得较晚，但病变比较严重者则出生后即可出现明显的症状。

1. 症状 本病的症状随畸形类别的不同而不同，并随畸形的严重程度而轻重不一。常见的症状有心悸、气急、咳嗽、咳血、胸痛、易疲劳、头痛、头晕、晕厥、紫绀、蹲踞和浮肿等，婴儿还有吞咽困难、喂养不良、体重不增、呕吐、易出汗、易患呼吸道感染等。

2. 体征 多数的先天性心脏病患儿有特征性的心脏或血管杂音、异常心音和心音异常。这些杂音多数伴有震颤，其性质、主要听诊部位和传布范围随畸形的不同而各异。其他常见的体征有发育不良、紫绀、杵状指（趾）、胸廓畸形、心脏浊音界增大、心前区抬举性搏动、血压和脉搏变化等。

3. 临床常见心血管畸形

（1）房间隔缺损　一般第二孔缺损患儿在出生后及婴儿期大多无症状，偶有暂时性青紫。年龄稍大时症状渐渐明显。患儿常表现为发育迟缓，体格瘦小，皮肤细白，易感疲乏，活动量减低；有劳累后气短、多咳等症状。左胸部常隆起，青春期常延迟。一般无青紫和杵状指（趾）。

（2）室间隔缺损　大多单独存在，但亦可合并其他畸形。一般此类畸形的患儿常无症状，或仅在剧烈运动时发生呼吸急促，生长发育多为正常。往往在体检时偶然发现本病。一般无青紫和杵状指（趾）。

（3）动脉导管未闭　临床症状的轻重与导管粗细有关。大多数的病例导管较细，则症状很轻或无症状。重症常有呼吸急促、心悸、易患呼吸道感染，甚至早年即发生心力衰竭，体循环血量减少，可见发育迟缓。临床无青紫，但若合并肺动脉高压可出现青紫。偶因扩张的肺动脉压迫喉返神经而引起声音嘶哑。

（4）肺动脉狭窄　早期可无症状，狭窄程度越重，症状也越明显。主要表现为劳累后气急、乏力、心悸，少数可发生浮肿、晕厥。如右心代偿失调而扩大，可有颈静脉怒张、肝肿大等右心衰竭表现。

（5）法洛四联症　由以下四种畸形组成：①肺动脉狭窄：以漏斗部狭窄多见，其次为漏斗部和瓣膜合并狭窄；②室间隔缺损：多属局部膜位缺损；③主动脉骑跨：主动脉骑跨与左右两心室之上；④右心室肥厚：为肺动脉狭窄后右心室负荷增加的结果。以上四种畸形中以肺动脉狭窄最重要，对患儿病理生理和临床表现有重要影响。主要表现为青紫，多见于毛细血管丰富的浅表部位，如唇、指（趾）甲床、球结合膜等。患儿多有蹲踞症状，每于行走、游戏时常主动下蹲片刻。由于患儿长期缺氧，致使指（趾）端毛细血管扩张增生，局部软组织增生肥大，随后指（趾）端膨大如鼓槌状。年长儿常诉头痛、头晕，与脑缺氧有关。此外，可因红细胞增加，血黏稠度增高，血流变慢，进而引发脑血栓，若为细菌性血栓，则易形成脑脓肿。

（6）完全性大动脉错位　主要表现为全身性青紫、气急、进行性心脏扩大，以致患病早期即可发生心力衰竭。患儿均发育不良，早年出现杵状指（趾），心脏迅速扩大，多并发充血性心力衰竭。

以上各种类型先天性心脏病都可出现相应的 X 线、心电图、超声心动图、心导管、心血管照影改变。

四、诊断与鉴别诊断

1.**诊断要点**　对先天性心脏病的正确诊断必须将病史、症状、体征及其他辅助检查结果经过精细的综合和分析，才能得出正确结论。

（1）病史　①孕母的妊娠史：尤其要关注孕期最初 3 个月有无病毒感染、接触放射线（尤其是腹腔和盆腔），以及服用影响胎儿发育的药物。②发病年龄：一般在 3 岁以前发现的心脏病以先天性心脏病的可能性为大。婴幼儿期反复出现心力衰竭、哭吵或活动后出现短暂性或持续性青紫，均为本病的重要线索。诊断时应了解患儿青紫出现时间、程度及与活动的关系。

（2）临床表现　①心功能差：轻症先天性心脏病患儿临床上可无特殊症状；重症患儿大都在婴儿期即有喂养困难的表现，如吸吮数口就停歇、气促、易呕吐和大量出汗。②肺功能差：左向右分流型先天性心脏病最明显，患儿经常感冒，并且容易发展为肺炎。③心血管扩大压迫症状：多见于左向右分流型先天性心脏病，如扩大的左心房或肺动脉压迫喉返神经，患儿易出现哭声嘶哑、呛咳等表现。④青紫：多见于右向左分流型先天性心脏病，可见皮肤、口唇及黏膜青紫，常因缺氧而见发育迟缓。缺氧严重时常在哺乳、哭闹或大便时突然发生晕厥。⑤生长发育迟缓：体重不增加，显得瘦弱和营养不良。

（3）体格检查　发育落后，患儿体型瘦小。青紫出现的 1～2 年后，患儿可有杵状指（趾）形成。心力衰竭者肝脏增大，肝颈静脉回流征阳性。同时还应注意身体其他部位有无伴同的其他缺陷存在，如白内障、唇裂、腭裂及蜘蛛样指（趾）等。

（4）心脏的望、触、叩、听检查　注意有无心前区隆起，心尖搏动位置及范围，有无震颤，心界大小，心音强弱，以及各瓣膜区杂音的有无、性质、时期、响度、位置和传导方向，对区别本病的类型有重要意义。有杂音不一定是先天性心脏病，先天性心脏病也不一定就有杂音，如大动脉错位可无明显杂音，还有些很重的先天性心脏病反而听诊没有杂音。

（5）周围血管征　比较上下肢动脉搏动及血压，如股动脉搏动微弱或消失，下肢血压低于上肢，提示主动脉狭窄；脉压增宽，伴有毛细血管搏动和股动脉搏动增强，提示动脉导管未闭。

（6）实验室检查　血常规检查中红细胞、血红蛋白、血氧饱和度等指标对青紫型先天性心脏病有诊断意义。长期慢性缺氧可导致患儿红细胞数和血红蛋白的浓度增高。

（7）辅助检查　进一步的诊断须借助于 X 线、心电图或超声心动图检查，必要时应做心导管或心血管造影、磁共振成像等检查，以确定其是否为单一畸形或联合畸形，以及畸形的部位、性质与严重程度等，为治疗提供必要的资料，明确手术治疗的适应证和手术年龄，并且预测手术后是否可改善循环或完全纠正畸形。

2. 鉴别诊断　先天性心脏病出现心脏增大、心功能不全时要注意与心肌炎、心肌病等后天性心脏病相鉴别。更重要的是临床医生在疑诊先天性心脏病后还要综合分析临床资料，鉴别诊断出患儿心脏发育缺陷的种类。一般应注意以下鉴别：①房间隔缺损应与风湿性心脏病相鉴别；②室间隔缺损应与主动脉狭窄相鉴别；③动脉导管未闭应与主动脉肺动脉隔缺损、室间隔缺损、先天性主动脉窦动脉瘤相鉴别；④法洛四联症应与肺动脉瓣狭窄相鉴别；⑤完全性大动脉转位应与法洛四联症、永存动脉干、单纯肺动脉瓣相鉴别；⑥永存动脉干应与法洛四联症相鉴别；⑦单纯轻度肺动脉狭窄应与室间隔缺损相鉴别；⑧先天性主动脉口狭窄应与室间隔缺损及动脉导管未闭相鉴别。

五、治疗

对于先天性心脏病患儿，要强调早发现、早诊断、及时治疗。早诊断包括尽早明确患儿患病类型，确定治疗方案。尽管本病属于心脏解剖结构发育异常所致的疾病，外科手术矫正畸形是根治的方法，但不是所有的先天性心脏病都需要手术。因此，对于先天性心脏病患儿，外科手术治疗的前后的内科治疗也很重要。其内科治疗包括：手术时机的确定和选择，术前、术后维持心肺功能的药物治疗，并发症及后遗症的治疗和预防，以及尽可能地保证患儿的正常生长发育等。

1. 选择手术时机 手术治疗的最佳时机与本病心血管畸形的类型、病变和症状的严重程度有关。总体来说是几岁以内时可以根治、十几岁变为难治，几十岁成为不治。对于常见的非青紫型（即左向右分流型）先天性心脏病如房间隔缺损、室间隔缺损、动脉导管未闭，治疗时机分为三种情况：①如果缺损比较小或生长发育良好，没有肺动脉高压和经常出现发热、肺炎则可以密切观察，部分患儿的缺损可能自愈。②如果小缺损没有自行愈合或缺损进一步增大，则在2～3岁时或学龄前手术最好，这一部分患儿占大多数。③如果患儿缺损很大或合并多种畸形，生长发育明显受影响，经常发生肺炎、或出现心力衰竭、或激发感染性心内膜炎等并发症时，则一旦确诊就应尽早手术治疗。青紫型先天性心脏病患儿不及时治疗的死亡率较高，常见的如法洛四联症应争取在2岁内进行根治术。完全性大动脉转位，在出生后2～3

周内及时接受动脉调转手术，成功率高，远期效果好。

2.**药物维持心功能**　许多先天性心脏病患儿要较长时间地服用药物以维持正常的心功能，如地高辛、卡托普利、利尿剂等。这些药物有严格的服用方法，要求家长严遵医嘱，定时、定量服用，不许随意加减剂量和停药，否则会影响治疗结果，自行加量会引起患儿药源性中毒。青紫型先天性心脏病患儿，可因哭闹、排便、寒冷和创伤等诱发缺氧发作，表现为烦躁不安、呼吸困难、发青加重、哭声微弱等，重者可危及生命，此时应立即给氧。如仍得不到缓解应尽快给予镇静剂及盐酸去氧肾上腺素等药物治疗。患儿缺氧若经常发作，可口服普萘洛尔预防和减少发作。同时注意去除贫血、感染等引起缺氧发作的诱因。

3.**辨证论治**　中医治疗先天性心脏病罕见报道，但从中医理论分析，本病患儿常因感染、缺氧、贫血等引起心肌收缩无力或负荷过重，超过心脏代偿能力从而加重心功能不全。所以可认为本病在发展过程中，乃由心累及其他脏腑，导致五脏俱衰，并因脏腑功能衰弱，血运受阻，气化失序，瘀水内停。初期为心肺同病，病情尚属较轻，若累及脾、肾、肝，则病情多系危重。故应以治本为主，或标本同治，可采用益气温阳、化瘀利水等法。如气阴两虚为主者，用生脉饮加减；气血两虚为主者，用炙甘草汤加减；阳虚水泛为主者，用真武汤加减；阳气虚脱为主者，用参附龙牡汤加减。根据不同的临床证候辨证论治，虽不能根治，但可减轻症状，维持心功能，为手术治疗创造更为有利的条件。

六、预后

本病的预后随畸形的类型和严重程度的不同有很大的差别。无分流型和左向右分流型中病变程度较轻者预后一般较好，多数可以存活到成年，甚至老年。右向左分流型和复合畸形者预后则较差，常难以存活到成年，有些在婴儿期中即已夭折。幼时紫绀即很明显的先天性心脏病，一般只有法洛四联症能存活到成年。出生后半年内的婴儿期是本病患儿病死率最高的时期。

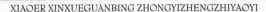

参考文献

［1］ 杨思源.小儿心脏病学.北京：人民卫生出版社，2005.

［2］ 焦增绵，于全俊.中西医临床心血管病学.北京：中国中医药出版社，2000.

［3］ 胡亚美，江载芳.褚福棠实用儿科学.北京：人民卫生出版社，2013.

［4］ 徐灵敏，李静.先天性心脏病的临床防治.中国临床医生，2009,（385）：9 ~ 12.

［5］ 江育仁，张奇文.实用中医儿科学.上海：上海科学技术出版社，2005.

［6］ 王慕遂.儿科学.北京：人民卫生出版社，1998.

病毒性心肌炎

病毒性心肌炎是由病毒侵犯心脏所致，以心肌炎性病变为主要表现的疾病，可局限于心肌某一部位，或波及整个心肌、心包及心内膜。近年来由于病毒感染的增多，病毒性心肌炎的发病也日渐增多，并已成为小儿和学龄儿童常见的心脏疾病。临床上常呈现急性、慢性或隐性过程，因心肌炎性改变而影响心肌的生理功能，故临床可见心悸、胸闷、乏力、面色苍白、肢冷、多汗等症。本病临床表现轻重不一，如能及时发现和治疗预后大多良好。少数重症患儿可发生心力衰竭或心源性休克。

中医学中尚无特定的病名与本病相对应，根据本病的发病特点认为其可属于中医学的"温病"范畴，根据临床表现的特点又分属于中医学的"心悸"、"怔忡"、"胸痹"等证的范畴。此外，本病还与汗证、虚劳、猝死等相关。《金匮要略》中载："寸口脉动而弱，动即为惊，弱则为悸。"此外，《伤寒论》亦曰："伤寒心动悸，脉结代者，炙甘草汤主之。"《小儿药证直诀》说："心主惊……虚则卧而悸动不安。"这些论述与本病的临床表现有相似之处。因此，运用中医学辨证论治规律来治疗本病应有良好的前景。

一、病因

中医学认为，本病的形成与外感六淫邪毒，内伤饮食、七情等诸种因素作用于人体有关。如《济生方·惊悸怔忡健忘门》言："冒见寒暑湿，闭塞诸经，令人怔忡。"《诸病源候论·风病诸候》也说："风邪搏于心，则惊不自安，惊不已，则悸动不安。"可见外邪侵袭、经脉不通、心不得宁可引发心悸。这与现代医学认为的肠道和呼吸道感染的各种病毒侵犯心脏，引起心脏病变的认识是一致的。

近年来经动物试验及临床观察证明，可引起心肌炎的病毒甚多，其中以柯萨奇病毒 B 组（1～6 型）最为常见。感染埃可病毒、脊髓灰质炎病毒、腺病毒、传染性肝炎病毒、流感或副流感病毒、麻疹病毒、单纯疱疹病毒及流行性腮腺炎病毒亦可致本病。

二、病机

本病的发病机制尚不完全清楚，一般认为系病毒及其毒素在疾病早期经血液循环直接侵犯心肌细胞产生病理变化，或由于自身免疫反应所致。

中医学认为，小儿抗病能力弱，若先天禀赋不足，或后天失于调养，或大病后气阴两虚，心脉不足，一旦感受邪毒，侵及血脉，先损心体，继损心用，可导致本病的发生发展。患儿感受邪毒，多通过两种途径：一从鼻咽而受，卫表而入，先犯于肺，继侵心脉，其病邪以温热邪毒为主；二由口而入，先犯胃肠，聚湿郁热，聚湿生痰，阻滞心脉，其病毒以湿热邪毒为多。两者皆损伤心之气血阴阳，从而使心失去主血脉的功能。气阴即伤，鼓动无力，血行不畅，瘀阻于内，则见心悸、怔忡、脉促结代等。因此本病常继发于外感病之后，或在病程中因感受外邪而使病情反复加重。发病之初，患儿具有外感风热或湿热邪毒内积的特点。此时其病位主要在心、肺、胃。肺胃感受邪毒，侵犯心脉，邪滞不去，损及心气、心血、心脉。心气不足难以鼓动血脉，心血亏虚则脉难以充盈。阳不能宣其气，阴无以养其心，气血衰微，则脉气不相接续。日久脉络瘀阻，气血失调，心脏逐渐扩大，心律因而紊乱。

气血阴阳虚损导致诸脏气化失司，水湿内停，波及他脏。上凌心肺则为心力衰竭诸证；病甚邪陷心包，肝肾阴阳不得维系，或阳气暴脱，或阴精枯竭，或闭塞心窍，或扇动肝火，则出现晕厥抽搐、心阳暴脱等凶险危象。因此说本病属本虚标实、虚实夹杂的一种疾病。

三、临床表现

病情或轻或重，发病可急可缓，轻者可无症状，或呈亚临床经过；重者可能迅速出现心阳虚脱、神昏厥脱等症状。典型病例可见在心脏症状出现前数日或3周内有呼吸道或胃肠道感染，可伴有中度发热、咽痛、腹泻、皮疹等症状，继之出现心脏症状。患儿表现为乏力、面色苍白、多汗、心悸、气短、胸闷、头晕等。心脏有轻度扩大，伴心动过速，心音低钝，可闻及奔马律；或脉律不整，出现促、结、代之脉。常伴有心电图、超声心动图异常，X线片或示心脏扩大，心肌酶谱心肌钙蛋白测异常改变。严重者出现烦躁不安、面色灰白、皮肤发斑、口唇发绀、四肢厥冷、下肢水肿、脉微欲绝等症。

四、诊断与鉴别诊断

1. **诊断要点**　本病的主要诊断依据有：①慢性心功能不全或心脑综合征；②心脏扩大，有奔马律或心包摩擦音；③心电图示心律失常或明显ST-T改变；④心脏核素扫描发现异常；⑤发病同时或1～3周前有上呼吸道感染、腹泻等病毒感染史；⑥有明显乏力、苍白、多汗、心悸、气短、胸闷、头晕、心前区痛、手足冷、肌痛等症状中至少两种，婴儿可有拒食、发绀、四肢冷、双眼凝视等，新生儿可结合母亲流行病学史做出诊断；⑦心尖区第一心音明显低钝或安静时心动过速；⑧病程早期血清肌酸激酶、谷草转氨酶或乳酸脱氢酶增高。以上各项尤以前四项诊断意义较大。

2. **鉴别诊断**　在考虑上述条件时，应首先除外其他疾患，包括：风湿性心肌炎、中毒性心肌炎、结核性心包炎、先天性左冠状动脉起源畸形、结缔组织病和代谢性疾病的心肌损害（包括维生素 B_1 缺乏症）、扩张型心肌病、原发性心内膜弹力纤维增生症、先天性房室传导阻滞、高原性心脏病、克山

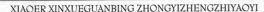
病和川崎病，长 Q-T 间期综合征及受体功能亢进和迷走神经亢进，以及电解质紊乱或药物引起的心电图改变等。

[附] 诊断标准

根据 1999 年 9 月在昆明召开的全国小儿心肌炎、心肌病学术会议讨论意见，对病毒性心肌炎的诊断标准进行了修订。

一、临床诊断依据

（一）心功能不全、心源性休克或心脑综合征。

（二）心脏扩大（X 线、超声心动图检查具有表现之一）。

（三）心电图改变：以 R 波为主的 2 个或 2 个以上主要导联（Ⅱ、Ⅲ、aVF、V5）的 ST-T 改变持续 4 天以上伴动态变化，窦房传导阻滞、房室传导阻滞，完全性右或左束支传导阻滞，呈联律、多形、多源、成对或并行性早搏，非房室结及房室折返引起的异位性心动过速，低电压（新生儿除外）及异常 Q 波。

（四）CK-MB 升高或心肌肌钙蛋白（cTnI 或 cTnT）阳性。

二、病原学诊断依据

（一）确诊指标：自患儿心内膜、心肌、心包（活检、病理）或心包穿刺液检查，发现以下之一者可确诊心肌炎由病毒引起。

1. 分离到病毒。

2. 用病毒核酸探针查到病毒核酸。

3. 特异性病毒抗体阳性。

（二）参考依据：有以下之一者结合临床表现可考虑心肌炎系病毒引起。

1. 自患儿粪便、咽拭子或血液中分离到病毒，且恢复期血清同型抗体滴度较第一份血清升高或降低 4 倍以上。

2. 病程早期患儿血中特异性 IgM 抗体阳性。

3. 用病毒核酸探针自患儿血中查到病毒核酸。

三、确诊依据

（一）具备临床诊断依据 2 项，可临床诊断为心肌炎。发病同时或发病前 1～3 周有病毒感染的证据支持诊断者。

（二）同时具备病原学确诊依据之一，可确诊为病毒性心肌炎，具备病原学参考依据之一，可临床诊断为病毒性心肌炎。

（三）凡不具备确诊依据，应给予必要的治疗或随诊，根据病情变化，确诊或除外心肌炎。

（四）应除外风湿性心肌炎、中毒性心肌炎、先天性心脏病、结缔组织病及代谢性疾病的心肌损害、甲状腺功能亢进症、原发性心肌病、原发性心内膜弹力纤维增生症、先天性房室传导阻滞、心脏自主神经功能异常、β受体功能亢进及药物引起的心电图改变。

四、分期

（一）急性期：新发病，症状及检查阳性发现明显且多变，一般病程在半年以内。

（二）迁延期：临床症状反复出现，客观检查指标迁延不愈，病程多在半年以上。

（三）慢性期：进行性心脏增大，反复心力衰竭或心律失常，病情时轻时重，病程在1年以上。

五、治疗

（一）辨证论治

由于临床表现不一，证候错综，辨证论治较为复杂。可依据临床表现辨别病在心阴心阳、心气心血，作为治疗的基本点。此外，尚可结合病原是病毒、心律失常为主要临床症状等特点，辨证与辨病相结合，将本病分为急性期、恢复期和迁延期、慢性期三期治疗。在病程中，常反复出现感冒发热、咽喉肿痛、咳嗽、痰多等症，又当急则治标或标本兼顾，以利于病情的稳定和好转。

本病病位主要在心，而导致邪毒侵心的重要因素是体质虚弱。发病日久必将累及全身脏腑。因此应按五脏相关的理论，"心病"治心不限于心，调整脏腑的气血阴阳而利于心，从整体着眼加以调治。由于心主血脉，心肌受损，血脉为之痹阻，故在各期的治疗中应适当加入活血化瘀药，以利于受损心肌恢复。

1. **急性期** 本病急性期多因风热毒邪外袭，侵犯肺卫，不得疏散，使肺卫失和，风扰热蕴，病及于心，邪热蕴结于心，阻遏心肺之气，使心肺不利，心肌受伤，心气心阴被耗。此即清·叶天士所谓"温邪上受，首先犯肺，逆转心包"之论。症见肺卫外感证并心悸、胸闷、气短，动则加剧，全身乏力，汗出等。诚如《诸病源候论》所言："凡惊悸者，有体虚心气不足，心之府为风邪所乘，或恐惧忧迫，令心气虚，亦受风邪，风邪搏于心，则惊恐不安。惊不自己，则悸动不安。"若热邪挟温则影响脾胃，使湿热郁阻，气机升降失调，则症见心悸、身热不扬、纳呆、腹泻。本症在初起阶段具有邪毒侵心的特点，可分为风热内侵和湿热内侵两型。清热解毒是其常法，若病程中出现心阳暴脱的重危证候时，又当回阳救逆。

（1）风热邪毒内侵心脉

证候：心悸，发热，伴有咽痛，有汗，恶寒，胸闷，咳嗽，流涕，头痛，全身不适，伴面色㿠白。舌红，苔薄，脉数无力或结、促、代。

辨证：风热邪毒袭于肺卫，郁而不解，内侵于心，伤及心脉。除有发热、恶寒、咳嗽、流涕、头痛、咽痛等风热表证外，邪毒留伏伤及心阴则心悸、气短、乏力；营卫失和则多汗；气血不荣则面色㿠白，伤及心肺，气血运行不畅，而致脉结代。

治法：清热解毒，护心复脉。

方剂：银翘散加减。

常用药：金银花、连翘、淡竹叶、荆芥、牛蒡子、薄荷、桔梗、鲜芦根、板蓝根、玄参、半枝莲、苦参、太子参、甘草。

加减：胸闷较著者，加瓜蒌皮；咳甚者，加前胡；汗多者，加煅牡蛎；早搏频作者加丹参；热毒甚者，用竹叶石膏汤加减。

（2）湿热邪毒内侵心脉

证候：寒热起伏，恶心呕吐，腹痛，腹泻，伴有心悸、胸闷、憋气，全身酸痛，乏力。舌红，苔腻，脉结代。

辨证：因湿热邪毒内侵胃肠、留滞不去、上犯于心所致，可见风寒邪毒外束、肠胃湿热阻滞之证。似有表里同病、由表入里之势。由于邪毒留伏伤及心脉，而出现心悸、胸闷、憋气、脉结代之症。

治法：清热利湿，解毒透邪。

方剂：葛根芩连汤加减。

常用药：葛根、黄芩、黄连、板蓝根、莲子心、淡竹叶、半夏、木香。

加减：胸闷憋气者，加瓜蒌皮；心烦者，加茯苓、栀子；早搏频作者，加苦参。若以盗汗为主者，用当归六黄汤加减，清热之中兼以扶正固表。

急性期用清热解毒法，目的在于清除原发病灶，以利心肌功能恢复。但苦寒伤胃，过用则心阳被遏，痰湿易阻，导致他变，因此不宜一味祛邪，而应适当扶助心之气血。若发病之初，正气已虚，应及早补心气、益心阴，辅佐清热解毒之品。扶正与祛邪之孰重孰轻，应根据患儿的禀赋和证候，找出差异，因人因证施治。

此外，急性期邪毒侵心时，尚需注意寒伤心阳，导致心阳虚脱之危重证候，如突然面色苍白青灰、口唇青紫发绀、心悸不安、心胸憋闷、呼吸困难、冷汗淋漓、四肢不温、脉微欲绝之症，或舌紫暗，有瘀斑。此乃心气素虚，复感邪毒，正不敌邪，心阳暴脱，心脉瘀阻，急需温阳益气、强心复脉、固脱救逆。频频灌服独参汤、参附汤，或煎服参附龙牡救逆汤加味。浮肿者，加五加皮、万年青；血瘀明显者，加参三七、丹参、冰片、桂枝。此时治疗重在心，挽救欲脱之心阳，故用参附回阳，龙牡震慑，五味子、芍药酸收固脱，甘草益气和中，姜枣调和营卫，五加皮、万年青强心利尿，以改善心肌的营养代谢，达到正固邪祛的目的。此期关系着小儿病毒性心肌炎的预后，故应特别重视此阶段的辨证，及时清肃肺胃之邪，解毒护心，使患儿顺利进入恢复期。

2. 恢复期和迁延期　恢复期系症状和心电图改变逐渐好转阶段，常见气阴两虚型和心脾两虚型。迁延期是病情反复发作，迁延不愈，大多由气及血，由"心用"累及"心体"，常见气虚血滞型和痰热痹阻两型。病毒性心肌炎恢复期和迁延期虽经外感，但肺卫表征已解，邪气始退，然正气已伤，余邪未尽，因热为阳邪，蕴结于心，则易耗伤气阴。热毒之邪，既伤心体又伤心用，使心气不足，鼓动血行无力，血流不畅而形成瘀血。瘀血即成，阻塞脉络，进一步使血气滞塞不畅，加重病情，即所谓虚可致瘀，瘀亦可致虚。所以瘀血不仅是病毒性心肌炎病程中的病理产物，同时亦是致病加重病情的重要因素，故活血化瘀是恢复期和迁延期治疗中不容忽视的一个重要环节。因此，应从整体上调节以避免病情反复，有利于患儿正气的恢复和机体抗病能力的提高。

（1）气阴两虚

证候：心悸，怔忡，气短，胸闷，乏力，多汗，掌心灼热，面色㿠白。舌红或淡红，舌体肥或有齿印，苔薄或花剥，脉细数无力或结代，指纹淡。

辨证：小儿稚阴稚阳之体，邪毒侵犯心脉，最易耗伤气阴，导致气短多汗、面色㿠白、苔剥等气阴两虚证，为中后期最常见的证型。此外，汗多不仅耗伤津液，而且耗散正气，加重气阴两伤，延久不复。故若见寐中汗出淋漓不止时，按"汗证"论治。

治法：补益气阴，养心复脉，兼清余邪。

方剂：生脉散或复脉汤加减。

常用药：人参（或太子参）、北沙参、党参、麦冬、五味子、桂枝、生地、火麻仁、炒白芍、炙甘草、生姜、大枣。

加减：阳热有余者，去生姜、甘草、大枣；气虚盗汗者，加黄芪、牡蛎；夜寐不宁者，加酸枣仁、柏子仁；五心烦热者，加玉竹、鹿衔草、白薇，去桂枝、生姜、大枣；早搏、心悸怔忡者，加苦参、万年青、甘松、鹿衔草；若伴阴虚内热、气滞血瘀者，可用麦味地黄汤加丹参、浮小麦、益母草、郁金等。

（2）心脾两虚

证候：心悸不安，气短胸闷，面黄少华，倦怠乏力，夜寐不安，恶寒肢冷，自汗便溏，纳差厌食。舌淡，苔少而润，脉缓或略有结代。

辨证：由脾胃素虚，心病及脾而成。小儿脾常不足，邪毒侵害心脉，容易累及脾胃，使脾胃虚弱，气血生化之源不足，无以奉养心脉，不利于心病的恢复。若病渐恢复，邪毒虽去，但气血已伤，营养不足，仍可出现脾虚诸症，宜调治心脾。

治法：调理脾胃，益气复脉。

方剂：四君子汤合桂枝加龙骨牡蛎汤。

常用药：党参、茯苓、白术、桂枝、炒白芍、生龙骨、生牡蛎、当归、黄精、仙鹤草、炙甘草、大枣。

加减：体虚易感者，加黄芪、浮小麦；心悸脉结者，加甘松、万年青；血瘀者，加丹参、甘松、降香、苏木；夜寐不宁者，加琥珀粉、灵磁石、酸枣仁；血虚明显者，用归脾汤、人参养荣汤；脾胃阴虚者，宜养胃汤加减。

（3）痰热痹阻

证候：低热起伏，咳嗽，痰稠难咳，胸中烦闷，心悸，反复感冒，病程迁延不已，时轻时重。舌红，苔黄腻，脉滑数或结代。

辨证：因素体湿胜，邪毒久羁，痰热内生，肺胃转输不利，留滞不去，内扰心窍，气机升降失常所致。肺失宣肃，故咳嗽痰稠。因邪毒侵心，伏而不去，故胸闷、心悸、脉结代。苔黄腻为湿阻中州。

治法：解毒护心，宁心安神。

方剂：栀子豉汤合并半夏泻心汤加减。

常用药：黄芩、黄连、栀子、半夏、淡豆豉、干姜、茯苓、远志、瓜蒌皮、郁金、淡竹叶、枇杷叶。

加减：胸闷憋气甚者，加薤白、沉香、丹参；大便秘结者，加酒大黄；咽喉肿痛者，加生石膏、板蓝根、蝉蜕、白花蛇舌草、蚤休；早搏频繁者，加苦参、万年青。

（4）气虚血滞

证候：心悸，胸闷气短，心前区刺痛，头晕，乏力，胸痛。舌青暗或绛，舌边缘有瘀点或瘀斑，脉细涩或兼结代。

辨证：邪毒侵心日久，心气受损，故气短、胸闷；久病入络，心脉痹阻，影响血运，瘀血内阻，故面唇晦暗、舌青暗、边有瘀点或瘀斑、心前区刺痛或钝痛、脉细涩或结代等，属本虚标实、虚实夹杂之证。

治法：养心通络，活血化瘀。

方剂：血府逐瘀汤合生脉散加减。

常用药：当归、生地、桃仁、红花、枳壳、赤芍、丹参、三七、人参、麦冬、五味子、炙甘草。

加减：胸闷痛甚者，加郁金、延胡索、乳香、没药、血竭；腹胀、肝肿大者，加元参、蚤休、浙贝母。

3.慢性期（后遗症期） 此期进行性心脏增大，可见反复心力衰竭或心律失常，病情时轻时重。虽然邪气已退，但正气亦损，脏腑失调，气血紊乱，变生气、火、虚、瘀，但以虚为本，火、瘀之实为标。临床上以各种心律失常多见，其实者多为血瘀心脉，症见胸痛、胸闷、脉律不整、气短、胸间憋气、汗出、神疲乏力、舌淡苔白、脉虚结代等。在治疗上，应重点补虚扶正，同时不忘祛实治标，在整个疾病治疗过程中滋阴补血、益气温阳应贯彻始终。由于病程日久，累及其他脏腑的表现更严重，出现阳虚水停证，其中以心脾阳虚、心肾阴虚两证较多见。

（1）心脾阳虚

证候：心悸怔忡，气短乏力，纳少，便溏，下肢微肿，面黄形瘦，反复感冒。舌淡或暗，苔白，脉沉缓或结代。

辨证：小儿脾常不足，病至后期，心气不足，火不生土，损及于脾，脾阳不足，失于健运，水湿停滞则浮肿；水气上逆则心悸、怔忡，下注则便溏；脾气不足，阳气不能卫外而反复感冒，从而使病情加重，甚者恶化。

治法：健脾利水，平冲定悸。

方剂：苓桂术甘汤加味。

常用药：茯苓、桂枝、炒白术、党参、陈皮、椒目、丹参、炙甘草。

加减：瘀血明显者加附子、淫羊藿；食滞有积者，加鸡内金、焦神曲。

（2）心肾阳虚

证候：心悸，怔忡，气短，动则尤甚，精神萎靡，浮肿，四肢不温，面色㿠白，小便清频。舌体胖，舌淡或暗，苔白，脉沉无力或结代。

辨证：久病及肾，心肾阳虚，不能制水，火衰水旺，水湿泛滥，上溢于心，心阳受阻，则心悸怔忡、浮肿、脉沉。

治法：温阳利水，益气宁心。

方剂：附子汤加味。

常用药：熟附子、茯苓、人参、白术、桂枝、赤芍、丹参、泽兰、泽泻、炙甘草。

加减：浮肿甚者，加车前子；气短不能平卧者，加葶苈子。若表里俱寒，并用麻黄附子细辛汤，但不宜久用。

（二）其他疗法

1. 中成药

（1）芪冬颐心口服液　有益气养阴、安神止悸、健脾强心的功效。主治病毒性心肌炎所致的心悸、气短、胸闷、心烦、健忘等症。每次20ml，每日3次口服。

（2）生脉注射液　有益气养阴、安神的功效，用于病毒性心肌炎的气阴两虚证。每次60～120ml，兑入5%葡萄糖注射液100ml中，静脉滴注，每日1次。

（3）天王补心丹　有滋阴清热、养心安神的作用，主治心肾亏虚的病毒性心肌炎。每次1丸，每日2～3次口服。

（4）补心气口服液　有补益心气、理气止痛之效，用于病毒性心肌炎之心气不足者。每次10ml，每日3次口服。

（5）滋心阴口服液　有滋养心阴、活络止痛之效，用于病毒性心肌炎之心阴不足者。每次10ml，每日3次口服。

（6）刺五加注射液　有宁心安神、止悸之效，用于病毒性心肌炎中表现为心悸、心烦、失眠者。每次40～60ml，兑入5%葡萄糖注射液300ml中，静脉滴注，每日1次。

（7）柏子养心丸　有补气养血、安神益智之效，用于心气不足之心悸、怔忡、失眠健忘。每次1丸，每日2～3次口服。

（8）复方丹参注射液　有化瘀止痛之效，用于病毒性心肌炎之气血瘀滞者。每次8～12ml，兑入5%葡萄糖注射液300ml中，静脉滴注，每日1次。

（9）宁心宝胶囊　用于病毒性心肌炎恢复期或迁延期见心律不齐、早搏者。每次1粒，每日3次。

（10）大金连注射液　用于病毒性心肌炎之邪毒侵心证。每次2ml/（kg体重），加入 10% 葡萄糖注射液 250ml，静脉滴注，每日 1 次，2 周为 1 个疗程。

（11）参麦注射液　用于病毒性心肌炎病程中阳气欲脱、血压下降者。每次
10 ～ 20ml，加入 5% 葡萄糖注射液 20 ～ 30ml 中，缓慢静脉注射，每隔 15 ～
60 分钟重复 1 次，连用 3 ～ 5 次；血压回升稳定后，用 30 ～ 60ml 加入 10%
葡萄糖注射液中，缓慢静脉滴注。

（12）参附注射液　用于病毒性心肌炎见心阳虚衰、阳气欲脱者。每次
2ml，肌内注射，每日 2 次；或每次 8 ～ 16ml，加入 5% 葡萄糖注射液 30 ～
40ml 中，静脉注射；1 ～ 2 次后，用 30 ～ 60ml 加入 10% 葡萄糖注射液 250 ～
500ml 中，静脉滴注，每日 1 ～ 2 次。

（13）黄芪生脉饮　用于病毒性心肌炎之气阴两虚证。每次 5 ～ 10ml，每
日 2 次口服。

（14）珠黄散　有解毒强心作用，用于咽喉肿糜、反复感冒的病毒性心肌炎。
吹喉，每次 0.15 ～ 0.2g，每日 3 ～ 4 次；口服，每次 0.2 ～ 0.3g，每日 1 ～ 2 次。

2. 专方验方

（1）益气清热复脉汤　太子参、板蓝根、麦冬、丹参、苦参、生地、金
银花、五味子、生黄芪、酸枣仁、炙甘草。每日 1 剂，水煎服。

（2）生脉解毒汤　太子参、麦冬、金银花、五味子、蒲公英、丹参、炙
甘草。每日 1 剂，水煎服。

（3）通脉养心合剂　当归、姜黄、赤芍、山楂、降香、三七。每毫升含
生药 0.3g，< 4 岁、4 ～ 10 岁、> 10 岁分别以 15ml、25ml、50ml，每日 3 次，
口服，治疗病毒性心肌炎迁延期。

（4）炙甘草汤合归脾汤　熟地、黄芪、炙甘草、龙眼肉、桂枝、麦冬、
白术、茯苓、当归、远志、酸枣仁、生姜、大枣、火麻仁、木香、人参、阿
胶。每日 1 剂，水煎服。

（5）解毒汤（玄参 30g、龙葵 20g、连翘 20g、板蓝根 20g、蒲公英 15g、
金银花 15g、梅子 10g、甘草 9g）开水浸泡内服。隔 1.5 ～ 2 小时用补血生脉
汤（黄芪 30g、白参 30g、当归 10g、党参 15g、玉竹 15g、柏子仁 15g、茯苓
15g、麦冬 20g、五味子 12g），水煎服，每日各 1 剂，服 2 次。

（6）五参汤　党参、金银花、生黄芪、苦参、元参、沙参、连翘、柏子仁、丹参。每日1剂，水煎服。

（7）通心宁　黄芪、丹参、苦参、酸枣仁、川芎、当归、赤芍、五味子、桂枝、沉香、柏子仁、香附。每日1剂，水煎服。

（8）心炎康　北沙参、板蓝根、金银花、麦冬、全瓜蒌、黄芩、薤白、丹皮、郁金、黄连、淡竹叶、生甘草、通草。每日1剂，水煎服。

3. 针灸疗法

（1）体针　常用穴位有内关、列缺、合谷、心俞、神门、足三里、三阴交、阴陵泉，分组交替使用，平补平泻，留针15分钟，7日为1个疗程。用于配合较好的学龄儿童，出现脉结代、律不齐者。

（2）水针　取内关、神门、心俞、厥阴俞，用丹参注射液注入，每次2～3穴，每穴注射1ml，每日1次，10日为1个疗程。

（3）耳针　选取心、皮质下、交感、小肠，针刺激；内关、神门，电针刺激。

（三）中西医结合疗法

病毒性心肌炎的发病机制尚不完全清楚，因此，目前西医尚无直接针对心肌炎症的药物治疗，临床主要为支持治疗，维持足够的心排血量。临床上多采用免疫抑制剂、干扰素和心肌细胞营养剂等综合性对症治疗。中医药在防治病毒性心肌炎具有明显优势。经临床和实验证实，一些中药有抗病毒、调节免疫功能和抗心律失常的作用。所以中医和西医在治疗病毒性心肌炎过程中各有优势，如何做到优势互补，是治疗的关键所在。

（1）病毒性心肌炎初期为温热之邪袭肺侵心，已伤及心阴。中医以清热解毒为大法，兼顾心阴，常为银翘散、清营汤加减，配合黄芪参麦针静脉滴注以解毒护心。此阶段应与西药营养心肌的药物结合治疗，如静脉滴注大量维生素C或能量合剂、口服辅酶Q_{10}等，以期迅速控制病情，减少心肌损害。

（2）危重症病毒性心肌炎阶段，可突发心力衰竭、休克、中度房室传导阻滞，甚者室性心动过速、心室颤动、猝死。西药首推肾上腺皮质激素，其

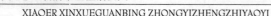

对机体免疫功能有不良影响，有助病毒繁殖等副作用，若配合中药辨证治疗，则能有效控制病情，减少心肌损害，提高生存率，又能减少激素的副作用。

（3）心肌炎恢复期咽炎的反复发作，青少年尤为多见，"咽炎一日不除，心肌炎一日不辍"。咽炎的治疗关系到心肌病变轻重的变化。中医学认为，此为气阴两虚、邪少虚多、余邪热毒稽留的虚实夹杂之证。若不及时治愈，可重伤心脏气血，影响心脏损伤的恢复。中药治疗有一定优势。凡急性咽红、咽痛伴有外感发热者，可以清热解毒、疏解利咽为主，选方银翘散、桑菊饮、桔梗汤加减。慢性咽炎发作时，多以增液汤或交泰丸合解毒除痹药，如土茯苓、金银花、射干等。

（4）病毒性心肌炎患儿免疫功能失调，病情反复而迁延，多因感冒反复出现而致，应重视改善体质。在中药扶正祛邪、益气固表的同时，对各种病毒感染进行预防免疫，可增强体质，减少感冒，有利于病毒性心肌炎的痊愈。

六、预防

预防本病应从母亲怀孕开始，防止病毒感染。新生儿期应避免接触病毒感染。婴幼儿时期应加强锻炼，增强体质，保证其充分的睡眠和足够的户外活动时间。同时注意饮食调理，防止偏食；按时进行各种预防接种，流感流行前可接种流感疫苗。患病毒感染者应及时隔离、治疗，还应预防反复感冒。

七、预后

预后与患病年龄、心肌病变的轻重、治疗及时与否和早期是否得到充分休息有关。新生儿患儿预后不佳，第一周死亡率最高，能存活者可无后遗症。婴幼儿预后稍好，年长儿预后多数较好。少数暴发起病，可因心源性休克、急性心力衰竭或严重心律失常于数小时或数日内死亡。个别病例因严重心律失常猝死。有的呈迁延过程，遗留不同程度左心室功能障碍，其中有的仅有超声心动图或心电图改变，并无临床症状。

参考文献

［1］ 胡亚美，江载芳.褚福棠实用儿科学.北京：人民卫生出版社，2013.

［2］ 江育仁，张奇文.实用中医儿科学.上海：上海科学技术出版社，2005.

［3］ 焦增绵，于全俊.中西医临床心血管病学.北京：中国中医药出版社，2000.

［4］ 王慕逖.儿科学.北京：人民卫生出版社，2005.

［5］ 胡大一，马长生，王昱.心脏病学实践2010中西医结合卷.北京：人民卫生出版社，2010.

［6］ 柳叶.益气清热复脉汤为主治疗病毒性心肌炎.湖南中医杂志，1995，11（5）：9～11.

［7］ 王庆璟.生脉解毒汤治疗病毒性心肌炎150例.浙江中医杂志，1996，11（5）：9～11.

［8］ 胡思源.通脉养心合剂治疗小儿迁延性病毒性心肌炎.中国医药学报，1996，11（3）：27～29.

［9］ 连秀茹.治疗病毒性心肌炎48例疗效观察.河北中医，1996，18（4）：12.

［10］ 韦金义.解毒汤与补血生脉汤交替内服治疗病毒性心肌炎33例.国医论坛，1993，8（3）：22.

［11］ 周诗环.解毒化瘀益心汤治疗病毒性心肌炎62例.江苏中医，1993，14（5）：14.

［12］ 周男化.五参汤治疗病毒性心肌炎40例疗效观察.天津中医学院学报，1993，12（4）：24.

［13］ 刘建民.通心宁治疗病毒性心肌炎90例疗效观察.云南中医学院学报，1994，（17）：11～12.

［14］ 杨思源，陈树宝.小儿心脏病学.北京：人民卫生出版社，2012.

心 肌 病

　　心肌病是专指以心肌病变为主的心肌疾病，不包括先天性心脏病、心脏瓣膜病、高血压、冠状动脉及肺血管病变引起的心肌病变。以往将心肌病据病因分为两类，即病因未明的原发性心肌病和明确原因的继发性心肌病。近年来由于分子生物学发展，已鉴定出某些原发性心肌病为特异基因缺陷引起，如原发性肥厚型心肌病。目前心肌病的分类以心肌结构和功能为基础，分为三型：扩张型心肌病、肥厚型心肌病及限制型心肌病。

　　根据本病不同的临床表现，可将其归属于中医学"心悸"、"怔忡"、"胸痹"、"咳喘"、"水肿"、"虚劳"、"眩晕"等范畴。古籍对本病的论述很多，如《灵枢·经脉》曰："心主手厥阴心包络之脉……是动甚则胸胁支满，心中澹澹大动。"《千金方》曰："胸痹之病，令人胸中坚满痹急病……胸中幅幅而满短气咳，唾引痛，咽塞不利，羽之如痒，喉口干燥，时咳欲呕吐，烦闷自汗出，或彻引背痛。"又《医宗必读》曰："喘者，促促气急，喝喝痰声，张口抬肩，摇身撷肚。"以上描述与本病的临床表现颇相吻合。

　　对于本病的病因病机，古来亦多有记述。《金匮要略·中风历节病脉证并治第五》曰："心气不足，邪气入中，则胸满而短气。"《诸病源候论·伤寒咳嗽候》曰："水停心下，肾气乘心，故喘也。"又《血证论·怔忡》曰："心中有痰者，痰入人心中，阻其心气，是以心跳不安。"《伤寒明理论》曰："少阴之脉沉，尤不可一刻缓也。脉沉一证，不论在太阴、少阴，总属于阴虚，此即心脏虚弱之表现。"说明本病为本虚标实之患，乃先天禀赋不足，又感受温热毒邪，或失治、误治而使心气损伤，邪气由表入里而发病。本虚表现为心阳不振，心气衰弱，心肾气阴不足；标实可见湿热、痰浊、水饮、瘀血等。病位在心，又涉及肺、脾、肾诸脏。病变严重时可发展为心阳暴脱，甚至阴阳离决而猝死。

扩张型心肌病

扩张型心肌病又称为充血型心肌病，其特征为心脏扩大，收缩功能不全，发生心力衰竭。

一、病因病机

多数病例的病因仍不清楚，可因感染、免疫、代谢、心肌缺血、中毒物质及遗传等因素导致。所以心肌扩张为各种已知和未知原因使心功能进行性减退的共同后果。主要病机为心脏收缩力减弱，心输出量下降。心室舒张末期容量增加，压力升高，左心室尤为明显。心脏扩大，室壁应力增加，致心肌氧耗加大，功率下降。激活神经内分泌系统，终致代偿功能失调，发生收缩功能障碍。心力衰竭，出现肺、体循环充血。由于心肌纤维化，导致心室肌电生理变异，引发室性心律失常，加重心功能障碍。晚期因肺小动脉病变，发生肺动脉高压，因而右心衰竭更为明显；又因心肌纤维化加重，影响心室顺应性，发生舒张功能障碍。

二、临床表现

各年龄阶段的儿童均可受累。大多数起病缓慢，主要表现为慢性充血性心力衰竭，偶有以突发性急性心力衰竭或心律失常起病。较大儿童表现为乏力、纳差、不爱活动、腹痛、活动后呼吸困难及心动过速明显、尿少、浮肿；婴儿出现喂养困难，体重不增，吮奶时呼吸困难、多汗、烦躁不安、食量减少。约10%患儿发生晕厥或晕厥前兆。患者面色苍黄，呼吸和心率加快，脉搏细弱，血压正常或偏低，心前区膨隆，心脏搏动向左下移位，心界向左扩大，第一心音减弱，常有奔马律。由于心腔扩大，可发生功能性二尖瓣关闭不全，心尖部出现轻至中度吹风样收缩期杂音。左心房扩大压迫左主支气管可致左下肺不张，故左背下方呼吸音减弱，并可闻及啰音。肝大有压痛，下肢浮肿，年龄较大的患儿可见颈静脉怒张。此外，部分患儿还可有脑栓塞现象。

三、诊断与鉴别诊断

1.诊断要点　扩张型心肌病主要症状包括以下三个方面：①心功能不全；②心律失常；③由于血流缓慢，在心腔内形成附壁血栓，脱落后形成体循环或肺循环栓塞。超声心动图可支持诊断。但应详细询问患儿病史及家族史，以明确家族性扩张型心肌病及其他病因引起的心肌病。

2.鉴别诊断

（1）儿童应与克山病、风湿性心脏病、病毒性心肌炎、心包积液及限制型心肌病相鉴别。

（2）婴儿应与左冠状动脉起源畸形、原发性心内膜弹力纤维增生症及Ⅱ型糖原累积症相鉴别。

此外，快速型心律失常持续发作及慢性房性心动过速者，易致心动过速性心肌病，婴幼儿较多见，也需鉴别。

四、治疗

（一）治疗原则

（1）首先消除病因，并对并发症进行治疗。病因未明或未能消除者，主要控制心力衰竭。

（2）急性心力衰竭除内科治疗外，需用体外辅助心室功能的机械装置进行抢救，如主动脉内球囊反搏及心肺机等辅助循环。少数患儿经治疗后病情仍恶化，最终则需心脏移植。

（二）辨证论治

心肌病虽有扩张型、肥厚型和限制型之分，其临床表现轻重不一，各有特色，但一般而言，也有新病属实，久病属虚的临床病情演变规律。本病多由先天禀赋不足、后天失调所致。临床常见由病毒之邪侵伤心肌，迁延日久而成，故一旦发现，则虚衰较为明显。本病病位在心、脾、肺、肾，但以心为主；病机是本虚标实，以脾肾阳虚、心阳不振为本，外邪、痰浊、水饮、瘀血为标。治疗原则总不外乎扶正祛邪。具体运用又须根据病情的虚实缓急而灵活掌握。虚证者，要权衡心脏阴阳气血之不足，是否兼肺、脾、肾等脏之亏虚，调阴阳，补不足，纠正有关脏腑之偏衰；实证者，当度其痰浊、水饮、瘀血等不同而分别给予化痰、利水、疏导、活血化瘀等法。另外，必须辨清病情的顺逆和缓急，一旦见到有厥脱迹象者，急应以治厥脱为先，投以防治厥脱的药物，以阻止其进一步恶化。现将临床常见证型及治法归纳如下。

1. 心肺气虚

证候：心悸，气短，乏力，动则尤甚，畏寒，自汗，易感冒，胸痛隐隐。舌质淡红，苔薄白，脉细或沉细无力。

辨证：心气不足，不能鼓动血液正常运行，心失所养，故心悸、胸闷、气短乏力、动则尤甚；气虚不足以温煦，肺气虚，卫表不固，故畏寒自汗、易感冒；心气不足，不能温运血脉，血脉涩滞不通，则见胸痛隐隐；舌红苔薄白，脉细或沉细无力为心气不足之象。

治法：补益心肺，宣痹通络。

方剂：玉屏风散（《世医得效方》）合五味子汤（《景岳全书》）加减。

常用药：黄芪、白术、防风、太子参、党参、五味子、麦冬、当归、丹参。

加减：若胸闷明显，加瓜蒌、薤白；若心悸甚，加生龙骨、生牡蛎。

2. 心血瘀阻

证候：心悸，气短，胸闷，胸痛频作，乏力，唇绀。舌质紫暗或有斑点，瘀斑，脉弦或涩。

辨证：心血瘀阻，心失所养，引起心悸；血瘀气滞，心络挛急，不通则胸痛、胸闷；气血不畅，则气短乏力；舌质紫暗、有瘀点瘀斑，脉弦或涩亦为血瘀之象。

治法：理气养心，活血化瘀。

方剂：血府逐瘀汤（《医林改错》）加减。

常用药：丹参、桃仁、红花、赤芍、当归、川牛膝、枳壳、柴胡、桔梗、黄芪。

加减：若胸闷、心烦，加瓜蒌、薤白；若四肢不温，舌淡胖者，加桂枝、制附片、淫羊藿。

3. 气阴两虚

证候：心悸气短，动则尤甚，头晕乏力，颧红盗汗，心悸失眠，口干咽干。舌质偏红，苔薄，脉细弱。

辨证：病初气虚，渐至耗伤阴津，致气阴两虚、心气不足，故心悸气短、乏力；心阴亏虚，心火内生，故心烦、失眠、颧红；逼津液外泄则盗汗；虚火耗津以致口干咽干；舌质偏红，苔薄，脉细数，为阴虚有热之象。

治法：益气养阴，养血安神。

方剂：生脉散（《内外伤辨惑论》）合七福饮（《景岳全书》）加减。

常用药：党参、太子参、黄精、生地、麦冬、酸枣仁、远志、当归、五味子、甘草。

加减：若心脾两虚、气血不足者，宜选用归脾汤；若心悸不安、汗出较多者，加浮小麦、生龙骨、生牡蛎。

4. 心脾阳虚

证候：心悸气短，头晕目眩，腹胀纳呆，不思饮食，神疲乏力，身寒肢冷，浮肿尿少。舌淡苔薄，脉细无力。

辨证：心主血脉，脾为气血生化之源，心脾两虚则气血生化不足，血虚不能养心，则心悸气短；血虚不能上荣于头面，故头晕目眩；心脾阳虚，气血俱亏，故神疲乏力；脾虚失于健运，故腹胀纳呆，不思饮食；脾虚不能运化水湿，故浮肿尿少；阳虚不能温煦四肢百骸，故身寒肢冷；舌为心之苗，心主血脉，心血不足，故舌质淡，脉细无力。

治法：益气温中，补益心脾。

方剂：理中丸（《伤寒论》）合保元汤（《博爱心鉴》）加减。

常用药：人参（另煎）、桂枝、白术、黄芪、山药、茯苓、干姜、甘草。

加减：若心悸不宁，加酸枣仁、龙齿；浮肿者，加泽泻、防己。

5. 痰湿中阻

证候：心悸气短，咳嗽喘鸣，动则加剧，痰多，恶心，纳呆。舌苔厚腻，脉滑数。

辨证：《血证论·怔忡》曰："心中有痰者，痰入心中，阻其心气，是以心跳不安"，故见心悸气短之症；由于痰浊阻滞，气机不得宣畅，在上则咳嗽喘促，在中则恶心纳呆；痰多，苔白厚腻，脉滑数均为内有痰湿之象。

治法：理气化痰，宁心安神。

方剂：导痰汤（《妇人大全良方》）加减。

常用药：陈皮、法半夏、制南星、枳壳、苏子、远志、苍术、茯苓、薏苡仁、甘草。

加减：若痰蕴久化热，苔黄腻者，可加黄连、竹茹；气虚明显者，可加党参。

6. 脾肾阳虚

证候：心悸倦怠，少气懒言，畏寒肢冷，腰酸背痛，夜尿频，尿量少，浮肿，面色㿠白。舌苔薄白，脉细弱或沉细结代。

辨证：脾阳不振，水湿内停，饮蓄于中，冲逆于上，或肾阳不足，阳气不布，脐下蓄水，冲逆于上，均可导致心悸；脾阳失健，不能运化水谷，以助长体力，故倦怠、少气懒言；阳虚不能温煦于外，故畏寒肢冷；督脉贯穿络肾而督诸阳，肾阳不足，故腰酸背痛；肾阳亏虚，膀胱气化不利，故夜尿频，尿量少，浮肿；面色㿠白，脉细弱或沉细结代属阳虚有寒之象。

治法：补益脾肾，温阳利水。

方剂：济生肾气丸（《济生方》）和真武汤（《伤寒论》）加减。

常用药：熟地、黄芪、山萸肉、丹皮、泽泻、茯苓、车前子、白术、肉桂、制附片（先煎）。

加减：若恶心呕吐者，加陈皮、法半夏。

7. 阳气虚脱

证候：重度气急，喘息不得卧，烦躁不安，大汗淋漓，四肢厥冷，尿少，浮肿。舌淡苔薄，脉细微或伏脉不出。

辨证：心肾阳虚，命门火衰，阳不化阴，阴寒弥漫胸中，致重度气急；肾不纳气，肺气上逆，或阳虚，饮邪上凌心肺，则见喘息不得卧；甚则出现烦躁不安、大汗淋漓、四肢厥冷、尿少、浮肿、脉细微或伏脉不出等阳气外脱的危重证候。

治法：回阳救逆，温振阳气。

方剂：参附汤（《校注妇人大全良方》）加减。

常用药：人参（另煎）、炮附子、干姜、五味子。

加减：若大汗而心烦躁者，可加山萸肉、生龙骨、生牡蛎。

（三）其他疗法

1. 中成药

（1）生脉饮　益气复脉，养阴生津。口服，每次1支，每日3次。

（2）复方丹参片　活血化瘀，行气止痛。口服，每次2片，每日3次。

（3）舒心口服液　益气活血，化瘀止痛。口服，每次10～20ml，每日2次。

2. 专方验方

（1）温阳和血汤　制附子、炙黄芪、党参、丹参、泽泻、茯苓、白术、麦冬、五味子、淫羊藿、炙甘草。水煎服，每日1剂。适用于原发性充血型心肌病。

（2）补心汤　人参（另煎）、黄芪、制附片、丹参、川芎、麦冬、五味子。每日1剂，水煎分3次服用。适用于扩张型心肌病心力衰竭。

（3）樟木生脉饮　樟木、太子参、炙甘草、麦冬、五味子、菖蒲、远志、川芎、茯苓。水煎服，每日 1 剂。适用于原发性心肌病者。

（4）生脉散加味　太子参、麦冬、五味子、黄芪、桂枝、赤芍、丹参、枳实、防己、泽泻、茯苓、甘草。每日 1 剂，水煎服，适用于心肌病气阴两虚型。

3. 针灸疗法

（1）体针　用于心肌病并发症治疗。心力衰竭时，取内关、间使、通里、少府、心俞、神门、足三里等穴位，每次取 4 ～ 5 穴，每日 1 次，采用平补平泻手法，7 天为 1 个疗程。栓塞时取肩髃、曲池、外关、合谷、环跳、阳陵泉、足三里、解溪、昆仑、颊车、内庭、太冲等穴位，视栓塞部位而择穴。针刺强度随病因、体质而定，一般原则为补健侧、泻患侧。每次取穴多少也随栓塞部位而定，每日针 1 次，7 天为 1 个疗程。

（2）耳针　常用穴位有交感、心、肾、内分泌、肺、神门等。主要用于改善心肌病所引起的心律失常及各种症状。一般用埋皮内针或用王不留行籽穴位按压法，每次取 2 ～ 3 穴。

（四）中西医结合疗法

中医学在心肌病治疗方面，以肥厚型、扩张型及其合并慢性心力衰竭者疗效较好。现代医学对此类疾病反复发作且逐渐加重者，顽固性心律失常及难以控制的心力衰竭等并无良策。中医学可以发挥其重预防、重整体调节的优势，可在本病的预防方面起到重要作用。

（1）心肌病在病情的早期阶段，以截断病势、预防为要。针对体质虚弱，易感冒特点，以黄芪精口服液、玉屏风散等药物口服，实践证明可延缓病情的发展。

（2）对合并有顽固性心律失常的患者，尤其是合并室性早搏、室性心动过速、阵发性心房颤动时，在西药积极控制心律失常的同时，以血府逐瘀汤加黄芪、生脉饮加减治疗，常能收到较好的效果。

（3）心肌病后期，出现顽固难治性心力衰竭，以中西医治疗为佳。在使用西药强心、利尿、扩张血管的同时，配合中药治疗，较易控制临床症状。此期可按以下两型辨证：①脾肾阳虚型：以喘息不得卧、水肿为主症，治宜温补脾肾，泻肺利水。采用济生肾气丸加味。常用药：黄芪、葶苈子、肉桂、制附子（先煎）、茯苓、泽泻、苏叶、木瓜、槟榔、川牛膝、丹参、益母草。②心肾气阴两虚：以心悸、喘促为主症，治宜补心肾、纳气平喘。方用麦味地黄丸加减。常用药：生黄芪、太子参、麦冬、五味子、生龙骨、生牡蛎、熟地、山萸肉、泽泻、川牛膝、茯苓、当归。

五、预后

小儿扩张型心肌病预后不良，多数于发病第一年因严重心力衰竭死亡，少数因室性心律失常发生阿 - 斯综合征或猝死，存活率约 60%。扩张型心肌病患儿结局可分为三类：①第一类：通常于发病后 6 个月功能恢复正常，预后好，此后不致发生猝死。②第二类：心功能改善，但未恢复正常，仍有猝死的危险。③第三类：心功能无改进或进一步恶化，通常于发病早期因严重心力衰竭死亡。其他预后不良的指征有心脏重度扩大，心胸比例 ≥ 0.65，射血分数 < 0.2，发生栓塞现象及室性心律失常等。

肥厚型心肌病

肥厚型心肌病又称特发性主动脉瓣下狭窄和不对称性室间隔肥厚，是一种遗传性疾病，其特征为心室肥厚，心腔无扩大。本病的临床表现多样化，是较大儿童及青少年猝死原因之一。

一、病因病机

目前证实肥厚型心肌病是一种常染色体显性遗传病。先证者的同胞 50% 受累。主要病机包括舒张功能障碍，收缩功能障碍，左心室流出道梗阻，以及小冠状动脉异常导致的缺血及心律失常。

二、临床表现

儿童肥厚型心肌病多无明显症状，常因心脏杂音或家族中有本病患者而首次就诊。临床表现具有多样性，并因发病年龄不同而不同。1 岁以下婴儿较 1 岁以上者严重。60%婴儿肥厚型心肌病有左、右心室流出道梗阻，常发生心力衰竭，多于 1 岁之内死亡。1 岁以上儿童通常无症状，只有少数患儿发生左心室流出道梗阻，但较婴儿更易发生猝死。患儿常见症状有呼吸困难、心动过速、喂养困难，较重患儿可发生心力衰竭，伴随青紫。检查可见心脏扩大，有心脏杂音或心律失常。少数患儿有呼吸加快、乏力、心悸、心绞痛、头晕、晕厥前兆及晕厥，并可于活动后发生猝死。即便无明显症状，也有发生猝死的危险。心力衰竭罕见。体征有脉搏短促，心脏搏动呈抬举样或双重性搏动。第一心音正常，第二心音多数正常，少数因左心室流出道梗阻，出现反常分裂。胸骨左缘下端及心尖部有 3/6 级收缩期喷射性杂音，于运动后即时加重，蹲坐位减弱。

三、诊断与鉴别诊断

1.诊断要点 ①患儿有家族遗传史和病史；②活动性呼吸困难，胸部不典型的心绞痛或不明原因的晕厥，一个以上症状者；③胸骨左缘下端近心尖处可听到收缩期喷射性杂音；④心电图左心室肥厚及 ST 段 T 波改变；⑤超声心动图可显示增厚的心室壁及心室收缩期流出道狭窄等。

2.鉴别诊断 ①儿童应与先天性主动脉缩窄及主动脉瓣狭窄的继发性心室肥厚相鉴别；②婴儿尚须与 Pompe 病、Noonan 综合征相鉴别。

四、治疗

（1）应限制患儿参加紧张或剧烈活动，避免运动后发生猝死。洋地黄、异丙肾上腺素、多巴胺等正性肌力药及强效利尿剂应避免应用。有症状的患者可采用 β 受体阻滞剂或钙通道阻滞剂治疗；对无症状患儿是否应用上述药物尚有不同意见，但有明确的猝死家族史或严重心室肥厚者则需用药。

（2）对于药物治疗无效的左心室流出道梗阻患儿，以往采用外科手术治疗，行左心室部分心肌切除术或二尖瓣置换术。近年研究了两种可代替外科手术、减轻左心室流出道梗阻的有效方法：①双腔全自动起搏器；②经皮室间隔消融术。近期结果大部分患者症状好转心功能改善，左心室压力阶差下降。

（3）中医治疗详见本章第一节。

五、预后

小儿肥厚型心肌病临床表现多样化，预后不一。患儿多于 1 岁内死亡，心力衰竭为主要死因。猝死常发生 15～35 岁，猝死前大多无症状或仅有轻微症状，多于运动后发生。猝死高危临床指征有：①晕厥或心脏停搏史；②特异的遗传缺陷，家族中有猝死或晕厥史；③青少年期；④严重左心室肥厚；⑤动态心电图可见室性心动过速。

限制型心肌病

限制型心肌病又称闭塞性心脏病，较为少见。由于心内膜和 / 或心肌病变，使心室扩张性降低，舒张期充盈受损，发生心力衰竭。

一、病因病机

本病病因不明，可继发性全身性淀粉样变性、类肉瘤病、黏多糖病、色素沉着病等，引起心肌浸润性病变及心内膜心肌纤维化。嗜酸细胞过多综合征、类癌病综合征、癌转移、放射性损伤等，可引起心内膜和心肌病变。原发性限制型心肌病有的呈家族发病，为常染色体显性遗传。本病伴随房室传导阻滞，并累及骨骼肌；心脏大小多数正常或轻度增大。病程早期收缩功能正常，由于心内膜心肌病变，室壁僵硬，影响舒张期心室充盈，左右心室均受累，多数右心室较重，故发生右、左心力衰竭。

二、临床表现

本病常见于儿童及青少年，起病隐缓，表现为原因不明的心力衰竭。临床所见随受累心室及病变程度有所不同。右心病变主要表现为静脉压升高，颈静脉怒张、肝大、腹水及下肢水肿，酷似缩窄性心包炎。左心病变常有呼吸困难、咳嗽、咯血、胸痛，有时伴有肺动脉高压的表现。体检示双颊暗红或发绀，颈静脉怒张，心前区膨隆，心界扩大，心脏搏动弱，心音有力，心率快，可有奔马律，多数无杂音或有轻度收缩期杂音，血压偏低，脉压小，脉搏细弱，可有奇脉；腹部胀大有移动性浊音，肝肿大且质较硬，下肢有凹陷水肿，可有栓塞表现。

三、诊断与鉴别诊断

1.诊断要点　①活动性呼吸困难及端坐呼吸；②左心室或右心室舒张末压增高，心室收缩功能大致正常；③左、右心室收缩及舒张末期内径正常或轻度增大，左、右心房明显增大；④右心衰竭者出现下肢肿、肝大、腹水；⑤心电图常有房室传导阻滞、束支传导阻滞、心律失常。

2.鉴别诊断　须与 Ebstein 心脏畸形、扩张型心肌病和缩窄性心包炎相鉴别。

四、治疗

（1）治疗以控制心力衰竭为主。因其基本病变为心肌纤维化和心腔缩小，故洋地黄类药物通常作用不佳。如发生心房颤动、心室率快时可用地高辛，减低心室率，改善心功能。对于发生腹水及浮肿的患儿可用利尿剂。

（2）外科手术治疗可行心内膜切除或心瓣膜修补或置换术等。治疗无效可行心脏移植。

（3）中医治疗详见本章第一节。

五、预后

本病预后不良，出现心力衰竭后往往数年内死亡。

参考文献

［1］焦增锦，于全俊.中西医临床心血管病学.北京：中国中医药出版社，2000.

［2］胡亚美，江载芳.褚福棠实用儿科学.北京：人民卫生出版社，2013.

［3］ 杨思源，陈树宝．小儿心脏病学．北京：人民卫生出版社，2012.

［4］ 祝广庆．温阳和血汤治疗原发性充血型心肌病九例疗效观察．辽宁中医杂志，1985，（10）：32 ～ 33.

［5］ 白新胜，林建富，黄子健．补心汤配合西药治疗扩张型心肌病心力衰竭．中西医结合杂志，1991，（5）：309 ～ 310.

［6］ 冯玉彦，李国卿，冯淑风．生脉散加味治疗心肌病 16 例分析．河北中医，1993，（1）：9.

［7］ 吕宏生，彭勃．樟木生脉饮治疗原发性心肌病．中医研究，1994，（3）：25 ～ 27.

感染性心内膜炎

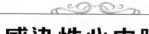

感染性心内膜炎多为心脏瓣膜、心内膜及大动脉内膜炎症性疾病，原称为急性或亚急性细菌性心内膜炎，因多种微生物如细菌、真菌、立克次体及衣原体均可导致心内膜炎症，病程经过与病原微生物及有无基础心脏病等因素有关。感染性心内膜炎属于小儿严重感染性疾病。在抗生素使用以前，感染性心内膜炎病例很少能存活，即使应用抗生素治疗后，死亡率仍高达20%～25%。

感染性心内膜炎属于中医学"温病"、"心悸"、"怔忡"、"心痹"等范畴。如《内经》有关于"心热病者，先不乐，数日乃热，热争则卒心痛，烦闷、头痛，面赤无汗"的记载，与本病的临床表现颇相一致。《外感温热篇》云："热渴烦闷，昏聩不知人，不语如尸厥，脉数者，此热邪内蕴，走窜心包络"，与本病后期重证表现亦相似。重症患儿因邪毒炽盛，正气衰惫，邪陷厥阴，或阳气虚衰，虚阳外脱，抢救不及时而死亡。

一、病因

本病系病原体（细菌、真菌、立克次体及衣原体）侵入血液引起心内膜、心瓣膜及大动脉内膜炎症，导致不同程度的急性或慢性心功能不全及体、肺动脉栓塞症。常见于心脏原发病变和非心脏原发病变。

1. 心脏原发病变 感染性心内膜炎患儿中绝大多数（92%）均有原发心脏病变，其中以先天性心脏病最为多见（80%～81.13%），室间隔缺损者最易患心内膜炎，其他依次为动脉导管未闭和法洛四联症，还有主动脉瓣狭窄、肺动脉瓣狭窄等。发生心内膜炎的心脏病变常因心室或血管内有较大的压力阶差，产生高速的血液激流，而经常冲击心内膜面，使之遭受损伤所致。

2. 非心脏原发病变 部分患儿无原发性心脏病变，通常由于毒力较强的细菌或真菌感染引起，约 1/3 的病史中可追查到致病因素，主要为矫治牙病及扁桃体摘除术。其他致病因素尚有长期使用抗生素、皮质激素及其他免疫抑制药，为病原侵入心内膜提供了条件。

中医学认为本病的形成，多由先天性心脏禀赋不全，素体气血不足，痼疾缠绵，脏腑阴阳失调，与正虚抗邪无力、邪毒入侵有关。

二、病机

感染性心内膜炎的发病机制是一个复杂的过程，引发本病和局部心内膜受损感染的机制有：①异常血流动力学状态使心脏和瓣膜表面损伤；②损伤的心瓣膜表面存在非细菌性血栓性心内膜炎；③瓣膜表面细菌集落化黏附于瓣膜间的细菌能生长繁殖；④感染性微生物形成高滴度的抗凝抗体。另外，免疫机制也起一定作用。

中医学认为其病机：一为胎禀不足，罹患先天性心脏病；二为风寒湿痹，日久不解，内舍于心，可引发心脉痹阻之风湿性心脏病。两者使心脏阴阳亏虚，心阳虚不能温煦元阳；心阴虚不能下济肾水，至肾阴肾阳不足。肾元不足，则五脏阴阳俱虚。肺虚，卫外不固，故易感外邪。邪热入侵，热灼阴伤，阴虚则火旺，故有发热、盗汗、口干咽燥等症，或兼外感证。若遇暴疠之邪，热毒由卫入气，迅速内传营血，又出现畏寒发热、烦躁、皮肤瘀点、舌红绛等卫表证与营血证；甚则邪陷营血，蒙蔽心窍，引动肝风，迫血外行，出现神昏瘫痪、皮肤瘀点、舌绛等重危证。热邪入侵，除见上述病变外，还可产生以下两种病理变化：①热毒伤血耗血，至阴血虚亏，因此本病在发展过程中出现逐渐加重的血虚征象；②热毒入血，耗血动血，血滞成瘀。此外，邪毒亢盛，内伤于心，致心阳不足，血运不利，成瘀成水。瘀水阻肺，肺失肃降，气逆于上，以致胸闷心悸、气急不能平卧、面色苍白、口唇紫绀、脉细数等心力衰竭症。总之，本病的病机为正虚，卫外不固，邪热入侵，煎熬血液成瘀，伤血耗血损气，终致气血两虚。临床多呈正虚邪实，虚实夹杂证。

三、临床表现

大多数患者有器质性心脏病，部分患者发病前有龋齿、扁桃体炎、静脉插管或心内手术史。临床症状可归纳为：①全身感染症状；②心脏症状；③栓塞及血管症状。同时具有以上三方面症状的典型表现者不多，尤其 2 岁以下婴儿往往以全身感染症状为主，部分患儿无原发性心脏病变，全身中毒症状掩盖了心内膜炎症状，可见败血症，伴有皮肤感染、肺炎、脓胸、肠炎及骨髓炎等，仅少数患儿有栓塞症状和 / 或心脏杂音。

本病一般起病缓慢，开始时仅有不规则发热，患儿逐渐感觉疲乏、食欲减退、体重减轻，关节痛、肌痛及肤色苍白。病情进展较慢，数日或数周后出现栓塞征象，瘀点见于皮肤与黏膜，指甲下偶见线状出血，偶在指、趾的腹面或侧面、手掌的鱼际、上臂远端皮下组织发现小动脉血栓，可触及隆起的紫红色略有触痛的欧式小结。病程较长者则见杵状指（趾），故非青紫型先天性心脏病患儿出现杵状指（趾）时，应考虑本病。

根据致病原因、起病缓急的不同，本病可分为急性与亚急性两型。急性心内膜炎多为感染毒力较强的病原体所致，原多无心脏病病史，起病急，发展迅速，病程多在 6 周以内。亚急性心内膜炎多在原有心脏病的基础上，起病缓慢，病程超过 6 周，本型临床较多见。

四、诊断与鉴别诊断

1.**诊断要点** 感染性心内膜炎累及全身部位，临床表现多样化。早期诊断非常困难，尤其是随着抗生素的广泛应用和病原学变化，使临床表现更趋不典型。中华医学会儿科学会心血管组在第九届全国小儿心血管专业学术会议上提出"小儿感染性心内膜炎的诊断标准（试行）"（见附）。

[附] 小儿感染性心内膜炎的诊断标准（试行）（2000 年 9 月，大连）

一、临床指标

（一）主要指标

1.血培养阳性 分别 2 次血培养有相同的感染性心内膜炎常见的微生物（如草绿色链球菌、金黄色葡萄球菌、肠球菌等）。

2.心内膜受累证据 应用超声心动图检查心内膜受累证据，有以下超声心动图征象之一：①附着于瓣膜或瓣膜装置，或心脏、大血管内膜，或置植人工材料上的赘生物；②心内脓肿；③瓣膜穿孔、人工瓣膜或缺损补片有新的部分裂开。

3.血管征象 重要动脉栓塞，脓毒性肺梗死或感染性动脉瘤。

（二）次要指标

1.易感染条件 基础心脏疾病，心脏手术，心导管术或中心静脉内插管。

2.较长时间的发热（≥ 38℃），伴贫血。

3.原有心脏杂音加重，出现新的反流杂音或心功能不全。

4.血管征象 瘀斑、脾肿大、颅内出血，结膜出血，镜下血尿或 Janeway 斑。

5.免疫学征象 肾小球肾炎，Osler 结，Roth 斑或类风湿因子阳性。

6.微生物学证据 血培养阳性，但未符合主要指标中的要求。

二、病理性指标

（一）赘生物（包括已形成的栓塞）或心内脓肿经培养或镜检发现微生物。

（二）存在赘生物或心内脓肿，并经病理检查证实活动性心内膜炎。

三、诊断依据

（一）具备以下①～⑤项任何之一者可诊断为感染性心内膜炎：①临床主要指标 2 项；②临床主要指标 1 项和次要指标 3 项；③心内膜受累证据和临床次要指标 2 项；④临床次要指标 5 项；⑤病理学指标 1 项。

（二）有以下情况时可排除感染性心内膜炎诊断：有明确的其他诊断能解释临床表现；抗生素治疗 ≤ 4 天；手术或尸检无感染性心内膜炎的病理证据。

（三）临床考虑感染性心内膜炎，但不具备确诊依据时应仍进行治疗，根据临床观察及进一步的检查结果确诊或排除感染性心内膜炎。

2.鉴别诊断　应与肺结核、肺炎、布氏菌病、恶性肿瘤、系统性红斑狼疮、风湿热等相鉴别；肾栓塞则应与原发性肾小球肾炎相鉴别。

五、治疗

（一）辨证论治

本病急性发病特点及临床过程与温病颇为一致，故以卫气营血辨证施治。其发病急，传变快，初起见卫分证，但随即见营血分证。临床上常见卫营同病，虚实夹杂，本虚标实。本病病位在心，心主营血，因此病变重在营血，而不在卫。辨证时以营血分证为重点，但也不能忽略了邪热入营入血后产生的瘀血与正虚。而亚急性心内膜炎临床特点与内伤发热颇相吻合，多由心体受损，脏腑阴阳失调，复感外邪，病以正虚为主，临床多呈阴虚内热或气血两虚。在病程中，如面色苍白、呼吸急促、口唇紫绀、肝脏进行性肿大、心率增快、两肺湿性啰音、肢体浮肿，则为心阳虚衰之心力衰竭症；若见神昏、呕吐、抽搐、瘫痪等神经系统症状，则为脑病变。两者均系重危证，应密切注意病情变化。对热入营血者，以清热解毒、凉血散瘀为主；阴虚火旺者滋阴降火；恢复期以气血虚弱为主者，则当益气养血。

1.卫营同病

证候：发热恶寒，周身酸痛，心悸气促，皮肤黏膜有瘀点或紫癜，口唇紫绀，甚或头痛呕吐，抽搐，昏迷，伴咳嗽频频，右肋下癥块，面色苍白，肢体浮肿，小便减少、色黄赤。舌红绛，苔少，脉细数。

辨证：多见于急性心内膜炎，起病急，传变迅速，临床上以卫营症状为主，同时伴瘀血、贫血之症。发热恶寒、周身酸痛为邪热袭表、正邪交争之故。邪热入营，迫血妄行，扰乱心神，以致皮肤黏膜瘀点或紫癜、烦躁不安；邪热内羁营血，伤阴耗血损气，以致口干燥、心悸气短、面色少华、舌红绛、苔少；且煎熬血液成瘀，出现一派瘀阻之症，若瘀阻肺络，宣肃失职，气机不利，血不循经，错行脉外，故咳嗽、胸痛；瘀阻肋下，则有癥块；瘀阻脑络，甚或络伤血溢，可有头痛呕吐、神昏抽搐、肢体瘫痪等；邪毒归心，损伤心阳，心阳虚衰，瘀水互阻，以致面色苍白、呼吸急促、口唇紫绀、右肋下癥块、肢体浮肿等心力衰竭症。

治法：清热解毒，凉血散瘀。

方剂：黄连解毒汤合清营汤加减。

常用药：黄连、黄芩、焦栀子、水牛角、生地、元参、知母、赤芍、丹皮、金银花、连翘、甘草。

加减：咳嗽、胸痛者加柴胡、郁金、茜草；肋下癥块者，加三棱、莪术；头痛呕吐、神昏抽搐者，加紫雪丹；心阳虚衰、瘀水内停者，改用独参汤加附子、桂枝、白术、茯苓。

2. 阴虚火旺

证候：低热不退，心烦不安，心悸，盗汗口渴，形体消瘦，体倦乏力，大便干结，或腹痛便血，腰痛尿血。舌红，苔少，脉细数。

辨证：多见于亚急性心内膜炎。由脏腑阴阳失调，气血运行不利，复感外邪而成。以阴虚火旺之低热盗汗、心悸心烦为主要表现，其次伴有皮肤黏膜瘀点、肋下癥块等瘀血证。经积极治疗，阴液渐复，虚火渐熄，则多呈气阴两虚夹瘀证，症见心悸气短、神疲乏力、皮肤瘀点、舌红、苔少等。也有因阴虚及阳，阳气虚衰，瘀水互阻，而有心悸怔忡、气息喘促、难以平卧、咳嗽痰多、右肋下癥块、唇绀及肢体肿等症。

治法：滋阴清热，兼以活血。

方剂：秦艽鳖甲散加减。

常用药：秦艽、鳖甲、知母、生地、当归、地骨皮、丹皮、银柴胡、白薇、青蒿、乌梅。

加减：腹痛便血者，加延胡索、制香附、三七、血余炭；腰痛尿血者，加牛膝、杜仲、琥珀；肋下癥块者，加三棱、莪术；伴发热恶寒，肌肉酸痛，脉浮数者，为兼感外邪，加金银花、连翘、薄荷；气阴两虚者，用生脉饮加味；心阳虚衰，瘀水互阻者，急以参附汤加万年青、葶苈子、大枣等温养活血利水，俟心阳振奋、瘀化水行之后，再以常法治之。

3.气血两虚

证候：面色苍白，神疲乏力，心悸，气短懒言，爪甲、口唇淡白，纳食不振，形体消瘦。舌淡红，苔薄，脉细弱。

辨证：多见于恢复期，邪热已去，气血俱损，故见心悸气短、面白神疲等气血两虚主要表现。

治法：益气养血，活血祛瘀通络。

方剂：归脾汤加减。

常用药：党参、黄芪、当归、酸枣仁、肉桂、熟地、制首乌、鸡血藤、白术、茯苓、陈皮。

加减：心悸明显者，加龙齿、珍珠母；纳呆者，加谷芽、麦芽、鸡内金、生山楂。

（二）其他疗法

1.中成药

（1）金莲花片　本方清热解毒，适用于本病慢性期。每次3～6片，每日3次。

（2）穿心莲片　本方清热解毒凉血，适用于本病热入营血。每次3片，每日3～4次。

（3）桑菊感冒片　本方疏风清热，适用于本病初起。每次4片，每日3次。

（4）六神丸　本方清热解毒、消肿止痛，适用于本病气分热盛及热入营血。每次5～10粒，每日3～4次。

2.专方验方

（1）《当代名医案献验方》　忍冬藤、紫花地丁、蒲公英、野菊花、大青叶、板蓝根、小蓟、大蓟、连翘、黄芩、甘草。每日1剂，水煎分2次口服。适用于治疗亚急性细菌性心内膜炎出现发热及皮肤瘀点者。

（2）《名医妙方精华千首》　西洋参（先煎兑服）、五味子、元参、生地、丹皮、天花粉、知母、黄柏、金银花、麦冬、赤芍、远志、鲜芦根、川贝母、水牛角粉（兑服）、羚羊角粉（兑服）。

（三）西医疗法

早期足量使用抗生素。由瓣膜损害而造成难治性心力衰竭时，应手术治疗，去除赘生物及置换瓣膜。手术适应证有：①瓣膜功能不全引起中重度心力衰竭；②经最佳抗生素治疗无效；③赘生物阻塞瓣口；④反复发生栓塞；⑤霉菌感染；⑥新发生的心脏传导阻滞。

（四）中西医结合疗法

中西医结合治疗感染性心内膜炎临床上主要以抗生素为主，但因其副作用，部分患者难以持久彻底治疗；中医药对改善患者症状，缓解抗生素的副作用等方面有着较好的效果，二者结合起来，可以提高一定的疗效。故本病在应用抗生素治疗的同时，可配合中药辨证施治，一般方选银翘散、白虎加人参汤、清营汤、犀角地黄汤、五味消毒饮等，以加强抗生素作用、预防栓塞等。

六、预防

及时矫治先天性心脏病，积极防治风湿性心脏病。心瓣膜或心血管畸形患儿增强体质，注意卫生，及时清除感染灶。预防皮肤感染及其他急性感染。做口腔、上呼吸道、泌尿道、胃肠道手术及心导管检查时，术前术后常规3日青霉素预防注射。

七、预后

随着超声诊断、抗生素治疗及外科治疗技术的提高，本病患儿的死亡率有所下降，但仍然是危害较大的感染性疾病。顽固性充血性心力衰竭是致死的主要原因，主要由瓣膜破坏、腱索断裂所致，与人工瓣膜功能障碍及基础心脏病等也有关。有严重脑并发症者，病死率高，幸存者多有后遗症。心内膜炎的复发可在完成有效抗感染疗程后3～6个月发生。复发时的病原菌不一定与既往一致。

参考文献

［1］ 杨思源，陈树宝．小儿心脏病学．北京：人民卫生出版社，2012．

［2］ 焦增绵，于全俊．中西医临床心血管病学．北京：中国中医药出版社，2000．

［3］ 胡亚美，江载芳．褚福棠实用儿科学．北京：人民卫生出版社，2013．

［4］ 江育仁，张奇文．实用中医儿科学．上海：上海科学技术出版社，2005．

［5］ 刘美贞，王京生．心脏瓣膜疾病诊断治疗学．北京：中国协和医科大学出版社，2001．

风湿性心脏病

风湿性心脏病源于风湿热。本病早期风湿热是机体对溶血性链球菌的一种变态反应，表现为一种经常反复发作的急、慢性非特异性炎症，其特点是全身各部分的胶原组织发生多发性、非化脓性损害，尤以关节与心脏最为显著。风湿性心脏病就是指风湿热性心肌炎发作停止后遗留下来的心瓣膜损害，形成瓣膜口的狭窄与关闭不全单独或同时存在的一种病症，故又称风湿性瓣膜病。该病常见于儿童与青少年，初发年龄 5 ～ 15 岁，4 岁前、25 岁后较少见，多在 3 ～ 5 年内复发。

中医学对风湿热的认识历史悠久，根据《灵枢》《金匮要略》等中医学古典医籍记载，自秦汉以来，中医学家们已相当准确地记述和描写风湿热及风湿性心脏病，主要症状表现为发热、汗出、心烦闷，继则关节肿痛、气短、水肿及一些其他症状。古代称"痹证"、"风水"、"白虎"、"历节"或"历节风"。到了元明时期又加用"痛风"一词，其中以"历节风"这一名词最为普遍。目前中医学将其归属于"心痹"、"心悸"、"喘证"、"水肿"等证的范畴。

一、病因病机

风湿热的病因目前尚未完全明了，但近年来有证据证明风湿热是与 A 组溶血性链球菌咽部感染有关，但引发机制尚不清楚。此外，病毒感染、遗传因素及免疫功能等因素在风湿热发病中也起一定作用。急性风湿热几乎均会引起心脏损害，只是轻重不同。轻度的心脏损害可能不形成慢性风湿性心脏病。风湿性心脏病大多是全心炎，即心肌、心内膜（包括心瓣膜）、心包等均被侵及，但以心肌炎和心内膜炎最为重要。心包腔内常有纤维蛋白性或浆液性纤维蛋白性渗出物，心肌中可见典型的风湿性病理改变。心内膜炎病变以瓣膜损害最重要，风湿热反复发作可引起瓣膜充血、肿胀、瘢痕形成和腱索乳头肌粘连、挛缩，导致瓣膜狭窄或关闭不全。

中医学认为本病由于正气不足，气候乖戾，寒暑不均，冷热无常，或久居潮湿之地，风、寒、湿、热等外邪侵袭人体，痹阻经脉、筋骨，致使气血运行不畅而成为痹证；或因先天禀赋不足，少年阳气偏盛，内有蕴热，复感风寒湿邪，热为外邪所郁，流注肌肉、关节、脏腑而为痹证。痹证日久，外邪由经络而入脏腑，内舍于心，则为心痹。或因心痹日久，心气耗伤，心血内亏，心失所养，则为心悸。心阳不足，不能制水，水气凌心射肺，则为喘证。心病及肾，肾不制水，水气溢于四肢，则为水肿。总之，本病初期为邪在肌肉、经脉、筋骨、关节，日久邪入脏腑，因实致虚，因虚致实，在整个病程中多呈虚实夹杂，但以心气心阳虚弱为本，以痰瘀内阻为标。病位虽在心，常累及其他脏腑，与其他脏腑并病，如心肺、心脾、心肾同病等，从而产生一系列临床证候。

二、临床表现

1. 根据心脏功能情况分期

（1）代偿期　病程短，病情轻，无明显的自觉症状，仅表现为病变瓣膜区的杂音。

（2）失代偿期　病程长，病情较重，症见心悸胸闷，活动后加剧，紫绀，咳嗽，咳血；甚者呼吸喘急，稍动则剧，不能平卧，肢体浮肿，唇、指紫，面暗等。

2. 根据病变部位分类

（1）二尖瓣狭窄与关闭不全　轻度狭窄或关闭不全常无明显症状。当左心房代偿功能失调时，即有心悸，活动性呼吸困难，咳嗽，痰中带血，甚或大量咳血，到晚期出现气息喘促、口唇紫绀、肝脏肿大、下肢浮肿等右心衰竭症状。狭窄者心前区可闻及局限性隆隆样舒张期杂音；关闭不全可闻及响亮而粗糙的吹风样全收缩期杂音。

（2）主动脉瓣狭窄与关闭不全　狭窄者神疲气短，心悸，头晕目眩，甚者晕厥，心胸疼痛，主动脉听诊区可闻及响亮而粗糙的收缩期杂音。关闭不全者早期症状不明显，或仅有心悸、头部搏动感及心前区不适；晚期有咳嗽气急，甚则晕厥及左心衰竭，主动脉瓣听诊区可闻及舒张期吹风样杂音。

三、诊断与鉴别诊断

1.诊断要点

（1）风湿热反复发作，病程超过半年以上，心前区闻及病理性杂音，即应考虑本病。

（2）初起无明显自觉症状，随着病情发展，逐渐出现活动后心悸气短、胸闷、咳嗽、咯血、甚则喘促难以平卧、口唇紫绀、心悸怔忡、肢体浮肿、肝脏肿大等心力衰竭症状，二尖瓣或主动脉瓣听诊区闻及收缩期或舒张期病理性杂音即可诊断。

（3）结合心电图、超声心动图、X线检查结果确诊。

2.鉴别诊断　风湿性心脏病应与以下几种疾病相鉴别：亚急性细菌性心内膜炎、病毒性心肌炎、先天性心脏病、左心房黏液瘤、肺炎、肺结核、支气管扩张、甲状腺功能亢进等。

四、治疗

（一）辨证论治

病变关键在于病久伤正，心脏虚衰，并产生一系列病理变化。因此，临诊时以心脏受损程度为重点，辨明病变所涉及脏腑，辨清寒热虚实。初起病情多轻，仅限剧烈活动后心悸气短、胸闷等气血不足证。随着病情发展，到疾病中后期，正气受伤，心气虚转化为心阳虚，并累及肺、脾、肾、肝等脏腑，产生瘀血、痰饮等病理产物。临床见心悸怔忡，胸闷气短，甚则喘促难以平卧，痰多，肢体浮肿，口唇紫绀，右胁下癥块等。初起以虚为主，以实为次，故以补虚为大法，分别采用补气、养血、养阴、活血祛瘀等。到疾病中后期，多虚实夹杂，但实多因虚致实。因此治疗仍以温补阳气为主治其本，活血利水为辅治其标。若瘀血阻滞为主时，则重在活血行瘀辅以扶正。

1. 心肺两虚

证候：心悸怔忡，活动后气短胸闷，或咳嗽痰少，入夜加剧，纳食尚可，口干咽燥，二便正常。舌淡红或紫暗，舌下脉络瘀张，苔薄，脉细或结或代。

辨证：多见于本病初中期，因久病伤正，气血不足，心失所养，故以心悸怔忡为主要表现。心肺气虚，血液不能正常运行，郁阻于肺，肺气壅塞，失于宣肃，故伴胸闷、夜间咳嗽等。若瘀阻肺络，血不归经，溢于脉外，则痰中带血或咯血。肺气虚，卫外不固，易感外邪，若邪热犯肺，肺失宣肃，则咳嗽频频、痰多质黏、胸闷等；若为热灼阴伤，阴液不足，虚火内扰，又见低热、五心烦热、口干咽燥、舌红紫、苔少、脉细数。

治法：补益心肺，佐以活血。

方剂：保元汤加味。

常用药：党参、黄芪、当归、炙甘草、桂枝、丹参、红花、益母草。

加减：伴咳血者，加平地木、三七、茜草；兼感外邪症见咳嗽痰多，以疏解宣肺清热为先，药用麻黄、杏仁、浙贝母、鱼腥草、野荞麦根、桑叶、连翘、黄芩等，待外邪消除后，复以原法治之；阴虚火旺者，则用北沙参、麦冬、五味子、玉竹、生地、百合、青蒿、白薇、地骨皮、丹皮、丹参等以养阴清热活血。

2. 心脾两虚

证候：心悸怔忡，气短，纳食不振，腹胀便溏，下肢浮肿，神疲乏力，气晕目眩，右胁下癥块。舌淡暗，苔白，脉细弱。

辨证：多见于心功能失于代偿，以心悸怔忡、气短、动则加剧为主要表现，乃因心脏虚衰、气血两虚、心神失养所致。心阳虚，不能温煦脾土，脾胃虚弱，运化失职，一则气血生化不足，气血更虚；二则不能运化水湿，致水饮内停，故伴头晕目眩、纳呆腹胀、便溏肢肿等；心阳虚弱，运血无力，瘀血内停，则伴右胁下癥块、舌淡暗等。若及时治疗，脾运复健，心阳复苏，则肿退、腹胀及胁下癥块消失，转为心气不足，则易发展为心脾肾阳气虚衰，瘀水互阻。

治法：补益心脾，活血利水。

方剂：归脾汤加减。

常用药：党参、黄芪、白术、桂枝、茯苓、炙甘草、当归、丹参。

加减：腹胀肢肿者，加猪苓、汉防己、泽泻、大腹皮；右胁下癥块者，加制鳖甲、郁金；纳呆便溏者，加谷芽、麦芽、焦山楂、车前子；肿退便调而头晕目眩、夜不安眠者，加熟地、夜交藤、合欢皮。

3. 心肾阴虚

证候：心悸怔忡，气息喘促，不能平卧，动则尤甚，尿量少，畏寒肢冷，全身浮肿，颜面、口唇紫绀，右胁下癥块。舌边紫，苔白，脉沉细无力。

辨证：多见于疾病后期，因病久不愈，心阳虚弱，累及肾阳，形成心肾阳气虚弱。阳衰不能温运血脉，则瘀血阻滞，不能化气行水，则水饮内停，泛滥肌肤，上凌心肺，最终形成心悸怔忡、气喘不能平卧、尿少肢肿、癥块等阳气虚衰、阴寒内盛、瘀水互阻之虚实夹杂证。若治疗得法，肾阳渐复，则转为心阳不足，否则阳气虚衰，阴阳离决欲脱。

治法：益气温阳，补元固脱。

方剂：参附汤（《妇人良方》）加味。

常用药：别直参、制附子、茯苓、桂枝、白术、甘草、汉防己。

加减：水肿甚，小便量少者，加泽泻、车前子；气喘息痰多者，加葶苈子、大枣；唇绀指紫，面青舌暗，胁下癥块者，加三七、万年青。

（二）其他疗法

1. 中成药

（1）天王补心丹　本药功能益气养阴，养心安神。适用于风湿性心脏病，症见心阴不足、心悸怔忡者。口服，每次 1 丸，每日 2 次。

（2）生脉注射（口服）液　本药功能益气养阴。适用于心气不足，心阴亏损之惊悸怔忡、心神不安、动则喘促、气短乏力。每次 10～20ml，每日 3 次口服；每日 40～80ml 加入 5% 葡萄糖注射液中静脉滴注。

2. 专方验方　薤白、台参、麦冬、川芎、香附、砂仁、延胡索、陈皮、茯苓、柴胡、石决明、柿蒂各 9g，鸡内金 12g，甘草 3g，生姜 3 片，水煎服，每日 1 剂。用于风湿性心脏病。

（三）西医疗法

严重风湿性心脏病可合并心力衰竭，若无及时有效的治疗，常为本病主要死因。其处理原则同一般心力衰竭处理，但洋地黄量酌减，宜选用作用快的制剂如毛花苷 C、毒毛花苷 K，并同时使用肾上腺皮质激素、利尿剂。对顽固性心力衰竭者宜加用血管扩张剂和非洋地黄类正性肌力药物，如多巴酚丁胺、氨力农或米力农等。对于严重风湿性心瓣膜病并见风湿活动者，一般先行内科治疗，若经积极治疗无效或瓣膜病损及心功能急剧恶化者，在抗风湿治疗的同时，可考虑手术治疗，如二尖瓣球囊扩张术、分离术，甚至瓣膜修补或置换术，有可能挽救或延长患者生命。

（四）中西医结合疗法

风湿性心脏病是一种与免疫相关的疾病。西医治疗原则是：在急性期以抗风湿治疗为主，如果出现并发症则给予相应的对症治疗，一旦形成瓣膜的损害则无其他治疗方法可以消除或阻止其发展。而且多数抗风湿的药物有明显毒副作用，导致患儿对此类药物的依从性较差，不易坚持治疗疗程。中西医结合治疗风湿性心脏病可以克服此弊端，取得较好疗效。

1. 中药配合甾体类抗炎药同用　主要用于风湿热活动期有明显的心脏损害患儿，初期以清热凉血、解毒除湿与泼尼松等药同用，急性期症状控制后或出现阴虚内热的表现时，以养阴清热、活血通络为主。在减激素的过程中常常见到阳虚的表现，此时改用温补肾阳的中药，往往可以取得较好的疗效。中药能起到预防或减轻激素类药物的不良反应。

2. 关于风湿心脏病心房纤颤的治疗　对于风湿性心脏病心房颤动，西医治疗多从控制心室率入手，多数心房颤动不得转复，即使转复也难以维持。中药复方炙甘草汤对于心悸、脉结代之心房纤颤有一定的疗效，可以配合洋地黄药物同用，以改善临床症状。

3. 关于风湿性心脏病心力衰竭的治疗　有心力衰竭的患儿，在应用洋地黄、利尿剂和扩张血管药物时配合中药治疗，可通过应用益气、活血、利水、温阳等治法起到减轻心脏前后负荷，增加心肌有效做功，从而减轻或缓解心力衰竭症状。

4. 活血化瘀药的应用　无论是在风湿热的活动期，还是在形成心瓣膜固定性损害或是心功能失代偿出现心力衰竭阶段，活血化瘀药都有很大的治疗价值，如在此症活动期，活血化瘀药可以抑制炎症损害，促进炎症吸收。药理研究证实活血化瘀药还可以抑制纤维化，可能对于阻止瓣膜损害的进展有益；而心力衰竭者用活血化瘀药可以改善血液流动性，增加组织器官的供血，对于心力衰竭的治疗极为有益。

5. 提高生活质量　心力衰竭反复发作常与感冒、肺部感染有关，使用玉屏风散加味可改善易感患者体质，减少风湿性心脏病心力衰竭的反复发作，有利于病情稳定，提高患者生活质量。

五、预防

积极防治风湿热，并注意卫生，加强营养，适当活动，增强体质，以增强抗病能力。避免久居潮湿之地，注意保暖，预防感染。既往有风湿热病史患儿，除尽可能避免与链球菌疾病患者接触外，应积极给予持续预防治疗，尤其对风湿性心脏病患儿更应提倡预防治疗。主要措施为每月肌内注射苄星青霉素120万U或每周1次，体重27kg以下患儿每月60万U，以防止再感染。在特殊情况下或高危人群中，如有风湿性心脏病者，苄星青霉素每3周注射1次。一般在溶血性链球菌再感染的初起，应每天肌内注射普鲁卡因青霉素40万～80万U，共7天；或直接注射苄星青霉素。对青霉素过敏者可选用红霉素，每天0.25～0.5g，或应用磺胺嘧啶或磺胺异噁唑。预防措施应用期限，一般认为风湿热不伴心脏病者，从风湿热末次发作起应维持 5 年或至 21 岁；风湿热伴心脏病而无残留瓣膜疾病，预防措施持续 10 年或成年；风湿热有心脏病和残留瓣膜疾病，从风湿热末次发作起，至少维持预防治疗 10 年或至少至 40 岁，有时终身维持。

六、预后

（1）开始治疗时的心脏状态　初次来诊时患儿心脏系统受累，越严重，心脏系统后遗症发生率越高。

（2）风湿热复发　每复发 1 次，瓣膜病变的严重程度都会加重。

（3）心脏病变复发　10%～25% 的患儿 10 年后初次心脏受累征象可消失，采取预防措施后，瓣膜病变更容易恢复。

（4）轻度主动脉瓣关闭不全不必限制活动；中度主动脉瓣关闭不全的患儿日常活动可以不受限制，但应避免剧烈活动；严重主动脉瓣关闭不全的患儿，应严格限制活动量，因为过量活动不仅可以诱发或促使心功能恶化，甚或导致猝死。

参考文献

［1］杨思源，陈树宝.小儿心脏病学.北京：人民卫生出版社，2012.

［2］刘美贞，王京生.心脏瓣膜病诊断治疗学.北京：中国协和医科大学出版社，2001.

［3］焦增绵，于全俊.中西医临床心血管病学.北京：中国中医药出版社，2000.

［4］江育仁，张奇文.实用中医儿科学.上海：上海科学技术出版社，2005.

［5］丁国英.中西医结合治疗儿童风湿性心脏病 34 例.吉林中医药，2000，20（2）：49.

［6］王显，姜琳，孙延芝.辨治风湿性心脏病经验.山东中医药大学学报，1999，23（3）：205.

［7］陆国康.中医药治疗风湿性心脏病心力衰竭 100 例.北京中医学院学报，1987，10（3）：35.

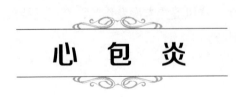

心 包 炎

心包是包裹在心脏外面的一个坚固的、呈烧瓶形的囊袋，分脏、壁两层，期间形成心包腔。心包具有固定心脏在胸腔的位置；限制心脏的急性扩张；调节双心室舒张期的耦连；防止邻近器官病变波及的生理功能。心包炎是指各种原因引起心包腔层和壁层急性炎症，可单独存在，或成为全身疾病的一部分。以左侧胸痛、心胸胀满、气短、发热等为特征。属于中医学"心痛"、"胸痹"、"喘咳"、"痰饮"、"水肿"、"心悸"等病的范畴。清代著名温病学家叶天士所著《外感温热篇》有言："温邪上受，首先犯肺，逆转心包"，是为本病病因病机的较早论述。

一、病因

本病病因主要分为感染性和非感染性两种。

1. 感染性 ①病毒：柯萨奇、埃可、流感、腺病毒、乙肝病毒等。②细菌：链球菌、肺炎球菌、葡萄球菌、脑膜炎双球菌、结核杆菌等。③真菌：组织胞浆菌、放线菌。④支原体感染。⑤寄生虫感染：肺吸虫、包囊虫。⑥其他病原体：立克次体、螺旋体等。

2. 非感染性 ①自身免疫性疾病：风湿热、系统性红斑狼疮、硬皮病等。

②代谢性和内分泌疾病：尿毒症、胆固醇性心包炎及甲状腺功能低下等。③血液、肿瘤、出血性素质、地中海贫血、白血病、淋巴瘤等。④创伤：胸腔创伤累及心包、心脏手术、心包切开术后。⑤理化因素：药物过敏、放射线损伤等。

中医学认为本病病因主要为感受外邪，如热毒、风湿等。1～4岁以感受热毒为主，常为肺炎、脓胸，但也以败血症为多；5～14岁以风湿为主，其次为疲劳。

二、病机

心包渗液是急性心包炎引起一系列病理生理改变的主要原因。根据病理变化，本病可分为纤维蛋白性及渗出性两种，不同病因及病程中可重叠存在。起病早期可以纤维蛋白渗出为主，渗液量较少，其后渗液增多，可为浆液纤维素性、浆液血性、出血性及化脓性，因病原体不同而异。炎症常累及心包膜下的表层心肌，并可导致心包增厚及粘连，若迁延不愈可引起心包缩窄。急性心包炎时，当渗液急速产生或大量心包积液时，使心包腔内压力上升，当压力超过一定程度时，即会影响心室扩张及舒张期的充盈，充盈受阻时心室排出血量减少；同时充盈压升高，静脉回流受阻，引起体、肺静脉淤血的表现；也可产生急性心包填塞，心排血量急骤减少，血压下降，甚至发生心源性休克迅速致死。

中医学认为小儿柔嫩之躯，正气不足，卫外不固，易为外邪所侵。邪热入侵，从阳化火，热毒亢盛，充斥内外，可有发热、汗多、烦躁不安等症；邪热内犯心包，包络气血瘀阻，不通则痛，故心胸刺痛、痛有定处、唇紫舌暗；瘀阻则水停，水饮内伏胸闷，胸阳被遏，肺气壅滞，气逆于上，以致心胸胀闷、气促喘急等。严重者瘀水积于胸间，困遏胸阳，心阳失展，不能推动血脉运行，血行不利则为瘀。瘀阻体内，卫阳被遏，宣肃失司，肺气当宣不宣，当降不降，气壅胸中，以致咳嗽、呼吸喘急、痰多等；肺失宣肃，不能通调水道，水饮内停，泛溢肌肤，以致肢体浮肿、小便量少；瘀水互阻，心阳不振，孤阳不依，躁动不安，故见奇脉；甚者，阴阳之气不相维系，虚阳外越，出现面色苍白、四肢厥冷、呼吸急促、口唇紫绀、大汗淋漓、脉微细欲绝等阳脱证。

三、临床表现

本病根据病理与临床证候不一，分为急性心包炎与缩窄性心包炎。

1. 急性心包炎

（1）症状　①心前区疼痛：常局限于心前区、胸骨后及剑突下，性质为剧痛，年长儿可自述，婴幼儿表现为烦躁不安，深吸气、咳嗽、体位变动时疼痛加剧。②心包渗液症状：心包渗液增多可压迫邻近器官，如上腹痛、恶心、压迫气管及喉返神经，则发生咳嗽及声音嘶哑等。③全身症状：常有发热、乏力、精神食欲减退及原发病的症状表现，如风湿热、慢性结核病等的相应表现。

（2）体征　①心包摩擦音：为本病特异性体征，常发生于急性纤维蛋白渗出为主的心包炎早期，如急性化脓性心包炎、结核性心包炎及风湿性心包炎等，具有诊断意义。②心包积液：主要症状为心界增大，动脉收缩压下降，脉压变小，脉搏快速而细弱呈丝脉；心包填塞。

2. 缩窄性心包炎　本病是各种心包炎的最终结局，常发生于急性心包炎后6个月～4年。

（1）全身症状　呈慢性消耗性病容，乏力，心悸，上腹疼痛，饱胀及精神食欲减退。

（2）心包缩窄表现　逐渐出现劳累、气急、呼吸困难，晚期大量积液，安静时出现呼吸困难，甚至端坐呼吸。心界正常或稍大，心尖搏动明显减弱或消失，心率加快及心音遥远，部分在胸骨左缘第三四肋间可闻及舒张早期额外音，即心包叩击音，乃心室急速充盈血流撞击不可伸张的室壁而产生。肺动脉瓣第二心音增强。右心充盈压增高时，体静脉回流受阻征明显，可见颈静脉怒张、肝脏肿大、腹水、胸腔积液、下肢水肿及静脉压升高等。当左心充盈压增高时，出现肺淤血的表现、脉细弱、奇脉等。

四、诊断与鉴别诊断

1.诊断要点

（1）急性心包炎　早期主要有心前区疼痛，心包摩擦音及心电图改变，积液量增多后，出现胸闷、呼吸困难，心动过速及心脏浊音界扩大，心音遥远及全身静脉淤血的表现，脉细弱呈丝状。实验室检查结果可辅助确诊，如X线、心电图、超声心动图、心包穿刺、心肌酶谱等均有异常改变。

（2）缩窄性心包炎　根据全身症状和临床表现及辅助检查可做出诊断，其中 CT 和 MRI 检查、心导管检查对本病有相当重要的价值。

2.鉴别诊断

（1）急性心包炎须与胸膜炎、肺炎、扩张型心肌病及限制型心肌病相鉴别。

（2）缩窄性心包炎须与肝硬化、结核性腹膜炎、慢性充血性心力衰竭、限制型心肌病、营养不良性水肿相鉴别。

五、治疗

（一）辨证论治

本病按八纲、脏腑、气血津液辨证。因其病变脏腑主要在心包，多因感受外邪所致，临床以实为主，结合其发病后病机转归及其相互间的关系，初期重点在热证、饮证，中后期重在瘀血、水饮。治疗方法在于审症求因，初起因邪热亢盛者，则以祛邪解毒为主；疾病中后期以邪热渐清、瘀血阻滞、饮邪内伏为主要矛盾时，则以活血化瘀、泻水逐饮为主；对初起无邪热证，仅为瘀血、水饮证者，也当活血消饮；风湿所致者，则活血祛风、清热胜湿；肺痨所致者，当育阴清热化痰；恢复期，正气受伤，以气血阴阳虚损为主要表现时，则以扶正补虚为主要治法。

1.热盛夹饮

证候：发热或伴恶寒，烦躁不安，心胸疼痛，左胸闷胀不适，气促喘急，心悸，咳嗽，汗出口干，纳食不振；或关节疼痛，游走不定；或腹胀，胁下癥块，肢体浮肿，面色苍白，四肢厥冷，胸闷如塞，血压下降，小便黄赤，大便秘结。舌红，苔黄，脉微细欲绝。

辨证：多见于疾病早期，以邪热内盛、瘀水内停为主要证候。热邪内盛，充斥内外，津液受伤，以致发热、烦躁不安、汗出口干；邪热内犯心包，包络瘀阻，气机不利，气不化水，水停内饮，饮聚心包，以致心胸胀闷疼痛；饮邪内停，上凌心肺，心神不宁，肺失宣肃，以致心悸、气急、咳嗽；瘀水互阻，上留胸间，下停胁腹，外溢四肢，以致胸闷如塞、腹胀肢肿、胁下癥块等；甚或胸阳被困，阴阳不相联系，阳气外越，出现面色苍白、四肢厥冷、血压下降、脉微细欲绝；若为风湿热三气杂至为痹，则关节疼痛等。

治法：清热泻火，逐饮散瘀。

方剂：大陷胸汤加减。本方为峻下剂，当"衰其大半而止"，即去大陷胸汤加清热化痰之品，切不可过剂，以免伤正。

常用药：大黄、芒硝、瓜蒌皮、半夏、黄连、陈皮、煨甘遂、葶苈子、杏仁、大枣。

加减：若大便秘结，用小陷胸汤加金银花、连翘、石膏、知母、葶苈子；若面色苍白，血压下降，脉微细欲绝者，则攻补兼施，加别直参大补元气，回阳固脱；若关节疼痛，因风湿热所致者，则以宣痹汤去赤小豆、滑石，加忍冬藤、海桐皮、秦艽、羌活。

2. 阴虚停饮

证候：潮红盗汗，五心烦热，心胸疼痛，胀闷不适，气短，或干咳少痰，大便结，两颧潮红，口干咽燥，或痰中带血。舌红，苔少，脉细数。

辨证：多见于结核性心包炎，常继发于其他部位结合疾病，以心胸胀闷疼痛与阴虚火旺症状为特征。感染之后，伤阴伤血，阴血不足，虚火内生，迫津外泄，内扰于心，金失所濡，以致潮热盗汗、五心烦热、干咳少痰；虚火内炽，灼伤血络，迫血妄行，血溢心包，成瘀成火，瘀水互阻，气机不利，则心胸胀闷疼痛；肺络受伤，血溢脉外，则痰中带血；阴液亏虚，津不上承，肠失所濡，则口干咽燥、大便结、舌红少苔、脉细数，为阴虚火旺证。

治法：养阴清热，逐饮散瘀。

方剂：百合固金汤加减。

常用药：百合、百部、生地、麦冬、地骨皮、银柴胡、黄芩、十大功劳叶、丹参、当归、甘草。

加减：干咳，痰中带血者，加天冬、藕节、仙鹤草。本症若治疗不力，至后期，瘀血阻滞心包，可见缩窄性心包炎。因此在上述用药时选加活血化瘀之品，如平地木、马鞭草、野荞麦根、丹皮、赤芍等。

3. 饮邪内伏

证候：心胸胀闷不适，气息喘促，咳嗽痰多，恶心呕吐，纳食不振，神疲乏力，肢体浮肿。舌淡，苔白腻，脉细。

辨证：主要表现饮邪内停。邪热已去，而心脾肾阳气不足，不能化气行水，水饮内停，上留胸间，胸阳不振，气机不利，肺失清肃，气逆于上以致心胸胀闷不适、气息喘促、咳嗽等；饮留于中，困遏脾土，脾胃运化失职，胃失和降，故恶心呕吐、纳食不振；饮溢四肢，则肢体浮肿；舌淡，苔白腻，脉细，为水饮内停证。

治法：化痰祛饮，下气平喘。

方剂：葶苈大枣泻肺汤（《金匮要略》）、苓桂术甘汤（《伤寒论》）加减。

常用药：葶苈子、茯苓、桂枝、白芥子、白术、车前子、泽泻、甘草、大枣。

加减：若见咳嗽，清稀白色之痰涎壅盛者，加干姜、五味子、细辛、半夏；胸闷痛明显者，痰实结胸者，加瓜蒌、杏仁、薤白、郁金。

4. 正虚瘀阻

证候：心胸疼痛胀闷，痛有定处，或如针刺，面色无华，口唇淡暗；或腹胀，肢体水肿，脉络瘀张，右胁下癥块，气短懒言，神疲乏力，形体消瘦，纳食不振。舌淡紫，苔薄，脉沉细数。

辨证：多见于疾病后缩窄性心包炎，多由结核性心包炎发展而来，以正气虚弱、瘀血阻滞之证为特征。瘀血内阻，上停胸间，气机不利，下留胁腹，瘀结不散，则心胸胀闷疼痛、右胁下癥块；久病伤正，气血俱虚，形体失充，以致面色无华、气短懒言、形瘦神疲；脾胃虚弱，运化失职，水饮内停，流溢四肢，故纳呆腹胀、肢体水肿；唇舌淡紫，脉沉细数，为瘀血内阻之象。

治法：活血化瘀，宽胸止痛。

方剂：膈下逐瘀汤加减（《医林改错》）。

常用药：当归尾、赤芍、川芎、红花、五灵脂、丹皮、桃仁、乌药、香附、枳壳、郁金、黄芪、甘草。

加减：腹胀、肢体浮肿者，加大腹皮、茯苓、泽泻；痛势较剧，瘀血较重者，加三棱、莪术、乳香、没药；水饮内停，胸闷反复不愈者，加通草、路路通、冬瓜皮。

（二）其他疗法

1. 中成药

（1）羚翘解毒丸　主治温热病初起热郁肌腠，卫表失和。每次1丸，一日2～3次，鲜芦根汤或温开水送服。

（2）复方丹参片　本药活血化瘀、理气止痛，主治气滞血瘀之胸痹心痛。每次2～3片，一日3次，温开水送服。

（3）大黄䗪虫丸　本药活血破瘀、通经消癥、祛瘀生新，主治瘀血内停，阴虚内热之多种证候。每次1丸，一日1～2次，温黄酒或温开水送服。

（4）生脉饮　本药益气复脉、养阴生津，主治气阴两亏见心悸、气短、自汗、脉微。每次10ml，一日2次，口服。

（5）金匮肾气丸　本药温阳利水、固护肾气，主治肾气亏乏之证。每次1丸，一日3次，口服。

（6）养阴清肺膏　本病养阴润燥、清肺利咽，主治阴虚肺燥及肺肾两虚之证。每次10～20ml，一日2～3次，口服。

（7）控涎丸　本药涤痰逐饮，主治痰饮停于胸膈、胸胁隐痛。每次1～3g，一日1～2次，用温开水或枣汤、淡姜汤送下。

2. 专方验方　益气健脾方：太子参、黄芪、薏苡仁、白术、椒目、麦冬、

地骨皮、百部、大枣、桑白皮、黄精、茯苓、甘遂，水煎分服，一日2次。或用太子参、山药、黄精、枸杞子、黄芪、沙参、茯苓、龙眼肉、酸枣仁、大枣研末，为蜜丸，每丸3g，一日3次，每次2～3丸，服1个月。用于结核性心包炎，证属脾阳气虚者。

3. **体针** 取穴：心俞、巨阙、膈俞、内关、郄门、尺泽、天池、大陵、神门、曲泽、三阴交、复溜、水泉、阴陵泉、水道等。每次选用6～7穴，每日或隔日1次，留针15～20分钟，10次为1个疗程。痰浊阻肺者加天突、定喘、风门、太渊、阳陵泉；肺肾气虚、阳虚水泛者，加膏肓俞、足三里、肾俞、气海、肺俞、关元、脾俞；气阴虚者，加肺俞、膏肓俞、膻中、脾俞、足三里、内关。

4. **耳针** 取穴皮质下、内分泌、肾、神门、交感等。或取压痛敏感点，采用埋针或压王不留行籽，每次3～4穴，埋针或压籽3～5天，用于多种心包疾患。

5. **推拿** 选一指禅推法，平推法，揉、摩、剁、拍等法按压背俞穴，特别是心俞、脾俞、肺俞、肾俞、内关及鱼际等穴。用于各种心包疾患。

（三）西医疗法

1. **病因治疗** 针对原发病应用相应的药物，如根据化脓性心包炎的细菌感染类型不同选择使用敏感抗生素。

2. **辅助治疗** 卧床休息，限制活动，增加能量、蛋白质及维生素的补充。

3. **心包穿刺** 解除心包压塞。

五、预后

本病经积极治疗，大多在数周或数月后恢复，少数转变为缩窄性心包炎，经确诊应及早手术治疗，预后较好。也有因病情危重，抢救不及时而死亡。

参考文献

［1］ 杨思源，陈树宝 . 小儿心脏病学 . 北京：人民卫生出版社，2012.

［2］ 胡亚美，江载芳 . 褚福棠实用儿科学 . 北京：人民卫生出版社，2013.

［3］ 焦增绵，于全俊 . 中西医临床心血管病学 . 北京：中国中医药出版社，2000.

［4］ 江育仁，张奇文 . 实用中医儿科学 . 上海：上海科学技术出版社，2005.

［5］ 刘立华 . 益气健脾法治愈心包积液 . 浙江中医学院学报，1988，12（3）：28.

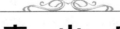

克　山　病

克山病是我国一种病因未明的地方性心脏病。1935年首见于黑龙江省克山县，故称克山病。以心慌气短、头晕眼花、心悸无力、恶心呕吐为主要特征。本病虽然起于克山，但分布地区较广，有明显的地区性，多发生在山区、半山区、丘陵地区的农村。具有不同年度集中多发的特点和明显的季节性。我国北方地区患儿集中在寒冷冬季多发，而西南地区则集中在炎热夏季多发。整个小儿期皆可发病，但2～9岁患儿较多。无明显性别差异，农业人口多发。

中医学对本病的记载约见于晚清末年。当时东北的延边地区，有医者报告"时疫"之证，症见"先系头晕、心闷、口渴，后呕吐灰白色水则陨，并无泄泻"等，与其克山病的急性发作相同。根据克山病的发病和临床征象，与阴厥逆直中三阴和心厥、心痨、痧证极为相似。中医辨证论治可以调和阴阳、疏通经络、扶正祛邪、活血化瘀，对克山病的治疗具有重要的作用。

一、病因病机

发病原因主要为水土因素，病区的自然环境中，某些物质的缺乏或中毒是致病原因。根据部分病区的调查，认为可能缺乏对心脏代谢十分重要的微量元素硒、钼等有关。此外，感染、过劳、过热或过冷、暴食、精神刺激均可诱发本病。

克山病的病理改变主要是心肌变性、坏死和瘢痕形成，其中急型患儿以心肌变性、坏死为主；慢型患儿以心肌纤维瘢痕形成为主。病变以室壁的内层心肌最为严重，中层次之，外层较轻。左心室病变最重，但在亚急型右心室的病变也很严重。病变可侵犯传导系统。中医学根据本病的发生有季节性、多人共病的时疫性和直中而厥的痧毒性特点，认为本病的形成为形体不足、脏腑气虚，复感时疫病毒之邪，在环境寒冷、暴饮暴食、饮食生冷、过度疲劳、情绪激动、睡眠不足和烟熏尘染等因素诱发下，直中三阴，而少阴心经则首遭其害，心受其邪则生厥逆。心者血脉之枢，心若厥逆，则血涩脉滞，经络阻塞，心失血养，渐致心之阳气虚衰，可出现心悸、胸闷、腹痛、肢冷、面色苍白等厥逆之证。若正气不支，则因心厥血阻而导致肺气郁闭，形成心病及肺的病变。若毒伤脾胃则气机阻滞，见恶心呕吐、脘满腹痛。血滞上不充脑，则头痛头晕。其正气尚可者，受邪之后，可见心悸怔忡、胸闷咳嗽、气短乏力等症。在恢复期间，以心、肺、脾三脏的功能康复比较缓慢，若调治不当或护理失宜，则病情加重。

二、临床表现

克山病的临床表现，根据发病的缓急及心脏功能状态可分为四型。

1. **急型克山病**　多见于7岁以上儿童。因心肌广泛变性、坏死，心排血量急速减低，主要表现为急性心源性休克。按病情分为轻症、重症。常在某种诱因下突然发作。重症常见头晕、头痛、胸闷、全身无力，进而出现恶心、呕吐、腹痛、烦渴、出冷汗、四肢发冷、烦躁不安、颜面灰暗等休克表现，此后出现干咳、心悸、气短等急性左心衰竭的症状。有的患儿以阵发性腹痛开始发病，也有的患儿以阿-斯综合征反复发作开始发病。急型轻症克山病的临床表现与重症比较只是程度较轻，变化较少，心源性休克不明显。

2. **亚急型克山病**　是小儿克山病主要的型别。多见于2～6岁的小儿，发病比急型稍慢。主要表现为较急的充血性心力衰竭和不同程度的心源性休克。早期以上呼吸道感染为主要表现，以后可见咳嗽、心悸、胸闷、气短、恶心呕吐、腹痛、浮肿、尿少等心功能衰竭加重的表现。

3. 慢型（痨型）克山病 此型无季节性，但冬春较多见。起病隐缓，既往多有急性发作史。主要表现为慢性心力衰竭。患儿生长发育落后，精神萎靡，疲乏无力，面色苍白或稍发绀，常有头晕、头痛、咳嗽、腹部膨胀、浮肿及尿少等。病程中因感冒、过劳、精神因素等致使心力衰竭加重。

4. 潜在型克山病 此型常年存在，部分患儿可由其他类型转变而来，一部分是在不知不觉中患病。自觉症状多不明显或很轻微，心脏功能代偿良好，但体检中可发现有心音减弱、心律失常、心脏扩大、低血压等。

以上四型临床表现在一定条件下可以互相转变，急型、亚急型可转为慢型，而慢型又可出现急型或亚急型发作。其中前三型患儿有时因心腔中附壁血栓脱落而引起肺梗死，发生胸痛、咯血，或引起脑梗死，发生抽搐及偏瘫。

三、诊断与鉴别诊断

目前对克山病的诊断尚无特异方法，主要依据流行病学特点、临床表现、心电图改变及 X 线检查等各方面的情况进行综合判断。

（一）诊断要点

1977 年第二次全国克山病诊断及治疗专题研究协作会提出以下诊断指标，可供参考。

1. 发病特点 在一定地区、季节和一定人群（农民子女自 1 岁至学龄前儿童和生育期妇女）中多发。外来人口在病区和当地农民连续共同生活 3 个月以上，方能发病。

2. 诊断指标

（1）急、慢性心功能不全。

（2）心脏扩大。

（3）奔马律。

（4）心律失常 ①多发性室性早搏（每分钟 5 次以上）；②心房颤动；③阵发性室性或室上性心动过速。

（5）栓塞（如脑、肺、肾等）。

（6）心电图改变　①房室传导阻滞；②束支传导阻滞（左束支、右束支、双束支及三束支传导阻滞）；③ST-T改变；④Q-T间期延长；⑤多发、多形性室性早搏（包括并行心律）；⑥阵发性室性或室上性心动过速（包括交接性）；⑦心房颤动或扑动；⑧低电压加窦性心动过速（安静时）；⑨Ⅰ、aVL、V_1～V_6呈QRS波。

（7）X线检查改变　①心脏扩大；②心搏动减弱，不规则及局限性搏动消失和反常搏动；③肺静脉高压（或混合高压）。

具备克山病发病特点，再有诊断指标中之一条或其中一项，能排除其他疾病引起的心脏改变即可诊断为克山病。对于一时尚不能确诊的疑似患者，应先给予必要的治疗，在治疗过程中及时确定诊断。

（二）鉴别诊断

（1）急型克山病应与急性心肌炎、急性胃炎、胆道蛔虫症及感染中毒性休克相鉴别。

（2）亚急型克山病应与慢性肾小球肾炎、肾病综合征、支气管肺炎合并心力衰竭、心内膜弹力纤维增生症、心包炎相鉴别。

（3）慢型克山病应与扩张型心肌病、先天性心脏病、风湿性心脏病、慢性心包炎相鉴别。

（4）潜在型克山病应与局灶性心肌炎、肥厚型非梗阻性心肌病、心脏神经症相鉴别。

四、治疗

（一）辨证论治

本病急型发作多数呈重症，其病在心，累及肺脾，所以临床常见心悸、胸闷气喘、头晕目眩等症。本证属阴寒病，辨证以呕吐、腹痛、咳嗽、气喘为主。同时注意本病的急性发作史和发病的相关诱发因素，细辨心悸、气短、咳嗽、浮肿、食欲减退等症的孰急孰缓，分别调治。本病须谨守病机、依病情变化而治。急重者应救心回阳为主；病情缓和者用祛瘀补心法；气血皆虚者宜气血双补，兼补心、益肺、健脾。

1. 痧毒陷心

证候：起病急骤，心悸，心胸闷乱、头晕目眩，烦躁不安，咳嗽气喘，恶心呕吐，腹痛胀满，肢体冷逆，精神萎靡，面色苍白，食欲减退，夜卧不宁，大便不调，小便短少，唇干口燥。舌紫暗，苔厚白，脉微无力。

辨证：心者血脉之枢，痧毒陷心，证属危重，辨证应以心悸、气喘、呕吐、腹痛为主。较大儿童多诉胸闷心悸，婴幼儿则以异常烦躁为主要表现。气喘，为肺气膹郁，心烦胸闷，提示心血和肺气皆已受累；呕吐，说明脾不升清，胃失降浊，若频吐黄水不止，其候危险，胃气败则病危；腹痛而胀，乃气滞不通，中阳不振。

治法：救心回阳，生脉固脱。

方剂：回阳救急汤。

常用药：人参、附子、熟地、干姜、肉桂、白术、茯苓、陈皮、甘草、五味子、半夏。以生姜为引，从速煎服。必要时加麝香少许，以开其窍。

加减：若呕吐不止，将药汁通过肛肠给药。同时选用四逆注射液或人参四逆注射液升压，改善血液循环，起回阳救逆之效，也可用升脉注射液复脉固脱。

2. 血瘀气滞

证候：心悸怔忡，咳嗽气短，面色青灰，肢体不温，头晕乏力，浮肿胀满，食欲减少；精神倦怠，大便不调，小便短黄。舌暗红，苔白厚，脉沉无力。

辨证：心主血脉，心血瘀阻，心失所养，引起心悸怔忡；血瘀气滞，心络挛急，不通则胸痛、胸闷、咳嗽；气血不畅则头晕乏力、面色青灰、肢体不温；邪伤心气进而损害脾肾，所以有腹胀纳呆、浮肿等症。

治法：活血化瘀，理气化滞。

方剂：丹参饮合麦门冬饮加减。

常用药：丹参、檀香、砂仁、麦冬、人参、五味子、黄芪、当归、熟地。

加减：咳嗽重者，加杏仁、葶苈子；肿胀甚者，加大腹皮、薏苡仁、茯苓；肢末楞而久不得温者，加桂枝；纳少乏味者，加石斛、麦芽；形体倦怠，乏力而虚者，加白术、党参。

3.气血两虚

证候：心胸不畅，动则心悸气短，神乏疲倦，面色无华，食欲减少，发育落后，肢体懒动，大便不调，小便清赤。舌淡，苔少，脉缓无力，动则脉细数。

辨证：本型以心虚兼肺脾虚为特点，临证多见于有克山病病史或潜在型者。由于邪毒内侵，耗伤心血，累及心脉，致患儿素体虚弱、气血不足，导致气血两虚，阴阳失调，此时神气疲倦，面色无华，动则心悸气短，脉律无序。

治法：补益心肺，佐以健脾。

方剂：人参五味子汤加味。

常用药：人参、五味子、茯苓、麦冬、白术、甘草、当归、熟地。

加减：体乏无力而无汗者，加黄芪、太子参；动则胸闷不畅者，加石菖蒲、瓜蒌。

（二）其他疗法

1.中成药

（1）痧气丸　有除痧、散逆、辟秽解毒之功效，用于克山病痧毒陷心证。每次2～3丸，每日3次。

（2）生脉胶囊　有解除胸闷气短、心悸怔忡之功效，用于克山病血瘀气滞证。每次1～2粒，每日3次。

（3）参附注射液　有益气补阳，改善窦房结功能，纠正心律失常的作用，用于克山病痧毒陷心证。每日5ml（用5%葡萄糖注射液200ml稀释），静脉滴注，每日1次。

2.单方验方

（1）干姜、附子，水煎频服。用于克山病急性发作。

（2）丹参、降香、川芎、赤芍，水煎，每日1剂，分3次口服，用于克山病气滞血瘀证。

（三）西医疗法

1. 急型克山病 大量维生素C静脉注射，必要时用肾上腺皮质激素、儿茶酚胺类药及血管扩张剂。心律失常严重者，除用抗心律失常药物外，可安装人工心脏起搏器。

2. 亚急型克山病 在应用大剂量维生素C的同时，着重治疗心力衰竭，常用毒毛花苷K、毛花苷C、地高辛等强心剂，也可加用利尿剂。

3. 慢型克山病 主要应用地高辛控制心力衰竭，持续用药2～3年，至心脏回缩至正常，过早停药可导致病情恶化。

4. 潜在型克山病 要加强营养，口服维生素C。有继发感染应及时选用有效抗生素。

（四）中西医结合疗法

本病主要疗法为控制心力衰竭。急性心力衰竭需静脉注射地高辛或毛花苷C快速洋地黄化，或其他正性肌力药物和强效利尿剂，并应长期服用地高辛维持量，至心脏回缩至正常，过早停药可导致病情恶化。因此，在急型和亚急型治疗中应以西医为主，积极抢救心源性休克，控制充血性心力衰竭，纠正心律失常。而在慢型和潜在型治疗过程中，可坚持中西医结合治疗，中医治疗采用温阳通脉、回阳救逆、化瘀生脉及补心益气等方法综合治疗，可明显改善患者虚弱体质，提高患者生活质量，减少心力衰竭反复，延长寿命。

五、预防和预后

应开展群防群治，搞好环境卫生，改良水质及农作物，改善膳食和居住条件，预防发病的诱因，包括防治肠道及呼吸道感染，避免过热、过冷或过度劳累，以及防止暴饮暴食及精神刺激等。口服亚硒酸钠防治本病，可减少本病的急性发作和降低病死率。

本病预后严重，病死率为20%～25%。发病年龄较大，对洋地黄治疗反应好的，预后较好。心脏指数和射血分数明显下降者，预后不良，多于发病早期死亡。

参考文献

［1］ 胡亚美，江载芳.褚福棠实用儿科学.北京：人民卫生出版社，2013.

［2］ 江育仁，张奇文.实用中医儿科学.上海：上海科学技术出版社，2005.

［3］ 王有章.对克山病的认识和探讨.云南中医杂志，1982，3（2）：6.

［4］ 杜贤代.克山病40例防治体会.上海中医药杂志，1985,（9）：15.

川 崎 病

川崎病，又名皮肤黏膜淋巴结综合征。1967年日本川崎首先报告，是一种发生于小儿的急性发热性疾病，多发生于5岁以下儿童。本病基本病理改变为全身血管炎，主要侵犯中、小血管，冠状动脉血管病变是其严重的并发症，其中尤以冠状动脉瘤和冠状动脉狭窄最为严重，部分患儿冠状动脉可发生狭窄或血栓，甚至导致心肌梗死，已成为小儿重要的后天性心脏疾病。

由于中医药治疗川崎病的时间较短，与川崎病相对应的中医病名尚未得到统一，但根据其病证变化特点应属于中医学"温热病"范畴，与中医学的所述的"斑疹"、"疫疹"有关。

一、病因

现代医学认为本病病因未明，但发病具有一定的流行性、区域性及明显季节性。临床表现有发热、皮疹等，推测与感染有关，虽进行过多种病原研究，但多数研究未获得一致结果。

中医学认为川崎病为温热毒邪直接侵犯人体所致，感受温热邪毒，从口鼻而入，犯于肺卫，内侵气营，扰血而传变，尤以侵犯营血为甚，病变脏腑则以肺胃为主，可累及心、肝、肾诸脏。当婴儿体弱或外界时令不足，可致温热邪毒侵袭人体，伏藏于体内，再感时邪引动伏邪而发。

二、病机

现代医学认为微生物毒素类超抗原致病学说和细菌模拟宿主自身抗原的致病作用可能在川崎病的发病机制中起重要作用。免疫系统的高度活化及免疫损伤性血管炎是本病的显著特征。细胞介导的异常免疫应答及细胞因子的级联放大效应是川崎病血管炎性损伤的基础。

从卫气营血的传变规律角度分析，中医学认为本病乃温热邪毒初犯于肺卫，蕴于肌腠，迅速入里化火，内入肺胃，炽于气分，熏蒸营血，甚至动血耗血；病之后期，热势去而气虚阴津耗伤。并认为瘀血是形成本病的症结，热壅经络则迫血妄行，使血溢于肌腠，热毒化火，内燔则炼液成痰结于颈项，久热酿瘀，则心脉梗阻，小儿为"纯阳之体"、"稚阴稚阳"、"脏腑薄，藩篱疏，易于传变"。若受温热毒邪，初起卫分证短暂，入里迅速，而表现为肺胃蕴热的气分症状。而后毒从火化，内窜营分，形成气营同病。热灼营阴，瘀热不散，壅于血脉，热瘀交阻，形成各种变证。热毒内迫血分，可引起发斑或冠状动脉病变。热毒化火内燔，炼液成痰，痰火郁结于颈项，导致淋巴结肿大等症。温热之邪最易耗伤阴液，热邪久羁，阴津损耗，常见津液亏损，邪热留恋，痰瘀阻窍，心所失养，甚则阴损及阳，形成气阴两虚、气滞血瘀，而冠状动脉瘤、冠状动脉炎性硬化等变证丛生。

三、临床表现

川崎病的临床病程一般可分为三期：第一期为急性期（1～10 天）；第二期为亚急性期 11～21 天（10～28 天）；第三期为恢复期，恢复早期为 28～60 天；恢复晚期可为数月至数年。每一期都有特征性的症状和体征。

1. 急性期

（1）发热　高热，常高于 39℃，在很多病例超过 40℃，抗生素治疗无效。未经治疗者发热可持续 1～2 周，经适当治疗后常在 2 天内消退。发热后的 2～

5 天开始出现其他主要症状。

（2）眼睛改变　发热后短期即发生双侧球结膜充血。无分泌物、球膜水肿或角膜溃疡，而且无疼痛。

（3）口腔变化　包括：①口唇红斑、干燥、皲裂、脱皮、破裂和出血；②不同于猩红热的杨梅舌；③整个口腔黏膜弥漫性充血，无口腔溃疡和咽部渗出。

（4）皮疹　发热2～4天后出现皮疹，即使同一患者的皮疹也形式多样（除外大疱疹和小疱疹）。最常见的是非特异性弥漫性斑丘疹，分布广泛，可累及躯干和四肢，会阴区明显，通常在第五至七天脱屑。

（5）四肢末端变化　在发病后第一周手掌及足底出现红斑，手足弥漫肿胀、硬性水肿，有时有疼痛性硬结。2～3周内手足脱屑。

（6）颈部淋巴结肿大　颈部淋巴结肿大不常见，特别是1岁以下婴儿更少见，年长儿多见，通常为单侧，以颈前区多见，累及1个以上淋巴结、直径超过1.5cm。

以上6条主要症状出现无固定顺序，有时几个症状同时出现，有时在5个病日内逐个出现。另外，不是每例患儿都会出现5项或6项临床主要表现，各种征象的发生率在不同年龄也有所不同，如发热、皮疹在婴幼儿更易出现；眼睛、口腔、皮疹及四肢改变多自发热第二天开始；四肢末端脱屑则发生在发热10天后。

2. 亚急性期

（1）手指或足趾尖的脱皮具有特征性。

（2）皮疹、发热或淋巴结肿大消失。

（3）心血管出现明显的改变，包括冠状动脉瘤、充血性心力衰竭和心肌梗死。

（4）血小板增多亦发生于本期、发病2周或更晚达高峰。

3. 恢复期　此期持续至升高的红细胞沉降率和血小板计数恢复正常，出现横过指（趾）甲的深槽（Beau 线）。

四、诊断与鉴别诊断

1. 诊断要点　川崎病无特异性诊断实验或临床病理特征，诊断主要依靠临床标准。日本川崎病研究会和美国疾病控制中心制定的诊断要点可供参考。

（1）发热 5 天以上，如有其他征象，5 天以内可确诊。

（2）具有下列四条　①双眼结膜充血，无渗出物；②口腔及咽部黏膜有充血，口唇干燥、皲裂，杨梅舌；③急性期手足红肿，亚急性期甲周脱皮；④出疹主要在躯干部，斑丘疹，多形红斑或猩红样；⑤颈淋巴结肿，直径超过 1.5cm。

（3）无其他病种可能解释上述表现。

如有发热和（2）中 3 条，但见冠状动脉瘤者亦可诊断。此外，实验室检查血常规、尿常规、急性期反应物、血生化及辅助检查心电图、胸部 X 线、超声心动、冠状动脉造影等检查常有异常。其中冠状动脉造影目前被认为是诊断冠状动脉瘤的"金标准"。

2. 鉴别诊断　川崎病的鉴别诊断在临床工作中十分重要，因为本病的临床表现为非特异性，所以在诊断中需要排除其他疾病，特别是发热伴出疹性疾病。需鉴别的疾病如下：①猩红热；②麻疹；③风疹；④幼儿急疹；⑤肠病毒感染；⑥渗出性多形性红斑；⑦幼年特发性关节炎（全身型）；⑧系统性红斑狼疮；⑨结节性动脉炎；⑩病毒性心肌炎；⑪EB 病毒感染；⑫耶尔森菌感染；⑬药物超敏反应。

五、治疗

（一）辨证论治

川崎病的临床表现多种多样，根据其发病病机，多以卫气营血辨证为主，最常见的有以下 4 个证型。

1. 卫气同病

证候：高热不退，烦渴，躯干多见多形红斑，四肢硬肿，双眼结膜充血，唇红干裂，口腔黏膜充血。舌红苔光。

辨证：此证见于发病1～2周的急性期，初起多为卫气同病，邪犯肺胃。患者卫阳被遏，肺气失宣，表邪不解，传入气分。

治法：清热解毒，疏风透疹。

方剂：银翘散（《温病条辨》）合解毒透疹汤（暴昕方）加减。

常用药：金银花、连翘、桔梗、大青叶、黄芩、栀子、元参、生石膏、淡豆豉、牛蒡子、知母、蝉蜕、紫草、赤芍、荆芥、淡竹叶、薄荷、海浮石、甘草。

2. 气营两燔

证候：壮热，不恶寒反恶热，面赤，多汗，心烦，渴喜凉饮，皮疹开始隐退，体温逐渐下降，结膜充血基本消失，淋巴结肿大有触痛，大便不通，小便赤。舌红起刺苔光，脉洪大有力。

辨证：此证见于发病3～4周的亚急性期。患者气分之热不解，病邪深传营分所致。邪入营分，热灼营阴，营气上潮，故身热心烦、咽燥口干。邪正剧争，热炽津伤。

治法：清气凉营，解毒化瘀。

方剂：①白虎汤（《伤寒论》）合清营汤（《温病条辨》）加减。②清瘟败毒饮（《疫疹一得》）加减。

常用药：①石膏、知母、甘草、水牛角、生地、元参、淡竹叶、麦冬、丹参、黄连、金银花、连翘。②石膏、生地、水牛角、川黄连、栀子、桔梗、黄芩、知母、赤芍、元参、连翘、甘草、丹皮、淡竹叶。

3. 热盛阴伤

证候：壮热不退，斑疹密布，疹色赤紫可融合成片，唇红唇干皲裂，口腔黏膜鲜红，双目红赤，颈部可触及肿大淋巴结，四肢末端肿胀发硬，皮肤干燥，心悸，胸闷。舌红起刺，苔光，脉细数无力。

辨证：此证见于发病3～4周的亚急性期。患儿在卫气营血传变过程中，邪气仍盛，不能顺传于外，且正气已虚，正邪交争，虚实夹杂，营热炽盛，灼伤阴液。

治法：清涤余热，养阴生津。

方剂：①竹叶石膏汤（《伤寒论》）加减。②沙参麦冬汤（《温病条辨》）加减。

常用药：①淡竹叶、生石膏、麦冬、太子参、沙参、丹参、丹皮、生地、赤芍、川芎、黄连、甘草。②沙参、麦冬、淡竹叶、生甘草、桑叶、生扁豆、天花粉、生地、元参、玉竹、石斛、天花粉、白术、赤芍、连翘、茯苓。

4.气阴两伤

证候：形体消瘦，体温正常，汗多，气短，皮肤干燥，干咳，口干渴，皮疹消失，趾（指）端脱屑，乏力纳少，手足心热。舌红起刺，少苔，脉细弱无力。

辨证：此证见于恢复期。患儿邪留正虚，阴液骤损，气随津脱，气阴两伤，失于固摄。故见手足心热，乏力纳少，气短，汗多，口干渴。

治法：益气养阴，清解余热。

方剂：生脉散（《温病条辨》）合沙参麦冬汤（《温病条辨》）加减。

常用药：人参、麦冬、玉竹、五味子、沙参、淡竹叶、桑叶、生扁豆、天花粉、白术、生石膏、法半夏、生甘草。

加减：阴虚者，加石斛、黄精；血瘀明显者，加川芎、三七；汗多较甚者，加白及、乌贼骨；腹部不适者，可加焦山楂。

川崎病临床上病因病机虚实并见，后期虚证多于实证，以气阴两虚、心脉瘀滞为本，兼以卫气营血不同阶段邪气的表现为标。临床上往往相互错杂、相互转化，因此临证时不可拘泥于一方一法，治法重在变通，应审查病机，辨病结合辨证论治。急性期卫气同病宜清热解毒、辛凉透表，以银翘散或白虎汤合银翘散加减，透邪外达，表里双解。亚急性期热毒炽盛，气营两燔，当清气凉营，透邪解毒护阴，以清营汤为佳，口渴，大汗甚，则用清营汤合白虎汤加减。重症可用清瘟败毒饮加减。恢复期若热恋阴伤，治宜清涤余热，养阴生津，以竹叶石膏汤加减；若病后阴伤，宜养阴生津，以沙参麦冬汤加减。总之，治疗上以益气养阴、活血开窍为治本之道，清热解毒、清气凉营、益气活血为治标之途。

（二）中成药

（1）复方丹参注射液 可保护线粒体、心肌纤维，可促进心肌细胞再生；能改善循环，增加心肌血流量，调节毛细血管扩张并能抑制血小板过度激活，减少血小板聚集，降低血浆及全血黏度，抑制血栓形成。

（2）生脉注射液 能改善缺血心肌的合成代谢和离子传递系统，减少心肌对氧和能量的消耗，提高心肌对缺血乏氧的耐受性，延长心肌的存活时间，对中毒性心肌损伤有保护作用，故疾病后期使用能有效减少后遗的缺血性心脏病。

（3）双黄连口服液 双黄连既可抗细菌及病毒，又可增强机体免疫功能，可调节机体内环境的稳定性。

（三）西医疗法

（1）目前公认的川崎病治疗方法是在发病后 10 天内，如有可能，应尽量在 7 天内静脉注射免疫球蛋白（IVIG）与口服阿司匹林。治疗依据发病程度，一般分为：急性期治疗、恢复期治疗及随后治疗。急性期治疗主要目的是控制全身性特异性血管炎，防止冠状动脉损害的发生。急性期后治疗以抗血栓为主。

（2）除药物治疗外，严重血管并发症（如巨大冠状动脉瘤、冠状动脉狭窄、冠状动脉血栓形成）需介入治疗或外科手术。

（四）中西医结合疗法

国内有报道 38 例川崎病随机分为两组。西医组用 ASP+ 维生素 E，双嘧达莫，重者加 IVIG；中西医结合组用阿司匹林 + 清热败毒饮或白虎汤加减，热退后口服或静脉滴注复方丹参注射液、生脉注射液。结果：两组平均退热时间为 8 天，有 2 例发生冠状动脉损害；中西医结合组疗效明显优于西医组。中药通过调节机体免疫系统，可降低川崎病急性期过渡后的炎症反应，同时预防血栓形成，可充分发挥中医药整体调控和多因素调节的作用。

参考文献

［1］ 焦富勇.川崎病.北京：人民卫生出版社，2014.

［2］ 杨思源，陈树宝.小儿心脏病学.北京：人民卫生出版社，2012.

［3］ 桂永浩，刘芳.实用小儿心脏病学.北京：人民军医出版社，2007.

心 律 失 常

儿童心律失常的发生及意义与成人不同。相对而言，婴儿及儿童心律失常的发生率较低，但作为中医儿科临床医师，从常见的心脏节律监测中，应具备识别和处理常见心律失常的能力。正常心脏激动起源于窦房结。通过心脏传导系统，按一定的频率、顺序及速度传播，使心脏进行收缩和舒张活动。如果心脏激动的形成、频率或传导不正常，均可形成心律失常。现代医学对本病的论述颇为丰富且分类详细，特别是借助心电图、动态心电图等仪器可区别出各种不同病因的心律失常，为诊断和治疗提供了客观依据。

中医学虽无心律失常病名的记载，但其临床表现有心悸、胸闷、气短，甚则晕厥等，脉可有数、疾、促、结、代、迟、涩及釜沸、雀啄等，故认为本病属于中医学"心悸"、"怔忡"等范畴。历代医书对本病都有所陈述，如《内经》对其病因、病机作了初步论述，认为惊之病邪有火、热二淫，提出"三阳积并"、"气并于阳"、"诸病惊骇，皆属于火"；对惊悸的证候表现也作了描述，如《素问·至真要大论篇》曰："心澹澹大动"，《灵枢·本神》谓："心怵惕"。汉·张仲景在《伤寒杂病论》中首次提出了悸与惊悸的病因，以及对审症求因的方法作了专门论述，指出："寸口脉动微弱，动则为惊，弱则为悸"。认为前者是因惊而脉动，后者是因虚而心悸。同时书中还提到"伤寒脉结代心动悸，

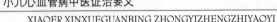

炙甘草汤主之"。时至今日，炙甘草汤仍是治疗心悸的重要方剂之一。隋·巢元方对惊悸病因病机的认识已较确切明晰。如在《诸病源候论·卷一·风惊悸候》中指出："风惊悸者，由体虚、心气不足，心之府为风邪所乘，或恐惧忧迫，令人气虚。亦受于风邪，风邪搏于心，则惊不自安，惊不已，则悸动不定。"后世医家对惊、悸之虚实及病因病情和证治作了进一步阐述。如金元时期刘河间提出水衰火旺可以引起心悸；朱丹溪则提出"责之虚与痰"的理论，认为"血虚"、"痰迷"、"痰火"是惊悸的主要病因。明清时期，对心悸的认识和论述较前更为精要。如明·张景岳在《景岳全书·怔忡惊恐》中认为惊有因病而惊和因惊而病二证，因病而惊当察客邪，以兼治其标；若因惊而病，宜"安养心神，滋培肝胆，当以专扶元气为主"。清·王清任对瘀血导致的心悸作了补充，《医林改错·血府逐瘀汤所治症目》言："心跳心慌，用归脾安神等方不效，用此方百发百中"。综上所述，可见中医学认为心悸的形成常与心虚胆怯、心血不足、心阳衰弱、水湿内停、瘀血阻络等因素有关。其病位以心为主，兼与肝、脾、肾、胃等脏腑关系密切。这与现代医学认为心律失常多发生于心脏病大同小异。目前在临床上一般将本病分为快速型心律失常和缓慢型心律失常两大类，在对心律失常的辨证论治中，中药可以改善窦房结功能，对心律失常所引起的临床症状有明显的疗效。

一、发病病因

任何原因使心脏激动的形成或传导发生异常而出现异常的心律，称为心律失常。儿童心律失常多继发于心脏病。先天性心脏病中如三尖瓣下移常易并发室上性心律失常；大血管错位常并发完全性房室传导阻滞；房间隔缺损常并发Ⅰ度房室传导阻滞及不完全右束支传导阻滞等。先天性心脏病术后可遗严重心律失常。后天性心脏病中以风湿性心脏病、感染性心肌炎最多见。心脏以外的原因引起心律失常最常见的有电解质紊乱、药物反应或中毒、内分泌及代谢性疾病、自主神经失调及情绪激动、疲劳等。心脏手术、心导管检查及麻醉过程也常有心律失常。新生儿及婴儿早期心律失常可与母亲妊娠疾病、用药及分娩合并症有关。

二、发病机制

心律失常按其发生原因主要可分为三大类：①激动形成失常；②激动传导失常；③激动形成和传导失常并存。导致心律失常的致病因素虽然很多，但从中医理论认识则不外外邪入侵与脏腑内伤两类。心脏的搏动全赖气血的濡养而推动，若外感六淫，风寒湿热搏于血脉，内舍于心，心气受阻，导致血瘀气滞，脉络不通，心阳痹阻，气血流通不畅；若邪从热化，热入心经，耗损心营而形成心阴虚损。内热炽盛又可导致脉或促或代等。内伤所致者多因先天禀赋不足，心阳虚弱，脏腑虚损，日久心失血养，心阳不足，气滞血瘀，阴阳失调，脉气不能正常衔接，传导异常，使搏动失其常度而见数、结、代、促、迟诸脉。甚者元阳衰微，心气大伤，脉律时快时慢，时强时弱，时有时无，而呈厥脱之变。患者多以心血不足开始，继而心气虚弱，脏腑亏损。

三、临床表现

正常心律起源于窦房结，心脏激动按一定的频率、速度及顺序传导到结间传导束、房室结、房室束、左右束支及浦肯野纤维网而到达心室肌。如心激动的频率、起搏点或传导不正常，都可构成心律失常。小儿心律失常中以窦性心律失常最为常见，患儿自觉症状不多，较大儿童出现胸闷、心悸、叹息、乏力、纳呆、易感冒等症，舌多为胖嫩，脉数、促或迟、结、代。由于致病原因不同，临床症状不一，小儿时期常见的心律失常有以下几种类型。

1. 过早搏动　亦称早搏，又称为期外收缩或期前收缩，是小儿最常见的心律失常。小儿症状较轻，可无症状。个别年长儿有心悸、胸闷不适。听诊可发现心律不齐，心搏提前，第一心音增强，第二心音减弱或消失。

早搏常使脉率不齐，切脉常有数或迟、结、促、代等脉律不齐。心电图检查：①P波提前，可与前一心动的T波重迭，形态与窦性P波稍有差异，但方向一致；②P′-R＞0.10秒；③早搏后的代偿间歇往往不完全；④一般P波后QRS-T波正常。若不继以QRS-T波，称为阻滞性早搏；若继以畸形QRS-T波，为心室内差异传导所致。心电图检查可区分房性、房室交界性及窦性等不同类型。

2. 阵发性心动过速 是异位心动过速的一种，按其发源部位分为室上性（房性或房室结性）和室性两种，绝大多数病例属于室上性心动过速。

（1）阵发性室上性心动过速 患儿常突然烦躁不安，面色青灰或灰白，皮肤湿冷，呼吸增快，脉搏细弱，常伴有干咳，有时呕吐，年长儿可自述心悸、心前区不适、头晕等。发作时心率突然增快，为 160～300 次/分，多数＞200 次/分，一次发作可持续数秒钟至数日。发作停止时心率突然减慢，恢复正常。听诊时第一心音强度完全一致，发作时心率较固定且规则等均为本病的特征。发作持续超速 24 小时者，容易发生心力衰竭。若同时有感染存在，则可有发热、周围血象白细胞增高等表现。心电图检查 P 波形态异常，往往较正常时小，常与前一心动的 T 波重迭，以致无法辨认。如能见到 P 波，则 P–R 间期常为 0.08～0.13 秒。发作持续时间较久者，可有暂时性 ST 段及 T 波改变。部分患儿在发作间歇期可有预激综合征表现。

（2）阵发性心动过速 与室上性心动过速相似，唯症状较严重。小儿可见烦躁不安、呼吸急促；年长儿可主诉心悸、心前区痛，严重者可有晕厥、休克、自主性心力衰竭等。发作短暂者血流动力学改变较轻；发作持续 24 小时以上者则可发生显著的血流动力学改变，且很少有自动恢复的可能。听诊时心率增快，常＞150 次/分，节律整齐，心音可有强弱不等现象。心电图检查：心室率常在 150～250 次/分之间。R–R 间期可略有变异，QRS 波畸形，时限增宽（0.10 秒），P 波与 QRS 波之间无固定关系，心房率较心室率缓慢，有时可见到室性融合波或心室夺获现象。

3. 心房扑动 小儿心房扑动从胎儿期到各年龄组均可发病，虽不多见但病情较重。发作时，心房内产生快而规则的激动，每分钟在 300 次以上，并有心悸、头晕等症。若房室比例为 4∶1 或 3∶1 时，可出现症状。心电图检查：①F 波频率 350～500 次/分，呈波浪状或锯齿状，F 波间无等电位线，Ⅱ、Ⅲ、aVF、V$_3$R、V$_1$ 导联的 F 波较明显。②房室传导比例：婴儿心房扑动可出现 1∶1 房室传导，多数为（2～3）∶1 传导，4∶1 房室传导较少见。③QRS 波形多属正常，偶有室内差异性传导，QRS 波宽大无畸形。

4. 心房颤动　是室上性心律失常最严重的类型。患儿自觉心悸、气短、胸闷、头晕、心律不齐。心室率较快时，症状更为明显，常引起心力衰竭。听诊时可发现心律完全不规则，心音强弱也时有变异，原有心脏杂音也可减弱或消失，心室率100～150次/分。由于心律不规则，每次心室收缩心搏量均有显著差别，其中部分心搏血量甚少，以致桡动脉扪不到，故脉搏强弱不一，且脉搏次数较心率少，有脉搏短绌现象。心率愈快，脉搏短绌愈大。心脏病并发心房颤动，一般预示病情较重，特别心室率快时易导致心力衰竭。心电图检查：P波消失，代以不规则的心房颤动波（f波），Ⅱ、Ⅲ、aVF及V_1导联最明显。各波间无等电位线。心房率300～700次/分，心室率极不规则，在100～150次/分，QRS波正常。

5. 心脏传导阻滞　可发生于传导系统上任何一处。儿童时期较常见的为房室传导阻滞，心房激动在房室交接区、房室束及其分支发生阻滞，不能正常传导至心室。房室传导阻滞可分为完全性及部分性。部分性也可分为Ⅰ度及Ⅱ度两种，完全性又称为Ⅲ度房室传导阻滞，呈暂时性、永久性或间歇性发作。

（1）完全性房室传导阻滞　心律规则而缓慢。婴儿心率低于80次/分，儿童低于60次/分，心率慢而规则，第一心音强弱不一，有"大炮音"。患儿自觉乏力、眩晕，活动时气短易致晕厥。当心率骤然显著减慢或心室暂停收缩时，因脑缺氧而引起晕厥、抽搐及潮氏呼吸等症状，形成阿-斯综合征。心电图检查：①P-P间期与R-R间期各有其固定规律，P波与QRS波无固定关系；②心房率较心室率快；③心室节律为交接性或室性自身心律；④QRS波交接性心率为正常图形，室性心律则增宽，呈左或右束支传导阻滞型；⑤Q-T间期延长。

（2）部分性房室传导阻滞　Ⅰ度房室传导阻滞患儿无自觉症状，听诊心尖部第一心音减弱；Ⅱ度房室传导阻滞患儿也可无自觉症状，心率减慢时有头晕、乏力、活动时气短症状。听诊时在几次心搏后有一定间歇。心电图检查：Ⅰ度房室传导阻滞P-R间期延长，所有P波都可以传导至心室；Ⅱ度房室传导阻滞部分P波不能传导至心室。

四、诊断与鉴别诊断

心律失常主要通过心电图检查来确定诊断，但大部分病例通过病史及体格检查也可做出初步诊断。

1.病史 依心律失常类型及程度可有或无任何症状，常见症状有心悸、乏力、头晕和憋气等。严重者（指伴有血流动力学障碍，多为严重心动过速或过缓所引起心排血量减少所致）可发生晕厥、心力衰竭或心源性休克。

病史尚能提供有诊断参考的资料：①心脏病史：是否有器质性心脏病史（先天性或获得性心脏病），并应了解其诊断（类型、病变程度）。有时尚应了解患者家族中有无类似发病。②心动过速史：心动过速的发生和终止情况，有无阵发性（突然发生和突然终止）心动过速，伴随症状及抗心律失常药物疗效等。③心脏手术史及诱发因素（如情绪激动或运动等应激状态）。

2.体格检查 可初步确定有无器质性心脏病（诊断、类型和病史程度）以及与心律失常有无相关。脉搏触诊及心脏听诊可了解频率（快、慢）与节律。评定心率是否属该年龄正常心率范围，并应注意有无影响心率的各种生理因素，心律是否规律。静息状态下各年龄正常窦性心率范围：新生儿145（90～180）次/分，6个月145（106～185）次/分，1岁132（105～170）次/分，2岁120（90～150）次/分，4岁108（72～135）次/分，6岁100（65～135）次/分,10岁90（65～130）次/分,14岁85（60～120）次/分。小儿心动过速是心率超过该年龄正常范围上限，心动过缓是心率超过该年龄正常范围的下限。根据心脏听诊及脉搏节律及频率，可初步做出以下判断：①心率快而齐者：窦性心动过速、室上性心动过速、室性心动过速、心房扑动伴1:1或2:1房室传导。②心率快而不齐者：心房颤动、心房扑动伴有不规则的房室传导、窦性心动过速伴有期前收缩。③心率慢而齐者：窦性心动过缓、完全性房室传导阻滞、病态窦房结综合征。④心率慢而不齐者：窦性心动过缓及不齐、窦性心动过缓伴有期前收缩、Ⅱ度房室传导阻滞。⑤心率正常而不齐者：窦性心律不齐、频发性期前收缩、Ⅰ度房室传导阻滞。

有些心律失常可出现心音改变。Ⅰ度房室传导阻滞时，第一心音常减弱。

阵发性室上性心动过速时第一心音加强。心房颤动时心音强弱不一，完全性房室传导阻滞时第一心音有时很响称为"大炮音"。

3. 常规心电图检查　包括常规 12 导联心电图检查、24 小时动态心电图检查、运动心电图检查、希氏束心电图及心内电生理检查，这些检查是诊断心律失常的主要方法和诊断依据。

五、治疗

由于心律失常致病原因不同，临床症状不一，因此治疗方法也不同。但其治疗原则大同小异：①尽快终止心律失常的发作；②去除心律失常的诱因；③积极治疗原发病；④预防心律失常发作和心脏性猝死。

（一）辨证论治

根据儿童心律失常的病因病机，心律失常证候错综，轻重不一，兼证各异。病变特点虚实相兼，故临证时当首辨虚实。虚当审心之气、血、阴、阳哪方面偏虚；实当视痰、火、饮、瘀何邪为主。其次，当分清虚实之程度。一般治疗原则首先要了解心律失常的性质及发生原因，治疗上方能有的放矢。由于心律失常见于多种疾病过程中，病因不同，故治则也不应相同。如偶发性早搏无须治疗，而阵发性心动过速、完全性房室传导阻滞可引起血流动力学改变，发生心力衰竭或发展为心室颤动则需中西医结合急救。故辨证论治时，不必惟于脉律和心电图中求之。重在究其所属，辨其所因，分清寒热虚实，区别气血阴阳，方能收到一定疗效。病因一时难明者，宜调其营卫，益其气血，化其痰浊，通其血脉，使气和平。一般说来，心律失常的轻重不一，其正虚程度与脏腑虚损的多寡有关，一脏虚损者轻，多脏亏损者重；仅心本身虚损致病者，病情较轻，与肝、脾、肾、胃并病者，病势较重；在邪实方面，单见一种夹杂者轻，多种夹杂者重。患者多以心血不足开始，继而心气虚弱，故在辨证论治时应注意以补虚为主、泻实为辅。

此外，根据中医学"心主血脉，以通为用"的理论，心律失常对脉象变化有着直接的影响。通过脉诊了解心脏的变化，在辨证论治心律失常中有重要作用。如清·徐大椿所说："虚实之要，莫逃于脉。"在临床上房室传导阻滞、病态窦房结综合征都可见迟、结脉；早搏呈联律者多见代脉；心动过速多是数、疾脉；心动过缓是迟、涩脉。数、促为热，迟、结为寒；促为阳盛，结为阴盛；结脉因气血凝滞，代脉因元气虚衰。但也不能一概而论，因为小儿的脉搏短小，切脉时常哭闹叫扰，影响气息脉象，因此除凭脉辨证外，当四诊合参，有时还需舍脉从症。

1. 气血两虚，阴阳失调

证候：心悸不安，怔忡，心前区不适，面色少华，头晕目眩，失眠，神倦气短。舌淡红、苔薄白，脉数或细、结、代。

辨证：多见小儿先天禀赋不足，素体虚弱，气血不足，或外感后邪毒内侵，耗伤心血，累及心脉，出现心律失常，脉律无序。心主血脉，心血不足，不能养心，故心前区不适，心悸不安、怔忡、失眠；心血不能上荣于面，不能上承养脑，故面色无华、头晕目眩；血虚及气，气血亏虚，故神倦气短；舌淡红，脉数或细、结、代为心血不足之象。此证与西医学所讲的心律失常之期前收缩相似，其虚证常可辨证为气血两虚。治则应补心气，养心血，复血脉。心气充足则脉搏有力；心血足则血脉充盈；心脉得养，心用得复，心律如常。此外，结脉宜行气和血；代脉重在补益心气，但不宜破血行瘀。

治法：补血养心，益气安神。

方剂：炙甘草汤（《伤寒论》）加减。

常用药：炙甘草、党参、火麻仁、生地、麦冬、阿胶、桂枝、生姜、大枣、益母草、丹参。

加减：心悸明显者，加柏子仁、当归、珍珠母；伴纳呆腹胀便溏者，去生地、麦冬、阿胶、火麻仁，加茯苓、木香、苍术、焦山楂、炒谷芽、炒麦芽；心悸较重者，重用炙甘草，复加党参、茶树根、甘松；胸闷者，加瓜蒌皮、炒枳壳、郁金。

2. 阴虚火旺、心神不宁

证候：心悸气短，心烦易怒，失眠，盗汗，五心烦热，哭闹不安，咽干口燥，大便干结。舌红，苔少或花剥，脉细数不整或促。

辨证：多因素体阴虚，或外感热病伤阴致心阴亏虚、心失所养可见心悸气短；心阴亏虚，心火内生，故心烦不寐、五心烦热；虚火逼浸液外泄，则致盗汗；虚火灼津，则致咽干口燥。舌红少津、脉细数为阴虚内热之象。此证与西医所讲的心律失常之阵发性心动过速相似，其虚证常因阴血亏虚，心失所养，阴浮则阳浮，心神不安所致。治则应滋阴降火，宁心复脉。俾使阴液充足，虚火潜降，血运畅达，心气康复。

治法：滋养阴血，宁心安神。

方剂：天王补心丹（《摄生秘剂》）加减。

常用药：生地、天冬、麦冬、当归、丹参、太子参、玄参、远志、柏子仁、酸枣仁、五味子、茯苓、龙齿。

加减：心悸明显者，加百合、苦参、灵磁石；潮热盗汗者，加青蒿、地骨皮、稽豆衣；热病伤阴，余热未清，症见咽痛、舌红、苔黄者，加金银花；脉结，加茶树根、万年青根、苦参。

3. 心气不振，肾阳虚衰

证候：心悸不安，胸闷气短，面色苍白，肢体畏寒，体倦乏力，小便量少，或腹胀。舌淡苔白，或紫绀，脉迟滞，或结或代。

辨证：多以脏腑虚损日久，或素体阴虚，导致心肾阳气虚衰，心失温养，则心悸不安；胸中阳气不足，则胸闷、气短；心阳虚衰，血液运行迟缓。肢体失于温煦，而形寒肢冷、面色苍白；舌质淡白，脉象虚弱，均为心阳不足。此证与西医学所讲的先天性心脏病、房室传导阻滞、病态窦房结综合征等相似。阳虚则无力鼓动血脉运行，寒凝水停，心脉因阻滞而脉涩不利，甚则导致厥脱之变。治则应温阳散寒，通经祛滞。若伴水饮内停者，佐以化气利水。若见晕厥者，多因病情危笃，应及时中西医结合治疗。

治法：温补心阳，安神定悸。

方剂：真武汤（《伤寒论》）加减。

常用药：人参、附子、白术、白芍、茯苓、桂枝、炙甘草、淫羊藿、益母草。

加减：其中桂枝具有较强温通心脉的作用，对阳虚明显，脉迟、涩或结代者，根据病情加大用量。伴肢肿腹胀者，加汉防己、大腹皮、泽泻、万年青根；突然晕厥者，针刺人中、心俞及耳穴。若脉缓结，阴寒内盛者，用麻黄附子细辛汤加减。

4. 心虚胆怯，心悸不安

证候：自觉心搏异常，善惊易恐，多梦易醒，精神紧张，心悸不安，恶闻声响。舌苔薄白，脉虚数或弦细。

辨证：心虚则神摇不定，胆怯则善恐易惊，故心悸多梦而惊醒；胆虚则易惊而气乱，故恶闻声响；脉虚数或弦细为气血逆乱之象。此证是在没有心脏疾病时，可以引起窦性心动过缓、阵发性房性心动过速以及房性和室性早搏，多见于自主神经系统功能紊乱、心脏神经官能症等。本型病情较轻者，时发时止；重者怔忡不宁，心悸神乱，不能自主。治则镇静安神。此外，还应慎于起居，保持环境安静，避免惊恐刺激，其症状便可消失。倘若病情发展，引起其他脏腑功能失调，病情加重，则非短时间可以治愈。

治法：镇惊定志，养心安神。

方剂：安神定志丸（《医学心悟》）加减。

常用药：人参、菖蒲、远志、茯神、灵磁石、龙齿、琥珀。

加减：心胆气虚，神不志主而心悸者加炙甘草；兼心阴不足加柏子仁、五味子、玉竹、天冬、酸枣仁或天王补心丹。

（二）其他疗法

1. 中成药

（1）生脉口服液　口服，每次 10mg，每日 3 次。具有益气复脉、养阴生津之功，主要用于气阴两亏之心悸气短、脉数自汗等。

（2）云南白药　口服，每次 0.5g，每日 3 次。可用于治疗不同病因引起的心肌炎性心动过速。

（3）天王补心丹　口服，每次 1 丸，每日 3 次。用于阴血不足之怔忡健忘、心悸失眠、阴虚内热。

（4）安神补心丸　口服，每次 10～15 丸，每日 3 次，具有养心安神之功，用于心悸失眠、头晕耳鸣。

（5）灵宝护心丹　口服，每次 3～4 丸，每日 3 次。主要用于心动过缓，病态窦房结综合征，对某些心功能不全及部分心律失常者也有一定疗效。

（6）柏子养心丸　口服，每次 1 丸，每日 2 次。有补气养血、复脉定悸之功，主要用于心气虚寒之心悸易惊、失眠多梦、健忘等。

（7）养心定悸膏　口服，每次 15～20g，每日 2 次。有养血益气、复脉定悸之功。用于气虚血少之心悸气短、心律不齐、盗汗失眠、咽干舌燥、大便干结。

（8）稳心颗粒　口服，每次 0.5～1 包，每日 3 次，30 天为 1 个疗程。有益气养阴、定悸复脉、活血化瘀之功。主治气阴两虚兼心脉瘀阻所致的心悸不宁、气短乏力、头晕心烦、胸闷胸痛。适用于各种快速型心律失常。

2. 专方验方

（1）平律合剂　含黄芪、丹参、苦参、葛根、防己。治疗频发性早搏加补中益气丸；治疗阵发性室上性心动过速加归脾丸；治疗心房纤颤加天王补心丹；治疗房室传导阻滞加失笑散。

（2）敛心煎　药物组成为麦冬、玉竹、沙参、酸枣仁、珍珠母、柏子仁、夜交藤、合欢皮、炙甘草、龙骨、牡蛎、灵磁石、苦参、何首乌、淫羊藿。用以辨证治疗快速型心律失常。

（3）扶本增脉汤　主要药物为黄芪、附子、桂枝、干姜、川芎、补骨脂、丹参、细辛、甘草。主要用此治疗病态窦房结综合征。

（4）桃红四物汤　主要由当归、川芎、赤芍、熟地、桃仁、红花、丹参、降香、枳实、黄芪、酸枣仁、柏子仁、苦参、附子、淫羊藿、炙甘草等药组成。主要用此治疗Ⅱ度Ⅰ型房室传导阻滞。

（5）强心饮　党参、黄芪、丹参、麦冬、益母草、附子、淫羊藿、黄精、甘草，水煎服，每日 1 剂。用于阳气虚弱之病态窦房结综合征、房室及束支传导阻滞。

（6）整脉饮　生地、麦冬、丹参、大青叶、黄芪、茶树根、桂枝、甘草，水煎服，每日 1 剂。用于病毒性心肌炎及其后遗症伴心律失常者。

（7）熟地、紫灵芝，水煎服，每日1剂，分2次口服。用于血虚心悸失眠而脉律不齐。

3.针灸疗法

（1）针刺疗法　在治疗心律失常应用非常广泛，临床多用于快速心房颤动、阵发性心动过速、房性期前收缩、室性期前收缩等治疗。心悸取内关、神门、心俞，心律失常者配间使，心律慢者配素髎、通里，晕厥取人中、十宣、涌泉。

（2）耳针疗法　取耳穴心、神门、交感点，以中等刺激留针30分钟，治疗阵发性室上性心动过速。

4.食疗方药　猪心1个，人参5～10g，朱砂1g。先将猪心切开，放入人参、朱砂。置碗内加水适量，放锅中隔水蒸熟，连汤带肉一起食，隔日1次，连食3次。用于气血亏虚引起心悸不宁。

（三）西医疗法

1.药物治疗　针对心律失常的发病机制，选择抗心律失常的药物。如房室期前收缩首选奎尼丁、普萘洛尔；阵发性室上性心动过速首选维拉帕米、洋地黄；心房扑动首选洋地黄、维拉帕米；心房颤动首选洋地黄、普酰胺；室性期前收缩首选普酰胺；室性心动过速者首选普酰胺、利多卡因等。

2.非药物治疗　主要针对药物不能控制的、频发的、顽固性的早搏，或形成心动过速、心室颤动等。常见的治疗方式包括电极除颤、安装起搏器等。

（四）中西医结合疗法

依据心律失常分为快速型心律失常和缓慢型心律失常两类型进行辨证论治：快速型心律失常包括窦性心动过速，心率增快的各种室上性早搏、心房纤颤、心房扑动、室上性心动过速等。辨证上将其分为气血两虚型、阴虚火旺型、痰浊内阻型、瘀血阻脉型等。缓慢型心律失常包括窦性心动过缓、窦性停搏、病态窦房结综合征、房室传导阻滞等。辨证上将其分为痰浊内阻型、瘀血阻滞型、心血不足型、心阳衰微型等。一般单纯的心动过缓可以采取中药治疗，长期坚持中药治疗可提高心率。大量临床实践表明，中药治疗可以改善窦房结功能，对于窦房结功能低下所引起的临床症状有明显的疗效。对于无器质性心脏病引起的快速型心律失常、期前收缩可以采用中药为主治疗。从调整自主神经紊乱入手，在辨证处方中加理气疏肝药物，对心律失常纠正有积极作用。对阵发性心动过速、心房纤颤应该采用西药治疗终止发作，采用中药辨证论治可以减少反复发作，改善临床症状，故以中西医结合治疗为宜。

六、病程和预后

1. 非器质性心脏病　发生心律失常的预后大多良好。但若演变为快速型心律失常时易向恶性结果转化，如 Q-T 间期延长综合征有室性早搏可转变为多形性室性心动过速或心室颤动；预激综合征合并有心房扑动和心房颤动时可能演变为心室扑动或心室颤动。但此类心律失常可以用药物或非药物方法治疗。缓慢或极快速型心律失常（室性心动过速）时，常可导致循环功能障碍，威胁生命则预后差。

2. 器质性心脏病　发生心律失常若引起血流动力学改变则预后差。基础心脏病的严重程度加重预后更差。

参考文献

[1] 焦增锦，于全俊.中西医临床心血管病学.北京：中国中医药出版社，2000.

[2] 胡亚美，江载芳.褚福棠实用儿科学.北京：人民卫生出版社，2013.

[3] 江育仁，张奇文.实用中医儿科学.上海：上海科学技术出版社，2005.

[4] 杨思源，陈树宝.小儿心脏病学.北京：人民卫生出版社，2012.

[5] 王慕逖.儿科学.北京：人民卫生出版社，1998.

[6] 李小梅.小儿心律失常学.北京：科学出版社，2004.

[7] 桂永浩，刘芳.实用小儿心脏病学.北京：人民军医出版社，2009.

[8] 陈新，黄宛.临床心电图学.北京：人民卫生出版社，2009.

[9] 陈长华.平律合剂加味治疗心律失常.福建中医药，1991，22（1）：22.

[10] 孙启凤，刘静，韩晶岩，等.应用"敛心煎"治疗快速型心律失常的临床研究.辽

宁中医杂志，1992,（3）：25.

［11］余明.桃红四物汤加味治疗Ⅱ度Ⅰ型房室传导阻滞.北京中医，1992,（2）：23.

［12］胡大一，马长生，王显.心脏病学实践2010：中西医结合卷.北京：人民卫生出版
社，2010.

心 力 衰 竭

　　心力衰竭不是一个独立疾病，是由各种心脏病引起的动脉系统缺血或/和静脉系统淤血为主的临床综合征，是多数器质性心脏病患者几乎不可避免的结局。临床上心力衰竭是由四部分组成：心功能障碍，运动耐力减低，肺、体循环充血，以及后期出现心律失常。心功能障碍是构成心力衰竭的必备条件，其他三部分是心功能不全代偿机制的临床表现。

　　心力衰竭可分为多种临床类型：按起病急缓，分为急性和慢性心力衰竭；按受累部位，分为左心、右心及全心衰竭；按心输出量，分为高输出量及低输出量衰竭；因心脏收缩或舒张功能损伤，分为收缩功能衰竭和舒张功能衰竭；按心力衰竭时病理生理变化分为原发性心肌收缩力减损性衰竭、负荷过度性心力衰竭及负荷量不足性心力衰竭。临床上以慢性低心输出量收缩性心力衰竭多见。心力衰竭严重危害儿童健康，为儿科常见急症。

　　心力衰竭是西医学第一个以病理生理变化为依据的病名，中医传统文献中虽无此名称，但对其临床表现、病理变化及治疗已早有论述。根据其临床特征在中医学中属于"心悸"、"怔忡"、"喘证"、"痰饮"、"心水"、"心气虚脱"等范畴。早在《黄帝内经》时期，就有"心胀者，烦心短气，卧不安"、"脉痹不已，复感于邪，内舍于心……心痹者，脉不通，烦则心下鼓，上气而喘"

的记载。不难发现，"心脉"和"心痹"就其临床表现而言可归入心力衰竭。这表明古代中医医家对心力衰竭的临床特点、病因病机及传变规律均有了初步认识。东汉·张仲景进一步发展了水气为病的思想，提出了"心水"病名。《金匮要略》称"心水者，其人身重而少气，不得卧，烦而燥，其人阴肿"，又"咳逆倚息，短气不得卧，其形如肿"。这些描述不仅更接近于现代医学的心力衰竭，而且这一病名所提示的病机与心力衰竭早期的"心、肾机制"学说非常类似。后世医家在《黄帝内经》《伤寒论》基础上对心悸、水肿等证病因病机及辨证施治有了进一步的发展和完善。《丹溪手镜·悸》指出"凡治悸者，必先治饮，以水停心下，散而无所不至，浸于肺则喘咳，浸于肾则哕噎；溢于皮肤则肿；渍于肠间则利下，可以茯苓甘草汤治之"，可以说是对张仲景学说的很好发挥。金元医家朱丹溪根据其"阳常有余，阴常不足"的理论提出心悸怔忡从血虚痰火论治。古代医家对心力衰竭的相关论述虽然较为零散，却涉及心力衰竭的方方面面。其中，尤为可贵的是认识到了气虚、血瘀和水饮潜在心力衰竭过程中的病理关系，留下"血不行则为水；水化于气，亦能病气"、"水病则累血，血病则累气"等经典论述，对今天进一步研究心力衰竭的发病机制和治疗措施奠定了坚实基础。

一、病因

1.各年龄组心力衰竭的原因 小儿心力衰竭的病因很多，不同年龄患儿发生心力衰竭的原因不同。

（1）胎儿 ①先天性完全性房室传导阻滞；②室上性心动过速；③严重贫血。

（2）早产儿 ①输液过多；②动脉导管未闭；③室间隔缺损；④支气管肺发育不良所致肺源性心脏病；⑤高血压。

（3）足月儿 ①窒息所致心肌缺氧；②动静脉瘘（颅内、肝内）；③左心梗阻性先天性心脏病，如主动脉狭窄、左心发育不良综合征；④动静脉血大量混合的畸形，如动脉单干、单心室；⑤病毒性心肌炎。

（4）婴幼儿 ①左向右大量分流如室间隔缺损、动脉导管未闭、房间隔缺损；②室上性心动过速；③危重的肺动脉瓣狭窄；④川崎病；⑤急性高血压，如溶血尿毒综合征；⑥代谢性心肌病；⑦左冠状动脉起源于肺动脉；⑧血管瘤（动静脉畸形）。

（5）儿童和青少年　①风湿性心脏病和结缔组织疾病；②急性高血压（肾小球肾炎）；③病毒性心肌炎；④甲状腺功能亢进；⑤血色素沉着症，含铁血黄素沉着症；⑥抗癌治疗，如放射线、阿霉素的使用；⑦贫血；⑧心内膜炎；⑨心肌病。

2. 心力衰竭的诱因

（1）感染　特别是呼吸道感染，左向右分流的先天性心血管畸形常因并发肺炎而诱发心力衰竭。风湿热为引起风湿性心脏病心力衰竭的主要诱因。

（2）过度劳累及情绪激动。

（3）贫血。

（4）心律失常，以阵发性室上性心动过速为常见。

（5）钠摄入量过多。

（6）停用洋地黄过早或洋地黄使用过量。

中医学认为本病发病分先天与后天两大因素。先天因素主要为胎禀不足，心"体"缺陷，阳气虚弱，即所谓先天性心脏病；后天因素主要为外感，邪毒入侵，内伤于心，由脏腑虚损失调、痰饮内停所致。这些认识与现代医学心力衰竭发作的原因和诱因几乎一致，虽然由于时代的局限，古代医家还不可能直接认识到这些病证与心脏的关系，但对其病因的认识及有关治则早已成为历代中医诊治慢性心力衰竭的"经典"。

二、病机

心力衰竭的病理生理变化十分复杂，许多问题尚不清楚。心力衰竭不仅是一个血流动力学障碍，同时还是一组神经体液因子参与的调节机制，是导致心室重塑的分子生物学改变过程。新生儿和婴儿期心血管系统发育尚未完善，心肌结构未成熟，心室顺应性差，肌节数量少，心肌收缩力弱。安静时心输出量较高，心率较快，提高心率、增加心输出量的代偿功能受限。故新生儿和婴儿较年长儿易发生心力衰竭。

中医学认为心主血脉，心力衰竭则是各种病因导致这一功能受损而发生的病证。关于本病的病机，中医古籍有较为全面的论述。从病性而言，本病有本虚标实的特征，与气、血、水关系密切。气、血、水病变构成了心力衰竭病理改变的实质，心力衰竭从气虚至血瘀，直至水饮的渐近发展，是心力衰竭病理演变的普遍规律。从病位而言，病变脏腑以心为主，旁及肝、脾、肺、肾。早期心力衰竭多表现为心肺气虚，继则逐渐影响脾肾，后期则以肾阳虚为主。

三、临床表现

心力衰竭的症状及体征系代偿功能失调引起，并因原发性心脏病及患儿年龄有所不同，典型的临床表现可分为三方面。

1. 交感神经兴奋和心脏功能减退的表现

（1）心动过速　婴儿心率＞160次/分，学龄儿童＞100次/分，是较早出现的代偿现象。心搏量下降的情况下，心动过速在一定范围内可提高心输出量，改善组织缺氧情况。

（2）烦躁不安，经常哭闹。

（3）食欲不振，厌食。

（4）多汗　尤其在头部，由于交感神经兴奋性代偿性增强所引起。

（5）活动减少。

（6）尿少。

（7）心脏扩大与肥厚　X线可协助诊断。

（8）奔马律　舒张期奔马律的出现是由于心室突然扩张与快速充盈所致，提示患儿严重心功能不良。

（9）末梢循环障碍　患儿脉搏无力，血压偏低，脉压变窄，可有奇脉或交替脉、四肢末梢发凉及皮肤花斑等，是急性体循环血流量减少的征象。

（10）发育营养不良　由于长期组织灌注不良，热量摄入量不足，患儿表现为体重不增、乏力、虚弱、生长发育迟缓。

2. 肺循环淤血的表现

（1）呼吸急促　患儿由于肺静脉淤血，肺毛细血管压力升高，发生肺间质水肿；此时呼吸频率加快，婴儿可高达 60～100 次/分。心力衰竭严重，产生肺泡及细支气管水肿者，呼吸困难加重，伴有三凹征。

（2）喘鸣音　小气道阻力增大产生喘鸣音，是婴儿左心衰竭的体征。

（3）湿性啰音　患儿肺泡聚集一定量液体出现湿性啰音，有时可见血性泡沫痰。

（4）紫绀　与患儿肺泡液影响气体交换时，可见紫绀。

（5）呼吸困难　运动后呼吸困难及阵发性夜间呼吸困难，为年长儿左心衰竭的特征。

（6）咳嗽　支气管黏膜充血可引起干咳。

3. 体循环静脉淤血的表现

（1）肝脏肿大　是体静脉淤血最早、最常见的体征。

（2）颈静脉怒张　年长儿右心衰竭多有颈静脉怒张，婴儿由于颈部短，皮下脂肪多，不易显示。

（3）水肿。

（4）腹痛　因内脏淤血及肝肿大引起。

四、诊断与鉴别诊断

心力衰竭的诊断要依靠多种临床证据，包括病史、体格检查和辅助检查。没有单独的检查能够确诊心力衰竭。

1. 诊断要点

（1）诊断指征　①安静时心率增快，婴儿在 160 次/分以上，学龄儿童大于 100 次/分，不能以发热或缺氧解释者。②呼吸困难，青紫突然加重，安静时呼吸达 60 次/分以上。③肝肿大在肋下 3cm 以上，或在密切观察下短时间内较前增大 1.5cm 以上者。④突然烦躁不安，面色苍白或发灰，不能用原有疾病解释者。⑤心音明显低钝或出现奔马律。⑥尿量少，下肢浮肿，已除外营养不良、肾炎等原因造成者。根据前三项主要临床指征，结合后三项可基本确诊。

（2）辅助检查　X线可协助诊断，心电图、超声心动图检查结果可资病因诊断。

（3）心功能状态　一般心脏病患者心功能状态可依据病史、临床表现及劳动的程度，将心功能分为四级，用于成人及年长儿。但对儿童和婴儿心功能状态须区别评价。

①儿童心功能分级：Ⅰ级：无症状，患儿活动不受限制；Ⅱ级：活动量较大时出现症状，活动明显受限；Ⅲ级：轻活动时即出现症状，活动明显受限；Ⅳ级：在休息状态往往有呼吸困难或肝脏肿大。

上述心功能分级用于儿童，对婴儿不适用。对婴儿进行心功能分级应准确描述其喂养史、呼吸频率、呼吸形式（如鼻扇、三凹征及呻吟呼吸）、心率、末梢灌注情况、舒张期奔马律及肝脏肿大程度。

②婴儿心功能分级：Ⅰ级即轻度心力衰竭，指征为每次哺乳量＜105ml，或哺乳时间＞30分钟，呼吸困难，心率＞150次/分，可有奔马律，肝脏肿大在肋下2cm以内；Ⅱ级即中度心力衰竭，指征为每次哺乳量＜90ml，哺乳时间＞40分钟，呼吸60次/分，呼吸形式异常，心率＞160次/分，可有奔马律，肝脏肿大在肋下2～3cm；Ⅲ级即重度心力衰竭，指征为每次哺乳量＜75ml，或哺乳时间＞40分钟，呼吸＞60次/分，呼吸形式异常，心率＞170次/分，可有奔马律，肝脏肿大在肋下3cm以上，并有末梢循环不良；Ⅳ级即在休息状态往往有呼吸困难或肝脏肿大。

2.鉴别诊断　年长儿有典型心力衰竭的症状和体征，一般无诊断困难。婴幼儿心力衰竭应与毛细支气管炎、支气管肺炎相鉴别。

五、治疗

（一）辨证论治

心力衰竭属于多种心脏疾病的终末阶段，病情多数比较严重，本虚标实，虚实夹杂，证候错综复杂。正虚为本，包括气虚、阳虚、阴虚、血虚；邪实为标，包括血瘀、水饮、痰湿等。故心力衰竭为虚实夹杂之重症，临床辨证应标本兼顾，将脏腑虚衰与邪实结合进行辨证，辨证时重点抓住虚实两纲，权衡虚实多少，分清标本缓急，随证施治。急性心力衰竭，以邪实为本，正虚为标，治当祛邪扶正并举，标本同治。而慢性心力衰竭则以正虚为本，邪实为标，故以治本为主，或标本同治，常采用益气温阳、化瘀利水等法。根据患者的症状、舌象、脉象进行分型治之。

1. 心脾气虚

证候：心悸，怔忡，胸闷气短，下肢浮肿，头晕、多汗，两颧暗红或咳喘带血，乏力。舌淡或红，苔黄，脉细数或结代。

辨证：多见于心功能失代偿初期，病情加重常由感冒或心房纤颤引起，以心悸、怔忡、胸闷气短、脉细数或结代为辨证要点。心气不足，心血不畅，脾虚气血生化不足则无以保持血脉的正常活动。心失所养，心神失摄而见心悸、怔忡；气血不足则气短、乏力；心阳不足，气化失制，水液内停则肢肿；心脾气虚不摄纳，肺失肃降，则咳痰带血。脉细数或结代为气虚，气血不调畅之象。

治法：补脾养心，活血化饮

方剂：养心汤（《证治准绳》）加减。

常用药：太子参、黄芪、甘草、肉桂、五味子、当归、丹参、茯苓、泽泻、远志、酸枣仁。

加减：若喘咳明显，加葶苈子、杏仁、桑白皮；若心悸明显，加生牡蛎、麦冬；若反复感冒体虚，加玉屏风散。

2. 肺肾两虚

证候：咳喘、心悸不宁，气短动则尤甚，端坐喘息不能平卧，痰白而稀，尿少，面白，唇青，乏力。舌淡暗，苔白或白润，脉虚数或滑数。

辨证：心悸不宁、咳喘、端坐喘息不能平卧、尿少为辨证要点。肺为水之上源，肺气虚不主肃降，肾气虚摄纳失权，故见咳嗽、端坐喘息不能平卧；肾虚不化气行水则尿少；水气上逆凌心则心悸不宁；肺主一身之气，肾为元气之本，肺肾两虚则气短乏力、痰白而稀；脉滑数、舌苔白或白润、舌淡暗为气虚痰饮之证。

治法：补肺益肾，纳气利水。

方剂：济生肾气丸（《济生方》）合生脉饮（《内外伤辨惑论》）加减。

常用药：干地黄、山萸肉、茯苓、泽泻、丹参、肉桂、附子、车前子、牛膝、人参、麦冬、五味子。

加减：若咳喘明显，加葶苈子、生龙骨、生牡蛎、桑白皮；若脘腹胀明显，加苏叶、木瓜、焦槟榔。

3. 心肝气虚

证候：唇绀，胸闷，胸痛，心悸怔忡，胁下痞块，脘腹胀满，腹水，下肢肿，面色暗，大便秘结。舌暗有瘀点，脉沉涩。

辨证：以唇绀、心悸怔忡、胸痛、腹水为辨证要点。心主血脉，气虚久而血瘀，气虚血少则心悸怔忡；肝之疏泄失调，加重气滞血瘀，出现胸闷、胸痛、胁下痞块；三焦之气机逆乱，水液代谢失调，则见脘腹胀满、腹水、下肢肿等气衰水血互阻内停之候；脉沉涩、舌暗有瘀点为瘀血之征。

治法：调气活血，泻下利水。

方剂：补阳还五汤（《医林改错》）加减。

常用药：生黄芪、生地、柴胡、当归、赤芍、泽泻、泽兰、丹参、三棱、苏叶、木瓜、焦槟榔。

加减：若气阴虚明显，加太子参、玉竹、元参；喘憋、气短明显，加肉桂、山茱萸、补骨脂；腹水、尿少加冬瓜皮、葶苈子、黑白丑。

4. 心阳虚脱

证候：喘憋，心悸，烦躁不安，端坐喘息，咳吐痰涎或粉色痰，尿少，冷汗淋漓。舌脉，舌淡，脉疾数。

辨证：喘憋、心悸、烦躁不安、端坐喘息、咳吐痰涎或粉色痰、尿少为辨证要点。此为心力衰竭之危证，多见于心力衰竭继发心源性休克。心主阳气，肾为元阳之根，心阳欲脱，水气不化，逆上凌心则心悸、喘憋、尿少；肺气虚，失其肃降，肾气虚，失其摄纳，故端坐喘息、咳吐痰涎；元阳之气欲脱，故血不归经，随气上逆而咳吐粉色痰；阳虚自汗，心阳虚脱，肾之元阳不固，则心液外溢, 冷汗淋漓; 阳脱阴竭, 阴阳离散则烦躁不安; 脉疾数为心阳欲脱之征。

治法: 回阳救逆, 填精固脱。

方剂: 六味回阳饮 (《景岳全书》) 合生脉饮 (《内外伤辨惑论》) 加减。

常用药: 麦冬、人参、五味子、附子、炮姜、当归、熟地。

加减: 喘憋, 淋漓汗出, 加山萸黄、生牡蛎、浮小麦; 尿少, 加茯苓、泽泻、车前子。

(二) 其他疗法

1. 中成药

(1) 生脉注射液 具有滋补气阴、生脉、醒脑作用, 适用于气阴两虚之心力衰竭及心律失常。肌内注射, 每日 1 次, 每次 2~4ml; 或加入 50%葡萄糖注射液 40ml 静脉推注; 或 10%葡萄糖 250ml, 生脉液 10ml 静脉滴注。

(2) 生脉饮 有滋补气阴、生脉、醒脑作用, 主治气阴两虚之心力衰竭及心律失常。口服, 一次 10ml, 一日 3 次。

(3) 天王补心丹 有滋阴补血、养心安神作用, 主治气阴两虚之心力衰竭及心律失常。口服, 每次 1 丸, 每日 2 次。

(4) 心宝丸 有益气温阳、活血化瘀、强心作用, 主治病态窦房结综合征、慢性心力衰竭等。口服, 每次 1~2 丸, 每日 3 次。用药 2~3 小时后出现口干、面红、头晕等反应, 可持续 3~5 天, 药品减量后症状逐渐消失。

(5) 济生肾气丸 本方温补肾气、气化行水, 用于治疗肾气不足之心力衰竭水肿。口服, 每次 0.5~1 丸, 每日 2~3 次。

2. 专方验方

(1) 心衰合剂 葶苈子、桑白皮、车前子、生黄芪、丹参、太子参、泽泻、麦冬、五味子、当归。水煎服, 每日 1 剂。适用于慢性心力衰竭气阴两虚型。

(2) 参附强心汤 党参、麦冬、五味子、玉竹、制附子、白芍、葶苈子、车前子。制附子先煎 20 分钟后其余诸药水煎, 头二煎合并浓缩成 20ml 为一日量, 早晚分服。适用于慢性心力衰竭属气阴两虚水停者。

（3）强心益气汤　万年青根、人参（或党参、太子参）、制附子、麦冬、五味子，先把药用水浸泡 30 分钟，再放火上煎 30 分钟，每剂煎 2 次，将 2 次煎出的药液混合，每日 1 剂，早晚分服，适用于充血性心力衰竭Ⅱ、Ⅲ级。

（4）食疗方药　饮食应清淡，易于消化又富有营养，忌肥甘厚味，限制钠与水的摄入。气阴两虚者，可饮用生脉粥（人参、麦冬、五味子、粳米）；瘀血内阻者，可食用茶树根粥（老茶树根、粳米）；痰多者，可常用蜜饯柚肉、糖橘皮；脾虚者，可食用茯苓饼；肾虚者可食用人参核桃粥；瘀血明显者，可食用桃仁、红花羹；有水肿者，可食用山药汤。

3.针灸疗法

（1）取穴心俞、厥阴俞、郄上、阳陵泉、三阴交。心绞痛配神堂；胸闷配膻中；心房颤动、早搏配阴郄透内关；心动过缓配通里透内关。必要时配合耳穴心、肾、交感、神门、小肠、皮质下、内分泌等。用平补平泻手法，隔日针刺 1 次，15 次为 1 个疗程，共治疗 2 个疗程。用于慢性心力衰竭。

（2）取穴心俞、厥阴俞、膻中，辨证阴虚瘀滞者配神门，阳虚瘀滞者配足三里。用平补平泻手法，每日针刺 1 次，10 次为 1 个疗程，共治疗 2 个疗程。

（二）西医疗法

1.病因治疗　有效地根治（包括手术治疗）或控制病因，并积极防治心力衰竭的诱因，是控制心力衰竭的重要环节。

2.一般治疗　休息是减轻心脏负荷的重要方法，心力衰竭患儿常因烦躁不安而导致心排血量及耗氧量的增加，必要时给予镇静剂。采用端坐或半卧位，给予营养丰富、易于消化的食物。急性心力衰竭及重度心力衰竭患儿应限制入液量，约为每日 1200ml/（m^2 体表面积），或 50 ～ 60ml/kg。

3.药物疗法　①洋地黄类药物的应用：迄今为止洋地黄类药物仍是儿科广泛使用的强心药物，以地高辛为儿科首选。②利尿剂：可抑制钠、水的再吸收，产生利尿作用，直接减少水肿，降低回心血量，减轻心脏前负荷。③血管扩张剂：通过扩张静脉，减少回心血流量，降低心脏前负荷；扩张小动脉，降低周围血管阻力，降低心脏后负荷，提高心排血量，心脏前后负荷降低后，心率减慢，心室壁张力不降，可改善心功能。

（三）中西医结合疗法

（1）充血性心力衰竭是心脏病的危急重症，西医对心力衰竭的防治采取强心剂、血管扩张剂、利尿剂并用的原则；中医亦采用温阳益气、活血利水等疗法综合治疗。中药治疗心力衰竭，作用缓和且疗效肯定，其优越性有：①可明显缓解气短、乏力、纳少、腹胀、尿少等临床症状；②强心利尿作用缓和，无毒性及利尿剂所致电解质紊乱的副作用；③中药可以扶正祛邪治疗心力衰竭，可明显改善虚弱体质，预防感冒及心力衰竭的反复发作，这对患者的长期预后有着十分重要的意义。

（2）根据临床观察　在治疗Ⅰ～Ⅱ级心力衰竭时，若不伴有反复心动过速或心房纤颤，可不使用洋地黄类药物，而以中药益气活血化湿治疗为主，间断辅以利尿剂；在治疗Ⅲ级以上心力衰竭，且心力衰竭处在反复或加重阶段时，应以西药强心、利尿、扩张血管药物为主，配以益气温阳、活血利水中药治疗，临床症状明显改善后，再逐渐减少利尿、扩张血管药的用量，并以长期采用中西药治疗为宜；对于慢性心力衰竭并有心动过缓及传导系统功能障碍者，应加强中药治疗，增加益气温阳活血力量，洋地黄类药物可减半或更少，适量使用利尿及血管扩张剂；长期稳定的慢性心力衰竭患者，应中西医并重，坚持中药治疗，减少心力衰竭反复发作次数，改善生活质量，延长寿命。

参考文献

［1］　胡亚美，江载芳.褚福棠实用儿科学.北京：人民卫生出版社，2013.

［2］　吴红金，袁国会.心力衰竭中西医结合治疗学.北京：清华大学出版社，2005.

［3］　焦增锦，于全俊.中西医临床心血管病学.北京：中国中医药出版社，2000.

［4］　许心如，魏执真，许信国，等.心衰合剂治疗充血性心力衰竭30例临床观察.中医杂志，1983，11：25.

［5］　王德春，钦秋毫，祝先礼，等.参附强心汤治疗心力衰竭138例的临床研究.江苏中医，1994，15（8）：42.

［6］　刘学勤.千家名老中医妙方秘典.北京：中国中医药出版社，1994.

高 血 压

　　高血压是以体循环动脉压增高为主要表现的临床综合征，可有眩晕、头痛、心悸、失眠、健忘、记忆力减退、注意力不集中等表现，其中眩晕、头痛为最常见症状。中医古籍中并无高血压病名，但据其以"眩晕"、"头痛"、"心悸"为主要临床表现的特点，将其归入"眩晕"、"头痛"等范畴。在历代中医文献中，可以找到许多关于"眩晕"、"头痛"、"肝风"、"肝阳"、"头风"证的记载，而其中很大一部分疾病皆与血压升高有关。如《素问》有"诸风掉眩，皆属于肝"，以及《灵枢·口问》关于"上气不足，脑为之不满，耳为之苦鸣，头为之苦倾，目为之眩"的记载。并且《中藏经·头痛》述"肝气逆，则头痛耳聋颊赤，其脉沉而急"，与本病的主要病机及临床表现颇为一致。

　　儿童高血压发病率较成人为低，分为原发性与继发性两种。前者多见于青少年，与成人高血压一样，是一种以血压升高为特征的原发性心血管疾病；而后者常继发于肾病及内分泌疾病，目前采用先进的诊断技术和外科手术大都能明确病因而得到合理的治疗，从而使治愈率和存活率大为提高。本文侧重阐述儿童及青少年原发性高血压（儿童高血压）。20 世纪 70 年代以来儿童流行病学研究发现成人原发性高血压可能始于儿童期，并提出应在儿童时期进行干预，以预防或推迟高血压的发生。正常儿童血压从婴儿开始就有随年龄增加而逐渐升高的趋势，至 18 ～ 20 岁趋于稳定。小儿血压发育的研究表明其血压发育的自然规律（即轨迹现象）即是个体血压在一定时间内持续在相应的百分位数不变，并以一个个体二次方同时期血压值的相关系数强弱表示轨迹现象的强弱，从而可了解原发性高血压的自然病史。有资料证实一项 20 年的队列研究显示，43% 的儿童高血压 20 年后发展为成人高血压，而儿童血压正常人群中发展为成人高血压的比例只有 9.5%。根据近 10 年部分省市的调查结果，儿童高血压患病率在学龄前儿童为 2% ～ 4%、学龄儿童为 4% ～ 9%。目前随着人们生活水平的提高，生活方式及饮食习惯的改变，高血压的发病年龄和罹患人口呈低龄化趋势，儿童高血压逐渐成为突出的公共卫生问题。因此，高血压病的预防和诊治应从儿童开始。《中国高血压防治指南（2010 修订版）》中首次增加了"儿童高血压防治指南"，将成人高血压的防治"下移"到了儿童。这一举措是遏制成人高血压的发病率、病死率、致残率居高不下的根本之策。

一、发病因素

现代医学认为本病病因尚不明确，可能与遗传、肥胖、交感神经过度兴奋、对盐有高敏感性、对胰岛素有抵抗、低出生体重等因素有关。中医学认为高血压发病与以下因素有关。

1. 先天禀赋不足　中医学认为人体的禀赋受之于父母，父母偏盛偏衰之体质可传之于子女。如《灵枢·天年》记载："人之生死，何气筑之基，何气筑为楯，以母为基，以父为楯。"如果父母具有阴阳失衡的患病体质，子女也易患高血压病。现代中医学家任继学教授认为"风眩"的病因为"一者男之天癸内育此病之根，二者女子天癸内孕此病之基，两者居一即为先天成病之源"，指出了此证的发生与遗传有关。肾为先天之本，肾之精气秉承于父母，先天肾精不足，肾气亏损，决定了后天可致阳虚和阴虚。中医学认为痰湿体质和阴虚体质易患风眩病，即高血压病。现代医学认为儿童高血压有明显的家族史，其发病有着明显的家族聚集现象。国内统计结果表明：父母血压都是正常的，子女患高血压的可能性是 3%；父母一方有高血压病，子女发病率可能是 25%；父母双方均有高血压病，子女发病率可能达到 45%。单卵双生的同胞血压一致性较双卵双生的同胞更为明显，这表明儿童高血压与遗传基因密切相关。

2. 饮食不节　饮食全面营养互补，无所偏嗜，方能获取各种营养，保持机体功能正常。若长期偏嗜某种食物，则会脏腑功能偏盛，久之易可损伤内脏，发生多种病变。儿童饮食不节造成血压升高，主要与过食肥甘厚味、形体肥胖有关，即"饮食自倍，肠胃乃伤"。如《素问·经脉别论》记载："食气入胃，浊气归心，淫精于脉。"肥甘厚味多为高蛋白、高脂肪、高糖食物，长期嗜食可致脘腹痞满损伤脾胃，致脾胃运化失健，升降枢机失常，不能化生水谷精微，化生痰湿之邪，湿浊日久化热，痰湿阻塞经络，使清阳不升，浊阴不降，气机升降失常，清窍失养，从而诱发高血压。现代医学认为，长期嗜食肥甘厚味可致血脂升高，体重超常，50%以上的儿童高血压伴有肥胖。大量研究成果表明，血压与体重正相关联系在儿童和少年时期就存在，肥胖儿童高血压水平显著高于正常体重的儿童，并随着肥胖程度的加重，血压水平显著升高。

3. 饮食过咸　钠盐的摄入量与儿童高血压水平呈正相关，膳食中盐摄入过多是大多数儿童高血压发病的危险因素。钠盐为咸苦而涩之品，苦入心，咸走血入肾，长期摄盐过多，损害心、肾，殃及血脉，且苦易化燥，耗伤阴血，会造成肾阴亏虚，肝失所养，肝阳上亢，引起高血压的发生。如《素问·生气通天论》记载："味过于咸，大骨气劳，短肌，心气抑"；《素问·阴阳应象大论》记载："咸伤血"；《灵枢·五味论》记载："咸走血，多食之……血与咸相得，则凝"，说的都是过度食盐，血脉凝滞而致病。现代医学认为，膳食中含盐量过多可导致高血压，而摄盐量每天低于 3g 则很少发生高血压。水钠代谢障碍是高血压的重要发病机制之一，水钠潴留可致外周阻力增高而使血压升高。

4. 情志失调　中医学将情志归纳为五志七情，五志即喜、怒、思、忧、恐，七情即喜、怒、忧、思、悲、恐、惊，都是指人的精神意识对外界事物的反应。五志与七情，作为一种心理因素，可使心身失调而致病。如《灵枢·

《口问》记载："悲哀怒忧则心动，心动则五脏六腑皆摇。"这是说消极情绪易影响心神而造成人体脏腑的损害。《素问·举病论》记载："余知自病生于气也，怒则气上，喜则气缓，悲则气消，恐则气下……惊则气乱……思则气结。"进一步阐明了情志的异常变化伤及脏腑，影响了脏腑气机，使气机升降失常、气血功能紊乱而致病。《素问·阴阳应象大论》记载："人有五脏化五气，以生喜怒忧思恐"，"怒伤肝"、"喜伤心"、"思伤脾"、"忧伤肺"、"恐伤肾"，说的就是五志分别为五脏所主和与五脏的对应关系，心与身交互作用可引起不同的疾病。宋·陈言在《三因极一病证方论·卷之七·眩晕证治》中言："喜怒忧思，致脏器不行，郁而生涎，涎结为饮，随气上厥，伏留阳经，亦令人眩晕呕吐，眉目疼痛，眼不得开。"可见，长期而持久的情志刺激，可使人体代谢功能紊乱，脏腑阴阳平衡失调引起血压升高。现代医学研究表明，高血压与神经内分泌亦有一定关系，儿童的中枢神经系统发育尚不完善，容易兴奋及疲劳，尤其受到一些不良刺激，如长期精神紧张、焦虑、抑郁、烦躁等，大脑皮层兴奋和抑制失衡，交感神经兴奋，导致血压升高。

二、病机特点

中医学认为高血压的发病，其病机特点主要有风、火、痰、气、虚、瘀六端。

1. 风 有"外风"和"内风"之分，与高血压发病密切相关的以内风为主。内风的形成与肝、肾二脏有关，肝为风木之脏，肾为先天之本。一则阳盛体质之人，阴阳失于平衡，阴亏于下，阳亢于上；二则情志所伤，长期精神紧张焦虑不安，耗伤肝肾之阴，以致阴虚阳亢，亢而化风，上扰头目。诚如《类证治裁·眩晕》所言："良由肝胆乃风木之脏，相火内寄，其性主动主升，或由身心过动，或由情志郁勃，或由病后精神未复，阴不吸阳，以至目昏耳鸣，震眩不定。"《临证指南医案·眩晕门》也指出："所患眩晕者，非外来之邪，乃肝胆之风阳上冒耳，甚则有晕厥跌扑之虞。"

2. 火 有虚火、实火之分。实火者，又有"肝火"和"痰火"之分，或因情志不遂，肝郁化火，肝火上炎，上达头目；或因嗜食肥甘，生湿化痰，痰阻气机，郁而化火，痰随火动，上蒙清窍；或因禀赋不足，劳倦过度，久病失养等，导致肾阴不足、虚火上越，从而造成血压升高。

3. 痰　有有形之痰与无形之痰的区别。"有形之痰"可经呼吸道排出，"无形之痰"与高血压发病密切相关。痰的产生与肺、脾、肾三脏密切相关。或因感受外邪、长期吸入被污染的空气，致肺气不足，宣降失司，水津不得通调输布，而聚湿成积；或因过食肥甘厚味，忧思、劳倦，致损伤脾胃，脾虚健运失职，水湿内停，积聚成痰；或因禀赋不足、久病，致肾气不足，肾虚不能化气行水，水化为痰；或因肝气郁结，气郁湿滞，痰浊内生，皆可致痰阻经络，气血运行不畅；或痰郁化火上蒙清窍；或痰夹风火之邪，上扰清空，皆可导致高血压的发生。故《丹溪心法》有"无痰不作眩"的主张，提出"治痰为先"的方法。

4. 气　有气滞、气逆之别。气滞者，或因情志不疏，肝气郁结，气机不畅，或因气血不足，运行不畅，而致气滞不行，经脉受阻；气逆者，或因情志内伤，或因饮食寒温不适，或因外邪侵犯，或因痰浊壅阻，或因气虚而引发脏腑之气上逆。气郁则血瘀，气逆则血逆。血随气逆，夹痰夹火，横窜经络，扰动心神，阻蔽清窍，则引发高血压及其并发症的发生。

5. 虚　有气虚、血虚、阴虚、阳虚之分。气血亏虚者，或因先天禀赋不足，体弱多病，脾胃虚弱，水谷运化失司，气血之源匮乏；或因久病不愈，耗伤血气；或因思虑太过，劳逸过度，饮食不节，损伤脾胃；或因失血之后，气随血耗。气虚则清阳不升，血虚则不能上奉于脑。正如《景岳全书》所言"眩晕一证，虚者居八九，而兼火兼痰者，不过十中一二耳"，强调"无虚不作眩"。《灵枢·口问》也云："故上气不足，脑为之苦满，耳为之苦鸣，头为之苦倾，目为之眩。"可见气血亏虚，气虚则清阳不展，血虚则脑失所养，皆能出现眩晕、头痛等症。

6. 瘀　是一种病理产物，也是一种致病因素。高血压与血瘀有密切关系，或因先天禀赋异常，脏腑气血偏盛偏衰，影响血脉及气血运行，致气血运行失常及血脉异常；或因精神紧张，肝气郁结或肝火亢盛，影响血脉，留而成瘀；或因体形肥胖、久坐久卧、嗜食肥甘厚味，脾失健运，聚湿生痰，痰必致瘀；或因气滞、气虚不能推动血液正常运行，或因寒邪客于血脉，血寒则凝滞，滞而不畅即成瘀；或因肝肾阴虚，精血化源涸竭，血行瘀阻，阴伤易生虚热，虚热灼津，皆可致血瘀。无论何种原因所导致的瘀证，均可使得气血瘀阻，由于瘀阻于心、脑、肾的不同而出现不同的症状。

总之，高血压的发病多为本虚标实之证，气血阴阳之虚为本，风、痰、瘀、气、火之实为标。病变涉及五脏，但主要与肝、脾、肾密切相关。与成人高血压不同，儿童高血压未及肾，多与肝脾相关。或因先天不足，肝经风阳易亢；或由五志过极，引动风阳；或由肝气郁结，气郁化火，上扰清窍，则发为本病，表现为肝经的一系列症状如眩晕、头痛、胁肋胀痛、目赤肿痛、烦躁易怒等。若饮食不节，肥甘厚味，损伤脾胃，或降息失宜，呆滞脾气；或思虑过度，脾气不行，皆可导致脾失健运，不能正常运化水湿水液，湿聚成痰，痰饮水湿阻于中焦，阻遏清阳上升；或内生之肝阳风火兼夹痰湿上扰清窍，均可导致头痛、脘闷、眩晕、呕吐等，发为本病。所以，本病早期多为肝火亢盛、痰郁内阻，以邪实为主；病至后期为阳气不足、阴精亏乏，以正虚为主。

三、临床表现

高血压所引起的症状依高血压发生的急缓、血压增高的程度及靶器官受累的程度而致临床差异较大。一般具有以下特征。

（1）症状多不典型　儿童原发性高血压多见于青少年，多为轻度高血压，常无明显症状，常在体检时发现。也可表现为头晕、头痛、恶心、呕吐、易怒、易疲劳、发育迟缓等。但特异性不强，易被误诊为其他系统疾病。

（2）常伴有高血压家族史和肥胖。

（3）长期血压升高，随病情发展可出现继发性眼底、脑、肾及心血管改变。可有左心室肥厚、扩大改变，还可因二尖瓣关闭不全和乳头肌缺血，而在心尖部出现收缩期杂音。肾脏受累时表现为夜尿增多，可见蛋白尿、管型尿，晚期可出现氮质血症和尿毒症。

（4）并发症较少　由于儿童对高血压的耐受性较强，原发性高血压患儿引起高血压危象并不常见，一般不会发生脑卒中和心肌梗死等并发症。

四、诊断与鉴别诊断

（一）诊断标准

由于儿童处于生长发育期，年龄、身高、体重处于不断变化之中，因此很难制定出统一的高血压诊断标准。2004年，美国国家高血压教育计划（NHBPEP）以年龄、性别、身高三个因素为基础将儿童血压区分如下。

正常血压：平均收缩压和舒张压小于同年龄、性别及同身高儿童第90百分位（P_{90}）。

临界高血压：平均收缩压和/或舒张压处于第90～95百分位数（P_{90}～P_{95}）。

高血压：平均收缩压和/或舒张压≥P_{95}，P_{95}≤血压水平＜P_{99}的血压增加5mmHg为1级高血压，≥P_{95}的血压值加5mmHg为2级高血压。

（二）鉴别诊断

1.**原发性高血压**　儿童原发性高血压因起病隐匿缓慢并常无症状，易被忽视，故应把测量血压列为定期儿童体检的常规内容，以便早期发现，如一旦疑有高血压，则需要定期测血压。如血压继续升高超数周或数月，即应做其他检查以除外继发性高血压。原发性高血压可依患儿的年龄（通常在10岁以上年长儿）、血压轻度升高、体重为轻到中度肥胖、有肯定的阳性家族史（指家族中有高血压、脑卒中、心肌梗死、原因不明的肾衰竭、母亲有妊娠中毒症），而又无原发疾病的症状和体征，则考虑原发性高血压的可能性大，可先定期随访血压变化、必要时再做辅助检查，仍不能查出病因者，可确定诊断。

2.**继发性高血压**　儿童中血压明显升高者多为继发性高血压，肾性高血压是继发性高血压的首位病因，占继发性高血压的80%左右。对继发性高血压应查找原发病。一般常用以下分析方法。

（1）根据病史提供的线索　如有无高血压家族史，有无长期服用糖皮质激素史，以及有无某些相关的原发疾病症状等。

（2）根据起病年龄分析　①新生儿常见肾性血管疾病及主动脉缩窄；②婴儿常见肾血管疾病、多囊肾和肾胚胎瘤；③幼儿以急性肾炎、肾盂肾炎多见；④学龄儿童则以各种肾炎、肾盂肾炎、结缔组织病和原发性高血压较多见。

（3）根据血压特点分析　①持续性慢性高血压见于各种肾炎尤其是慢性肾炎、糖皮质激素的副作用和肾动脉狭窄；②高血压阵发性加剧并伴有肾上腺素增加的表现应考虑嗜铬细胞瘤；③上肢血压高而下肢血压低提示主动脉缩窄。

（4）根据伴随症状分析　①高血压伴有水肿、蛋白尿、血尿、管型尿为肾炎；②伴脓尿或菌尿为尿路感染；③伴腹部肿物考虑可能为多囊肾、肾胚胎瘤和肾盂积水；④伴电解质紊乱如高钠、低钾提示原发性醛固酮增多症；⑤伴腹部及腰部血管杂音，提示肾动脉狭窄；⑥同时有心、肝、肾等多系统损害提示结缔组织病等。

根据以上分析可对引起高血压的原发病有一定的初步概念，在此基础上再选择相应检查。如疑为肾实质疾患则应检查 24 小时尿蛋白定量、血肌酐、尿素氮、内生肌酐清除率、尿比重、尿渗透压。如疑为肾血管疾患，首先进行血浆肾素活性测定、快速静脉肾盂照影、核素肾图、DSA 血管造影、彩色多普勒血流显像及核磁共振成像等。如疑为内分泌性疾患：对确诊嗜铬细胞瘤和成神经细胞瘤可进行尿儿茶酚胺及其代谢产物香草基杏仁酸（VMA）测定和血浆儿茶酚胺测定。如疑为肾上腺疾病引起的高血压，可测定皮质醇、醛固酮、肾素活性、尿 17-羟皮质类固醇和 17-酮类固醇。必要时做地塞米松抑制试验和 ACTH 刺激试验。如疑为心血管源性高血压：可做超声心动图和血管照影或 DSA 血管照影。

此外，尚需根据动态血压监测区别白大衣紧张性高血压。

五、治疗

（一）非药物治疗

儿童高血压前期或 1 级高血压经诊断后，如患儿无症状则应从改善生活方式等方面进行干预。在饮食方面可采用高血压防治计划（DASH）饮食。这是一种经实验证实确实有效的食疗，即少盐、少糖、少脂、少家畜肉、多蔬菜水果，适量家禽肉、鱼类及坚果。同时进行生活调摄、体育锻炼、针灸推拿等非药物疗法，可在一定程度上改善患儿的临床症状，有助于血压的控制。《黄帝内经》曰:"圣人不治已病治未病，不治已乱治未乱。"唐·孙思邈在《千金要方》中将疾病分为"未病"、"欲病"、"已病"三个层次，主张"消未起之患，治未病之疾，医之于无事之前"。这些观点与现代预防医学的三级防治有着异曲同工之妙。儿童高血压早期是血压介于高血压和正常血压之间的一种中间状态，属于"欲病而未病"状态，所以对该期试用非药物疗法，不仅体现了中医学"治未病"的理论，而且可以从根本上控制本病的发生发展。儿童高血压早期虽然机体内部有一定的生理失调或病理变化，但往往仅感到稍有不适，并无明显症状，很容易忽略，如不及时调整，就可能向疾病方向发展。此时采用一定的防治措施可以改变这种趋势，激发机体的自身调节能力，扶助正气，调整机体的阴阳平衡，最终达到防治本病的目的。

（二）辨证论治

辨证论治是中医学特点之一，也是治疗儿童及青少年高血压的精髓所在。中医治疗高血压源远流长，具有整体调整、降压满意、症状改善明显、疗法自然、依从性好、可减轻或逆转靶器官损害的优势，尤其对于儿童高血压的疗效更为显著。因为儿童高血压与成人高血压相比不尽相同，主要表现为舒张压增高为主，脉压不大，心率相对偏快；症状相对较轻，1级高血压多见；血压增高病程短，靶器官损害较轻。这就为中医辨证论治提供了基础。儿童高血压总属本虚标实之证，故其辨证，首当明辨虚实标本。气血不足，肝肾阴亏为本病之本，火、痰、瘀为病之标。头痛、眩晕为本病常见症状。目前中医对成人高血压分型证治取得了很大进展，这不仅有助于揭示其证候本质。指导临床治疗，还为辨证论治提供了客观的依据。因此，对儿童高血压也应根据病因病机和临床表现进行辨证论治。一般认为儿童高血压多见于肝阳上亢证、肝火上炎证、脾虚湿盛证和心火亢盛证。这些证型多属本虚标实，在治疗上须分清标本缓急之主次，一般应标本兼治，或先治其标，待标证缓解之后，考虑治其本。其补虚之本，当以益气养血、滋补肝肾、健脾和胃为主。其标实之肝火、痰浊、瘀血，当分别以泻火、化浊、活血为主；如《景岳全书·眩晕》所云："各因其证求而治之……有火者宜兼清火，有痰者宜兼清痰，有气者宜兼顺气。"总以补虚勿忘实为法，这样才会起到事半功倍的效果。

1.肝阳上亢

证候：眩晕、耳鸣、头痛且胀，目赤烘热，失眠多梦，烦躁易怒，头重脚轻，咽干口燥。舌质红，脉弦数。

辨证：肝为风木之脏，其性主升主动。若素体阳盛，或肝肾阴亏不能养肝，或忧郁恼怒，则引发肝阳升动，上扰清空，发为本病。肝阳偏亢，风阳上扰头目清窍，则眩晕、耳鸣、头痛；肝主疏泄，调畅情志，阳亢则烦躁易怒；王冰注《素问》曰："肝藏血，心行之，人动则血运于诸经，人静则血归于肝脏"，肝阳上亢，血不归肝，阳浮神动，故人不能按时睡眠，夜寐多梦，甚至失眠；肝阳化火，灼伤津液则咽干口燥、面赤烘热。肝阳上亢证在临床上较为多见。本证患儿以阳盛、阴虚体质者为多，多见于体型较瘦的青少年高血压。临床表现以舒张压升高为主要特点，多见于 1 级及 2 级高血压。

治法：平肝潜阳，补益肝肾。

方剂：天麻钩藤饮（《杂症证治新义》）加减。

常用药：天麻、栀子、黄芩、杜仲、益母草、桑寄生、夜交藤、朱茯神、川牛膝、钩藤、石决明。

加减：若肝火亢盛，头痛、眩晕较重者，可加生龙骨、生牡蛎等；若肝火亢盛，烦躁易怒者，宜加龙胆草、夏枯草等；若肝阳上亢，内扰心神，失眠多梦者，可加珍珠母、合欢花、酸枣仁等，以提高疗效。方中益母草虽有活血利水之功，但长期大量服用此药可造成肾损害，临床上应关注。

2.肝火上炎

证候：头晕，头胀痛，耳鸣，目赤肿痛，烦躁易怒，面红口苦，胁肋胀痛，口干口渴，小便短赤，大便秘结。舌红苔黄，脉弦数。

辨证：高血压病位在肝。肝为刚脏，体阴而用阳，又为风木之脏，喜调达、恶抑郁，其性主升主动，五志过极，六淫内郁，过食肥甘温补之品，皆可遏制肝气，或郁久化火，或气暴升，扰乱头目清空，发为本病。肝炎上炎，扰乱头目清窍者头晕头痛、眩晕耳鸣；目为肝窍，胁肋乃胆经所布，肝胆之火循经而窜，故目赤肿痛、胁肋胀痛；火热之邪灼伤津液，则溲赤便秘。本证在高血压早期或初期患儿中较常出现，多见于青少年体形健硕或中等者。本证患儿以舒张压同时升高者及单纯收缩期高血压者相对较少。

治法：清肝泻火。

方剂：龙胆泻肝汤（《医方集解》）加减。

常用药：龙胆草、黄芩、栀子、泽泻、木通、当归、生地、车前子、柴胡、生甘草。

加减：若目赤痛者可加菊花、决明子、青葙子；耳鸣者加灵磁石平肝聪耳；胁肋胀痛者加赤芍、白芍、延胡索；口干口苦者加麦冬、百合；大便秘结重者加大黄，诸药合用，随症加减可标本兼治。

3.脾虚湿盛

证候：眩晕，乏力，胸闷，腹胀纳呆，神疲懒言，健忘，头重如裹，便溏肢重。舌体胖大有齿痕，苔腻，脉弦滑。

辨证：脾气亏虚，故见乏力懒言、面色无华；脂膏运化不利，水湿内停，故见眼睑水肿；聚而成痰，可见肢体麻木；痰湿蒙窍，可见头重、困倦、昏沉。本证多见于体重超重的青少年，肥人多湿，临床主要表现为高血压及脾虚的临床表现。

治法：益气健脾，和胃化湿。

方剂：参苓白术汤（《和剂局方》）加减。

常用药：人参、白术、茯苓、甘草、山药、白扁豆、薏苡仁、砂仁、桔梗。

加减：若活血通络加丹皮、当归、赤芍等；若痛则腹泻，可加用痛泻药方；若头晕沉，可合用半夏白术天麻汤；健忘者可加补骨脂、熟地、龟板胶等。

4. 心火亢盛

证候：口舌生疮，心悸失眠，烦躁不安，面赤口渴，胸中烦热，溲赤，甚则烦躁谵语，大便秘结。

辨证：随着饮食结构的变化，小儿食入热量过剩日趋严重，体质向阳盛方向发展，加之学习竞争压力增大，"心者，五脏六腑之大主，精神之所舍"，人的精神、意识、思维活动莫不与心相关。心在五行属火，为火脏，又加阳盛之体，其气更加火热。若七情怫郁，可引动心火，心火暴涨，扰动心神，出现心神不宁的表现。心主神明而位于胸中，心经有热，神明被扰，则心烦失眠、烦躁不安、谵语等；舌为心之苗窍，火热上蒸，则面赤口渴；心与小肠相表里，心热下移小肠，则溲赤。本证多见于学习压力较大的青少年，收缩压、舒张压均可升高，但以舒张压升高更为明显，常伴有交感神经活性增强的表现。

治法：清心泻火，活血利水。

方剂：导赤散（《小儿药证直诀》）加减。

常用药：生地、木通、生甘草梢、淡竹叶。

加减：若心火较盛，加黄连；小便不通，加车前子、赤茯苓；阴虚较甚，加麦冬。

（三）其他疗法

1. 中药成药

（1）牛黄降压丸　每次口服 1～2 丸，每日 2 次。本方清心化痰、镇静降压，适用于肝阳上亢兼痰火盛者。

（2）脑立清　每次口服 10 粒，每日 2 次。本方平肝潜阳、醒脑安神，用于肝阳上亢者。

（3）牛黄清心丸　每次口服 1 丸，每日 2 次。本方益气养血、镇静安神、化痰息风，用于气血不足、痰热上扰者。

（4）愈风宁心片　每次口服 5 片，每日 3 次。本方解痉止痛，用于高血压头痛者。

（5）六味地黄丸　每次口服 1 丸，每日 2 次。本方滋阴补肾，兼益肝阴，用于肝肾阴虚者。

2. 专方验方

（1）钩藤煎剂　钩藤 30g，加水 100ml 煎煮 10 分钟，早晚分服，适用于肝火亢盛型。

（2）侯氏黑降散　菊花 40g，白术、防风各 10g，细辛、茯苓、牡蛎、人参、矾石、当归、干姜、川芎、桂枝各 3g，黄芩 5g，桔梗 8g。按原量比例制成散剂，每服 4～5g，一日 3 次。本方具有清热祛痰、化浊散湿、活血化瘀、扶正之效。

3. 针刺疗法　取①曲池、足三里；②合谷、太冲。双侧选穴、两组穴位交替使用，进针得气后留针 20 分钟。每日上午测血压后针刺，共 30 天。收缩压和舒张压均可明显下降。同时针刺内关、太冲治疗高血压，两穴作用优于单穴。

4. 放血疗法

（1）耳穴刺血法　主穴：耳尖，降压沟，降压点，耳背静脉，心，额，皮质下，交感；配穴：肾，外耳，枕。取耳尖放血 3～6 滴，或降压沟点刺放血数滴，每日或隔日 1 次。

（2）点刺放血法　主穴：头维；配穴：前额闷胀不适者加攒竹；若闷胀痛甚者加印堂、上星；额顶疼痛者加风池。用弹簧刺血针或三棱针点刺各穴 0.2～0.3cm 深，令每穴出血 6～7 滴，多至 10 余滴。眩晕严重，头痛剧烈，体质壮实者放血宜多，反之宜少。每日或隔日治疗 1 次，10 次为 1 个疗程。本法可祛风止眩，使血压降低。

5. 耳针疗法　主穴：心、肝炎点、脑点、降压点。严重头晕头痛者加耳尖，均取双侧。用镊子持耳环针准确刺入穴位，再用菱形胶布固定，隔日 1 次，每次按压数次，10 次为 1 个疗程。本法具有疏泄、平息相火、宁心安神、调和气血的作用，适用于阴阳失调和气血紊乱。

6. 耳穴贴压疗法

（1）王不留行籽贴压　取单侧耳的降压沟、降压点、神门、内分泌、脑点及耳后肾穴，用麝香虎骨膏将王不留行贴上诸穴，每日按揉 3～5 分钟，每日按压 3 次，每隔 3 日换对侧穴位。或将王不留行籽贴敷于耳穴：神门、降压沟、心、皮质下、高血压点、交感穴，每日行按压 2～3 次，每次 5～10 分钟，两耳交替，每周 2 次。

（2）磁针按压　主穴取耳压沟，配穴为神行，用磁针的尖部垂直按压穴位，压力 100g，每次按压 3～5 分钟，每日 1 次。本法除降压外，对头痛等症状改善有明显效果。

（3）磁珠贴敷　用 500～1000 高斯磁珠，取耳穴角窝上、交感、降压沟、心、神门、高血压点、皮质下。根据病情任选以上 4 个穴位，每次贴敷 3～5 天，休息 3～5 天后再贴敷第二次，4～5 次为 1 个疗程。

7. 浴足疗法　取钩藤 20g 剪碎，布包冰片少许，于每日晨起和晚睡前放入盒内加温水浴脚，每次加 30～45 分钟（可不断加水保持水温）。每日早晚各 1 次，10 日为 1 个疗程。本法具有清热平肝、息风止痉之功。

8. 药枕疗法　明康保健枕：野菊花、夏枯草、石菖蒲、晚蚕沙等。睡枕时对着风池、风府和大椎穴。本法对治疗头痛头胀效果明显。

9. 敷贴疗法

（1）将胆汁制吴茱萸 500g、龙胆草醇提取物 6g、硫磺 50g、醋制白矾 100g、朱砂 50g、环戊甲噻嗪 175mg，混合研成细面，先将肚脐用温水洗净，擦干，取药粉 200～250mg 纳入脐中，盖以软纸棉球按紧，再用普通胶布固定，每日换药 1 次。

（2）蓖麻仁 50g、吴茱萸 20g、附子 200g，上三味共研细末，加生姜 150g，共捣如泥，再加水 10g 和匀，调成膏状，每晚贴两侧涌泉穴，7 日为 1 个疗程。

（四）西医疗法

在成人用药物来控制高血压对减低心血管并发症及死亡率的影响不容置疑。但对儿童及青少年高血压者，长期使用降压药的疗效则缺乏数据可寻。因此除非患儿有症状或高血压程度严重，或已有证据显示左心肥厚或内皮细胞功能异常靶器官损害时，对决定使用药物控制高血压应慎重。最常用的办法是从单一降压药小剂量开始治疗。按需要再逐步加至全量。如果治疗效果不满意，可换另一类药物重新开始。最好是只用一种药，但有时必须加另一类药物才能达预期效果。各类降压药有不同的副作用，在治疗时除观察血压变化外，亦须注意是否有副作用的发生。治疗儿童及青少年高血压药物有血管紧张素转换酶抑制剂、血管紧张素受体阻滞剂、α 受体阻滞剂、β 受体阻滞剂、钙通道阻滞剂、血管扩张剂等。临床医生在决定药物治疗前须依据患儿自身情况进行选取。

六、预防

多个纵向研究证实人类血压随年龄变化之趋势常有轨迹可循。与同龄人群比较，血压在幼年时居高者往往到青春期乃至成人时仍居于高位。所以对儿童高血压的预防应视为是预防成人致死的首要病因——心血管疾病和卒中的一部分。预防高血压应从儿童期做起，预防的目的是减少高血压发病率，降低血压以减少或避免脏器受累，提高生活质量。预防应采取综合措施，对血压偏高的儿童有阳性家族史及肥胖儿童应做重点预防对象，定期测量血压。饮食上在保证儿童正常生长发育需要的同时，避免超重，并应从婴幼儿时期开始，避免喂哺过量牛奶或总热量摄入过多。日常饮食避免过多过高胆固醇饮食，增加不饱和脂肪酸的摄入；多食蔬菜，鼓励低盐饮食。坚持体育锻炼，避免精神过度紧张的刺激（如学习负担过重、经常看富于恐怖或惊骇性内容的电视及电影等），减轻环境中的噪音，保证足够睡眠时间，避免吸烟饮酒等。

[附] 白大衣高血压

白大衣高血压，亦称办公室高血压或诊室高血压，是指患者在没有高血压引起的靶器官损害、没有高血压相关的心血管疾病危险因素、没有经药物治疗后血压下降的前提下，在医院环境下血压升高，而在日常生活中血压正常的现象。据流行病学统计，大约有20%的人在医生诊室测量血压会比在家时高一些。在1级、2级和3级高血压患者中发生率分别为31%、18.7%和11.8%。在特殊人群中发生率相对较高,如儿童和年轻女性。

白大衣高血压发生机制还不十分明确,一般认为是下丘脑-垂体-肾上腺皮质系统过度激活,常与以下因素有关:①神经体液因素:医生测血压时对患者有"加压素效应",可能与患儿应激反应与警觉反应有关。人在生气、愤怒、恐惧状态下,交感神经活性增高,肾素、醛固酮及去甲肾上腺素水平可高于正常状态的人。②环境心理因素:由于儿童神经系统处于生长发育阶段,智力、情感及心理也处于形成期,患儿可能对医院环境过度紧张,紧张可以使心率加快,血流速度也加快,在血压测量时自发地增高,常超过20~30mmHg,这也许是对医院环境的一种条件反射。

白大衣高血压作为一个临床问题非常重要。白大衣效应的病理生理学或应激反应提示临床医生在诊断儿童高血压时须排除可能的白大衣高血压患儿,对他们进行动态血压监测。在新诊断的未经治疗的诊室血压升高患儿,只有至少测量3次诊室血压后才考虑患白大衣高血压的可能性。

参考文献

[1] 刘力生.中国高血压防治指南(2010年修订版).北京:人民卫生出版社,2012.

[2] 焦增绵,于全俊.中西医临床心血管病学.北京:中国中医药出版社,2000.

[3] 徐贵成,刘坤.实用高血压中医诊治.北京:人民军医出版社,2012.

[4] 任继学.任继学经验集.北京:人民卫生出版社,2000.

[5] 胡亚美,江载芳.褚福棠实用儿科学.北京:人民卫生出版社,2013.

[6] 王慕逊.儿科学.北京:人民卫生出版社,1998.

[7] 李霁,韩斐.中西医结合诊治儿童原发性高血压探讨.中国中医药信息杂志,2012,19(10):92~93.

[8] 李霁,韩斐.儿童及少年高血压在中医临床诊治中面临的问题及探讨.辽宁中医药大学学报,2013,15(11):106~108.

[9] 林连荣.钩藤煎剂治疗高血压病的疗效观察.辽宁中医杂志,1988,12(2):23.

[10] 王延周,邵桂珍.侯氏黑降散降压降脂作用探讨.中医杂志,1989,30(3):25.

[11] 周华.针内关太冲治疗高血压病观察.上海针灸杂志,1997,16(4):10.

[12] 邓世发.刺穴放血治疗高血压性眩晕.上海针灸杂志,1989,8(3):22.

〔13〕 刘福信.耳针治疗高血压病 103 例疗效观察.陕西中医，1985，1：31.

〔14〕 于澍，李文夫，徐惠，等.耳穴压籽法治疗原发性高血压病 100 例临床观察.黑龙江中医药，1998，4：29.

〔15〕 刘威.磁针治疗高血压 260 例.中国针灸，1989，9（2）：9.

〔16〕 李增林.钩藤浸液浴治疗高血压 50 例.辽宁中医杂志，1989，8：23.

〔17〕 魏承生，张萍，王文健.维康保健药枕治疗原发性高血压病 30 例疗效观察.上海中医药杂志，1989，12：24.

〔18〕 杨思源，陈树宝.小儿心脏病学.北京：人民卫生出版社，2012.

代谢综合征

随着人民生活水平的不断提高，流行病学研究发现越来越多的人同时存在腹部肥胖、粥样硬化性血脂异常（三酰甘油升高、低密度脂蛋白胆固醇增高、高密度脂蛋白胆固醇降低）、血压升高、胰岛素抵抗（伴或不伴糖耐量异常），以及血管栓塞和炎症反应状态，学者们将其称为代谢综合征。代谢综合征中的每一项都会增加心血管疾病的危险性，同时合并多种异常时发生心血管病的危险更大。若诸多危险因素聚于一体，其协同作用远大于各种危险因素单独作用之和。这些特征性因素彼此紧密联系，恶性循环，互为因果，已经成为社会的沉重负担，严重影响人们的健康和生活质量。如何对这些患者进行"早筛查、早发现、早诊断"并采取合理的防治措施，是目前亟待解决的问题。近年的研究发现，粥样硬化性疾病在儿童早期开始，在青少年和成人期进展至不可逆转疾病；肥胖和胰岛素抵抗间的直接相关性也存在于儿童。

中医历代古籍文献中虽无此病名，但类似高脂血症的病因、病机、证候、治则等散见于历代医学资料中。根据本病主要表现为肢体困重、眩晕等症状特点，将其归属于中医学的"痰湿"、"湿阻"、"血瘀"、"眩晕"等范畴。古代许多医籍中都论及本病。《灵枢·五癃津液别》曰："五谷之津液，和合而为膏者，内渗于骨空，补益脑髓，而下流于阴股。"指出膏是人体的组成成分之一，由水谷所化生，并随津液的运行而敷布，有注骨空、补脑髓、润肌肤等作用，是人体化生阳气的基本物质之一。如《灵枢·卫气失常》云："膏者多气，多气者热，热者耐寒。"若脂膏过多则有形体变化，《内经》称为"膏人"、"脂人"。由此可见，中医学所说的"脂膏"与西医学的"脂质"相类。对本病的病因病机，古人也早已有论述。《素问·通评虚实论》曰："肥贵人，则高粱之疾也"；又如汪昂说："肥人多痰"；《医门法律》说："肥人湿多"；《内经》则说："肥人血浊"。血浊即痰瘀交阻之意。至于痰瘀形成原因，古人多认为与气虚关系最为密切，如《石室秘录》即说："肥人多痰，乃气虚也。虚则气不能运行，故痰生之"。古人已认识到本病的发生与先天禀赋不足、后天嗜食无度、气虚不运等有关。

一、病因病机

代谢综合征的发生机制至今尚不十分清楚。这些改变常常聚集在同一个体身上，很有可能是一个共同机制作用的结果。到目前为止，多数学者认为"胰岛素抵抗"在代谢综合征的病因病机中处于中心地位，胰岛素抵抗及其继发的高胰岛素血症，可导致一系列的代谢紊乱和心血管疾病。胰岛素是机体内一种非常重要的激素，主要作用于脂肪组织、肌肉组织和肝脏，具有多种生理作用。所谓胰岛素抵抗是指机体组织或靶细胞（如骨骼肌、脂肪及肝脏）对内源性或外源性胰岛素的敏感性和/或反应性降低，因而正常量的胰岛素会产生低于正常的生理效应。胰岛素的抵抗机制十分复杂，至今尚未完全阐明。一般认为，影响胰岛素抵抗发生和发展的最重要因素是肥胖、体力活动少和遗传因素，其他影响因素还有饮食结构、激素等。另外，低出生体重、环境因素、内皮功能失调及细胞活素系统也逐渐引起人们的关注，这些因素都与胰岛素抵抗具有密切的关联。

二、临床表现

代谢综合征大体上可以归纳为五大主要特征，即体重和脂肪分布、碳水化合物代谢、脂代谢、血流动力学和血凝系统功能异常。但并不是每个代谢综合征的患者都会同时具有所有的临床表现。其他还可表现为胰岛素抵抗、向心性肥胖、高血压、糖代谢异常、低高密度脂蛋白胆固醇和／或高甘油三酯血症、动脉粥样硬化、微量蛋白尿、纤溶和凝血功能异常，高尿酸血症也属于代谢综合征的表现。

三、诊断与鉴别诊断

肥胖和胰岛素抵抗的直接相关性也存在于儿童。Cook 与其合作者推荐了代谢综合征的儿科定义。研究显示代谢综合征在青少年中发生率约为 4%，但在超重青少年中为 30%～50%。与成人一样，需要至少存在以下 3 个风险因子才能诊断儿童代谢综合征。

（1）三酰甘油 ≥ 1.25mmol/L（110mg/dl）。

（2）HDL 胆固醇 ≤ 1.04mmol/L（40mg/dl）。

（3）腰围 ≥ 第 90 百分位或身体质量指数（BMI）≥ 第 95 百分位。

（4）空腹血糖 ≥ 5.6mmol/L（100mg/dl）。

（5）血压收缩压 ≥ 同年龄和性别的第 90 百分位。

四、治疗

代谢综合征的防治措施是以针对改善胰岛素抵抗为基础的全面防治心血管危险因素的综合防治。首先以饮食控制及运动疗法作为长期干预的基础措施。此外，强化降压、降低血糖、纠正血脂紊乱，这些治疗均应达标。

（一）非药物治疗方法

非药物治疗方法主要包括饮食调整和体育锻炼，最终的目标是要减轻代谢综合征患者的体重，降低胰岛素抵抗、减轻高胰岛素血症，改善机体的脂异常血症和高凝状态，减少 2 型糖尿病和心血管病的发生。

（二）辨证论治

中医学认为膏与津同源，津从浊化为膏，凝则为脂。人体肥胖，气血津液输布异常，或饮食肥甘，脾失健运，或禀赋不足，七情内伤，以致津液布散代谢失调，痰浊脂膏内生，阻于脉络，而致瘀血内停。本病属正虚邪实，正虚乃脏腑功能减退，输化失度，其重点在肝、脾、肾；邪实乃痰浊瘀血内阻。结合儿童及青少年临床表现和病因病机，临床辨证可分为四型，但各证之间常相互交织，相互演变而表现为虚实夹杂，实则为痰浊瘀血内阻，虚则为脏腑之虚损。根据本病的病机特点治疗或以治标为主，或以治本为主，或标本兼顾。《证治汇补》曰："脾虚不运清浊，停留津液而痰生。"血脂由痰所化生，乃津液停聚、津从浊化所致。故健脾利湿诚如朱丹溪所言："理脾如烈日当空，痰浊阴凝自散"，可使津液运行，阻其止聚。叶天士强调："痰凝血瘀病，以通络之法祛瘀化痰为治。"血脂乃津液所化，血脂过高消耗阴液常致营阴不足，故治疗上可综合运用各法，同时将中医辨证论治与西医辨病相结合，有助于提高疗效。

1. 痰浊内阻

证候：形体肥胖，肢体沉重，头晕乏力，胸腔痞满，纳呆腹胀，恶心，吐涎或口渴不欲饮。苔白腻，脉濡滑。

辨证：以肢体沉重、头晕、胸腔痞满、苔白腻、脉濡滑为辨证要点。痰浊内阻，气机不利则，胸腔痞满、纳呆腹胀；脾主四肢，痰浊困脾，脾气不运，故肢体沉重；痰浊中阻，清阳不升，浊音不降，故见头晕。苔白腻、脉濡滑均为痰浊内阻之象。病位在脾，其性质属虚实夹杂。

治法：燥湿化痰，健脾和中。

方剂：二陈汤（《和剂局方》）加减。

常用药：陈皮、法半夏、茯苓、泽泻、荷叶、白术、石菖蒲、炙甘草。

加减：偏于寒湿者加桂枝，偏于湿热者加竹茹、炒枳实，头晕甚者加天麻。

2. 胃肠实热

证候：形体壮实，面赤身热，消谷善饥，口渴欲饮，口干口臭，大便干结，小便短赤。舌红，苔黄，脉滑数。

辨证：以消谷善饥、大便干结、舌红苔黄、脉滑数为辨证要点。胃火炽盛，腐熟水谷力强，故消谷善饥；胃肠热盛，大肠失其濡润，则大便干结；胃热熏蒸于上，故口渴欲饮、口干口臭；热移膀胱，则小便短赤；舌红苔黄，脉滑数是胃肠热盛之象。病位在脾胃，病性属实。

治法：通腑泄热。

方剂：调胃承气汤（《伤寒论》）加减。

常用药：生大黄、芒硝、栀子、生首乌、生地、淡竹叶、生甘草。

加减：腹胀重者加莱菔子、枳壳；眩晕加菊花、代赭石。

3. 脾胃虚弱

证候：脘腹痞闷，四肢乏力，面色萎黄，不思饮食或饮食不香。尿少甚至有浮肿，大便溏泻。舌淡胖，苔白，脉缓。

辨证：以脘腹痞闷、四肢无力、面色萎黄、舌淡胖为辨证要点。脾胃气弱，运化无力，故见脘腹痞闷、不思饮食；脾胃虚弱，运化无权，水谷不化，清浊不分，故大便溏泻；脾胃气虚，气血生化乏源，则四肢无力、面色萎黄；舌体胖、脉缓乃脾胃虚弱之象。病位在脾胃，病性属虚。

治法：健脾和胃。

方剂：参苓白术散（《太平惠民和剂局方》）加减。

常用药：党参、白术、茯苓、白扁豆、陈皮、山药、薏苡仁、砂仁、荷叶、葛根、炙甘草。

加减：头晕加天麻，倦怠乏力加黄芪。

4. 肝肾不足

证候：头晕目眩，神疲乏力，耳鸣健忘，口燥咽干，五心烦热，腰膝酸软。舌红，少苔，脉细数。

辨证：以头晕目眩、耳鸣健忘、五心烦热、腰膝酸软、舌红少苔、脉细数为辨证要点。肾阴不足，髓海失养，故见头晕目眩、耳鸣健忘；虚火内生，则口燥咽干、五心烦热；腰为肾之府，肾虚则腰膝酸软；舌红苔少，脉细数为肝肾阴虚之证。病位在肝肾，病性属实。

治法：滋补肝肾。

方剂：杞菊地黄丸（《医级》）加减。

常用药：熟地、山茱萸、山药、泽泻、丹皮、茯苓、枸杞子、菊花、制首乌、生山楂、土鳖虫、佛手。

加减：肝阳上亢，眩晕明显者加代赭石；脘腹痞满，倦怠无力加黄芪、炒莱菔子；双目干涩，视物昏花者加青葙子、茺蔚子。

（三）西医疗法

过去，人们把诸如高血压、脂异常血症、糖尿病等看成是独立疾病，治疗只是着眼于单个疾病。随着研究的进展，已经逐渐认识到胰岛素抵抗在这些疾病的发生机制中起着重要作用。今后药物治疗的方向就应该是努力减轻代谢综合征患者的胰岛素抵抗，缓解高胰岛素血症对患者的不良影响。可是到目前为止，治疗胰岛素抵抗的理想药物还没有。一些药物如胰岛素、胰岛素样生长因子、磺脲类、α-葡萄糖苷酶抑制剂、双胍类药物、抗高血压药物、降血脂药物等多用于对症治疗。

（四）中西医结合疗法

（1）临床上常能观察到许多个体同时表现有多种心血管疾病的危险因素，包括糖代谢障碍、脂代谢异常、高血压、向心性肥胖等。目前西药治疗只是着眼于单个疾病，没有一种药能同时治疗多种疾病。故单独应用此类药物的临床效果并不理想。中医学对该病进行治疗是以传统辨证为基础，以现代医学的诊断检查为依据，客观辨证和微观辨证相结合，明显地提高了疗效。

（2）中药治疗代谢综合征作用较持久且疗效明显，同时还可改善患者临床症状，亦无明显的毒副作用，可长期服用。中药不仅有良好的降脂效果，而且还有降低动脉粥样硬化指数及抗血小板黏附、聚集、抑制脂质的过氧化及减脂、降压等作用。

（五）饮食调摄

中医饮食治疗是指运用中医理论，通过食物的营养成分和药效成分作用于机体，从而达到调和气血、平衡阴阳、防治疾病的目的。目前已公认的与生活方式有关的代谢综合征致病因素是超重及高脂、高糖、高盐饮食等。由此可见，在代谢综合征的防治中，合理膳食十分重要，节制饮食，控制体重，不但能减少西药的服用剂量，避免药物的副作用，而且还能有效地控制疾病的发展。一般调整饮食原则上应减少脂类食物和可使脂质增加的食物的摄入。通俗地讲就是避免食用过量的甜食、甜饮料、糖果等碳水化合物，尽量少食富含饱和脂肪酸与胆固醇的食物，如蛋黄、全脂奶制品、黄油、肥肉、带鱼、动物内脏（心、肝、肾、胃肠、脑）；多食富含蛋白质的食品，如有鳞的鱼肉、去皮的鸡鸭肉、瘦肉、豆制品等；多食新鲜水果与蔬菜等富含维生素 C 和纤维素的食品，尤其是洋葱、大蒜、香菇、木耳、燕麦、荚豆、山楂等具有一定的降低胆固醇作用的食品。烹饪多用植物油，如豆油、玉米油、菜籽油、花生油，尤以橄榄油为佳。

五、预防

普通疾病的预防同样适用于代谢综合征的预防工作。但就代谢综合征来说，更强调的是一级预防。从公共卫生角度来看，肥胖和体力活动少，是当前代谢综合征发病迅速增多的重要影响因素。过量进食和静坐的生活方式导致代谢性疾病已成为威胁人类健康、降低生活质量、增加心血管疾病发病率的重要因素。因此，预防代谢综合征的主要方针是"从小做起，坚持锻炼，合理饮食，避免超重"。

参考文献

［1］张建，华琦.代谢综合征.北京：人民卫生出版社，2003.

［2］焦增锦，于全俊.中西医临床心血管病学.北京：中国中医药出版社，2000.

［3］桂永浩，刘芳.实用小儿心脏病学.北京：人民军医出版社，2009.

心 悸

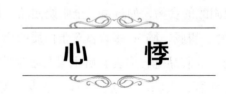

　　心悸是自觉心脏跳动、心慌不安而不能自主的证候，是医家实践中最常见的心脏症状之一，在门诊多见于能主诉自觉症状的较大儿童。在婴幼儿则可见心前区明显搏动，甚至有其动应衣、脉来数疾促急等。

　　心悸包括惊悸与怔忡，两者有轻重之别。因惊而悸者谓之惊悸。惊悸时作时止，病情较为短暂；无所触动而悸者谓之怔忡，怔忡发作无时，病情较为深重。怔忡多伴惊悸，惊悸日久可发展为怔忡，故临床上心悸、怔忡并称。

　　中医学对"心悸"的认识在古典医籍中早有记载。早在《素问》中就有"三部九候"与"独取寸口"诊法，以及观察虚里部位的搏动来诊断疾病的记载。《金匮要略·惊悸吐衄下血胸痛瘀血病脉证治第十六》有"寸口脉动而弱，动则为惊，弱者为悸"之说，切脉以知心之悸动。《伤寒论》说："脉结代，心动悸，炙甘草汤主之"，提出了补益心气心血以治伤寒所致的脉结代、心动悸。《颅囟经》也指出小儿脉息较之成人有异，谓"六至以为常"。《小儿药证直诀》以"心主惊"立论，心虚"则卧而悸动不安"，拟泻心汤、导赤散泻心火，安神丸补心神的虚实补泻方。《婴童百问》认为小儿心悸可由外邪引起，"心藏神而恶热，小儿体性多热，若感外邪，则风热搏于脏腑，其气郁愤，风乘于心，令儿神志不宁，故发为惊。若惊甚不已，则悸动不宁，是为惊悸之病"。《证治准绳》则认为小儿心悸多为虚证，"惊则心悸动而恐则怖也，悸则心跳动而怔忡也，二者因心血虚少，故健忘之证随之"。这些论述都为中医儿科治疗心悸提供了理论依据，同时也积累了丰富的经验。

一、病因

小儿心悸多由先天禀赋不足或后天失调所致。胎禀不足，多责之于心脉有异，血气循行无序；后天失调者，多责之于心之气血阴阳不足，外邪入侵，骤遇惊恐或水饮瘀血内阻等因素。一般认为本病与下列因素有关。

1.正常的生理事件　运动、激动、发热。

2.心理或精神　害怕、生气、压力、焦虑症、恐惧、打击或恐惧症。

3.药物和物质　①刺激物：咖啡因（咖啡、茶、苏打水、巧克力）及能量饮料；②非处方药：缓解充血药、减肥药等；③引起心动过速的药物：儿茶酚胺、茶碱、肼屈嗪、米诺地尔、可卡因；④引起心动过缓的药物：β受体阻滞剂、降压药、钙通道阻滞药；⑤引起心律失常的药物：抗心律失常药（一些有致心律失常作用）、三环类抗抑郁药、吩噻嗪。

4.病理状态　①贫血；②甲状腺功能亢进；③低血糖；④过度通气；⑤体质虚弱。

5.心脏病　①怀疑某些先天性心脏病引起心律失常或导致体质虚弱；②先天性心脏病手术后；③二尖瓣脱垂；④肥厚型心肌病；⑤扩张型心肌病；⑥瓣膜病-主动脉狭窄；⑦心脏肿瘤或恶液质疾病。

6.心律失常　①心动过速；②心动过缓；③房性期前收缩；④室性期前收缩；⑤室上性心动过速；⑥室性心动过速；⑦心房颤动；⑧ Wolff-Parkinson-White 预激综合征；⑨病态窦房结综合征。

二、病机

心悸发生机制尚未完全清楚，一般认为心脏活动过度是其发生基础，常与心率及心搏出量改变有关。在心动过速时，舒张期缩短，心室充盈不足，当心室收缩时心室肌与心瓣膜的紧张度突然增加，可引起心搏增强而感心悸；

心律失常如过早搏动，在一个较长的代偿期之后的心室收缩，往往强而有力，会出现心悸。心悸出现与心律失常及存在时间长短有关，如突然发生的阵发性心动过速，心悸往往较明显。而在慢性心律失常，如心房颤动可因逐渐适应而无明显心悸，其发生常与精神因素及注意力有关，焦虑、紧张及注意力集中时易于出现。心悸可见于心脏病患者，但与心脏病不能完全等同，有心悸表现不一定有心脏病，反之心脏病患者也可不发生心悸，如无症状的冠状动脉粥样硬化性心脏病，就无心悸发生。

三、临床特点

（1）心悸是自己心跳的一种不舒服的客观感觉。通常表现为胸部快速、不规则或不寻常的强烈心跳的感觉。

（2）心悸可在胸部、喉部或颈部感到，这种感觉为撞击、跳跃、急速、不规则的心跳。脉搏较正常为快。

（3）心悸发生时通常不伴有其他症状，但也可有伴随症状，如眩晕、头晕、恶心、胸痛、面色苍白或出汗。

（4）大部分心悸的儿童体检正常。

四、诊断与鉴别诊断

1. **病史**　详细的病史采集常提示可能的病因。

（1）心悸的性质和发作可提示病因　①单独的"跳跃"或"跳过"提示期前收缩；②快速心跳或胸部撞击的突然开始和突然停止提示室上性心动过速，一些有室上性心动过速的儿童表现为出汗或苍白；③心悸的逐步发生和终止提示窦性心动过速或焦虑状态；④心悸以心动过缓为特征可能因为房室传导阻滞或病态窦房结综合征。

（2）与运动的关系　①在体育活动中的心悸病史可能是正常现象（与窦性心动过速有关）；②非运动性心悸可能提示心房扑动或心房颤动、发热、甲状腺功能亢进、低血糖或焦虑；③心悸快速进展，如不突然且与运动或激动无关，可能伴随低血糖或肾上腺髓质肿瘤出现；④站立时心悸提示直立性低血压（或体位不耐受）。

（3）伴随症状　①心悸伴随头晕或眩晕，提示室性心动过速；②存在其他症状，如胸痛、出汗、恶心或呼吸困难，可增加心悸病因鉴别的可能性。

（4）个人史和家族史可帮助鉴别病因　①询问饮食情况，是否进食能引起心悸的食物和饮料；②询问有关可引起心悸的药物；③询问有关可引起心动过速和心悸的病理及心脏情况；④询问有关晕厥、猝死和心律失常的家族史。

2. 体格检查

（1）大部分心悸儿童体检正常，应除外甲状腺功能亢进。

（2）心脏检查可揭示二尖瓣脱垂、梗阻性疾病和可能的心肌病。

3. 心电图节律记录　如怀疑室性心动过速，有时需电生理检查。

4. 实验室检查　当怀疑其他病理状况是心悸的病因时，应检查全血细胞计数（有无贫血）、电解质、血糖及甲状腺功能。

五、治疗

（一）辨证论治

心悸一证是较大儿童叙述的自觉症状，主要反映在脉诊与虚里诊法上与正常儿童有异。小儿脉息至数，较成人为快。故小儿心悸反映在脉象上常有变化，或疾或迟，或脉律不整，或出现促、结、代之脉。轻者平素活泼如常，也无其他症状，但随着年龄的增长，心脉之搏动可渐趋正常；若心悸较甚，时时发作，伴有其他症状者，则须进一步检查，并根据本虚标实的错综情况，分别选用益气、养血、滋阴、温阳等法治疗。

1. 心气不足

证候：心悸怔忡，动则尤甚，虚里搏动弱，胆小易惊，神疲乏力，自汗懒言，面色无华，或述头晕，或作叹息。舌淡，苔白，脉数、弱或沉、迟。

辨证：气为血帅，气行则血行。心气不足，鼓动无力，悸动不安，故出现气虚诸症。叹息者多胸宇气滞，欲伸为快，为气虚之悸。

治法：养心益气，安神定悸。

方剂：四君子汤加味。

常用药：人参、茯苓、白术、甘草、远志、枳壳。

加减：自汗者，加黄芪；心阳不振者，加桂枝；气滞血瘀者，加丹参。此外，按心气虚的情况选用人参、太子参、党参，取一味水煎代茶饮。

2. 心阳不足

证候：心悸不足，动则更甚，胸闷气短，虚里搏动微弱，形寒肢冷，反复感冒，自汗肤冷，面色苍白，纳少便溏。舌淡，苔白，脉沉细、结代、虚弱。

辨证：久病体虚，气虚及阳，心阳不振，血液运行迟缓，心脉鼓动无力，故出现阳虚诸症。心阳不足，肢体失于温煦，阳气无力抗邪，故经常感冒；汗出更损其阳，皮肤冷湿；阳气不足，故运化无力，纳少便溏。

治法：温补心阳，安神定悸。

方剂：黄芪建中汤加减。

常用药：桂枝、芍药、炙甘草、黄芪、生龙骨、生牡蛎。

加减：心阳不足明显者，加人参、附子；阴伤者，加麦冬、五味子、玉竹。

3. 心血不足

证候：心悸怔忡，动则尤甚，虚里搏动微弱，夜眠不宁，纳少偏食，面色无华，神倦乏力，或自汗气短。舌淡红，脉细弱。

辨证：心血由营阴所化，赖脾胃滋生。心血不足，多责之于失血过多，生化乏源，心血匮乏，心失所养，故悸动不安。因脾虚乃血虚之源，心虚乃脾虚之故，故也可谓心脾两虚。

治法：补血养心，益气定悸。

方剂：归脾汤加减。

常用药：黄芪、人参、白术、当归、炒白芍、熟地、龙眼肉、茯苓、远志、酸枣仁、木香、炙甘草、大枣。

加减：心阴不足，烦躁口干者，加麦冬、玉竹、五味子；热病后期，心阴受灼而心悸者，仿生脉散意；惊惕不安者，加生龙齿。

4. 心阴不足

证候：心悸不宁，虚里搏动微弱，或起落无序，颧红唇赤，低热久恋，掌心灼热，烦躁哭闹不安，少寐多梦，盗汗淋漓，大便秘结。舌红，苔薄黄，脉细数或结代。

辨证：小儿心火易旺，心肾之阴未充，水不济火，心火内动，扰动心神，故悸动不安。阴虚则火旺，故见阳有余而阴不足诸症。

治法：养阴益气，清心安神。

方剂：加减复脉汤加味。

常用药：炙甘草、生地、白芍、麦冬、阿胶、火麻仁、五味子、生牡蛎。

加减：火旺者，加龟板、知母、黄柏；盗汗较著者，加麻黄根、浮小麦、野百合；有风湿者，加五加皮、桑枝、忍冬藤。

5. 气阴两虚

证候：心悸怔忡，虚里搏动或显或弱，或起落无序，胸闷气短，倦怠无力，面色不华，自汗盗汗，睡眠露睛，面颊暗红。舌红，苔花剥，脉细数或结代。

辨证：本证心气不足，兼有心阴不足，故曰心之气阴两虚。气虚则气短乏力、自汗脉数；阴虚则颧红盗汗；气阴两虚则睡时露睛、苔花剥、脉细数、虚里搏动有异；心失所养，故悸动不安。

治法：益气养阴，宁心复脉。

方剂：炙甘草汤加减。

常用药：炙甘草、人参、大枣、桂枝、生姜、生地、阿胶、麦冬、火麻仁。

加减：气虚自汗者，加黄芪；血虚心慌甚者，加当归、酸枣仁、五味子、柏子仁；血瘀者，加丹参、川芎。

6. 心胆虚怯

证候：心悸、虚里搏动明显，或起落无序，善惊易恐，遇惊则心悸怵惕，坐卧不安，少寐多梦。苔薄白或如常，脉动数或弦。

辨证：小儿胆怯易惊，骤遇惊恐，心神失宁，则惕惕然悸动不安。

治法：镇惊定志，养心安神。

方剂：安神定志丸加减。

常用药：龙齿、琥珀、朱砂、茯神、石菖蒲、远志、人参。

加减：心胆气虚，神不自主而心悸者，加炙甘草；心阴不足而心悸者，加柏子仁、五味子、玉竹、天冬、酸枣仁。

7. 热毒侵心

证候：心悸多喘，虚里搏动微弱或应衣，或起落无序，经常感冒，咳嗽咽红，乳蛾肿大，反复发热，夜汗淋漓，乏力倦怠。脉数或结、促、代。

辨证：常因外感风热邪毒引起。由于小儿脏腑娇嫩，邪毒乘虚而入，内舍于心，以致悸动不安，故初起可有风热表证，或病程中因外感而心悸加重。邪毒侵心，心脉受损，故脉象与虚里搏动因之而异。

治法：清热解毒，扶心复脉。

方剂：银翘散加减。

常用药：金银花、连翘、淡竹叶、荆芥、苦参、牛蒡子、淡豆豉、薄荷、桔梗、芦根、黄芩、太子参、甘草。

加减：咽喉肿痛较著者，加大青叶、山豆根、玄参、蒲公英；咳嗽痰稠者，加杏仁、浙贝母、瓜蒌皮；盗汗自汗者，加麻黄根、浮小麦、生牡蛎；表证不著、心悸迁延者，加服生脉散。

（二）其他疗法

1. 单方验方

（1）苦参、益母草各10g，甘草3g，水煎分3次温服，每日1剂。用于心悸，脉律不整者。

（2）苦参丸　每次2～6丸，每日3次口服。用于心悸脉结或脉数者。

（3）灵磁石、龙齿各15～30g，水煎分3次温服，每日1剂。用于心悸实证。

2. 针灸疗法

（1）体针　主穴取内关、心俞、神门、三阴交。配穴：脉数疾取间使，脉迟缓取素髎，胸闷胸痛取膻中。用补法。

（2）耳针　取心、皮质下、交感、神门、胸区，每次2～3穴，留针15～30分钟。

（三）西医疗法

（1）对单独的房性或室性期前收缩，除了避免刺激物如咖啡、过量苏打水或能量饮料，无须任何处理。如果出现频繁以致影响日常生活，可尝试给予β受体阻滞剂。

（2）当怀疑明显心律失常或房室传导阻滞是心悸原因时，应针对病因治疗。

（3）如果心悸有伴随症状，如眩晕、头晕、胸痛、苍白或出汗，明确病因后可直接纠治病因或改善症状治疗。

参考文献

［1］　桂永浩，刘芳．实用小儿心脏病学．北京：人民军医出版社，2009.

［2］　江育仁，张奇文．实用中医儿科学．上海：上海科学技术出版社，2005.

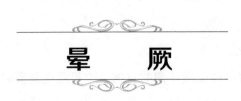

晕　厥

晕厥是指大脑血液供应不足，一过性脑缺氧所致的短暂性、自限性意识障碍，同时伴有自主肌张力的丧失。晕厥是儿童时期的常见病症，18岁前有15%～25%的儿童及青少年至少有过一次晕厥发作经历，并且晕厥儿童占所有儿科急诊患儿的1%。女孩发病率高于男孩，年长儿童多发。儿童晕厥可由器质性疾病（如心血管系统疾病）和功能性疾病（如自主神经介导性晕厥）引起，后者发病率高于前者。尽管晕厥的基础疾病大多数为良性，但也会对患儿身心健康造成不同程度的影响，晕厥相关性躯体意外伤害、焦虑或抑郁等也常发生，而心源性晕厥患儿有高度的猝死危险性。

晕厥属中医学"厥证"范畴。《伤寒论·厥阴篇》曰："凡厥者，阴阳气不相顺接，便为厥。厥者，手足厥冷者是也。"厥证是指因阴阳失调，气血混乱而引起突然晕厥，不省人事的证候，常伴有四肢逆冷。厥证并非小儿所特有，但由于小儿脏腑娇嫩，气血未充，神气怯弱，外易为六淫所侵，内易为饮食所伤，患病后变化迅速，容易致气血逆乱，阴阳失调，故厥证在儿科临床中较为常见，尤以寒、热、气、血、食、暑诸厥为多，其中晕厥当属"厥证"之"气厥"。

一、病因

引起晕厥的病因很多，主要有以下几方面的因素。

1. 心源性因素　突然发生的没有任何征兆或运动诱发的晕厥往往提示可能继发于心脏疾病。心源性晕厥的基础疾病主要包括以下几种。

（1）缓慢的心律失常　①病态窦房结综合征，多见于 Mastar 或 Senning 术后；②房室传导阻滞，可见于先天、后天或术后。

（2）快速的心律失常　①室上性：心脏多正常或原有心脏病；②室性：原有心脏病的基础。

（3）Q-T 间期延长综合征。

（4）二尖瓣脱垂　不少见，但儿童期晕厥少。

（5）心脏通路受阻　①主动脉狭窄：严重狭窄者或于运动时；②心肌病：低心排血量综合征或心律失常；③肺动脉高压：肺栓塞；④冠状动脉畸形：不多见；⑤心脏肿瘤：少见。

2. 神经源性因素　包括一系列基础疾病，在儿童中最常见的是：①血管迷走性晕厥和体位性心动过速综合征；②排尿性晕厥；③排便性晕厥；④咳嗽性晕厥；⑤直立性低血压；⑥颈动脉窦过敏；⑦疼痛。

3. 脑血管疾病因素　神经系统疾病很少引起真正意义的晕厥。神经系统异常可以引起其他形式的一过性意识丧失，如癫痫时可发生意识丧失，系非晕厥或假性晕厥。可引起晕厥发作的脑血管疾病主要包括：①短暂性脑缺血发作；②窃血综合征。

4. 代谢性因素

（1）低血糖　常见，用普萘洛尔时亦可发生。

（2）电解质失衡　因长期用利尿剂。

（3）贫血。

（4）肾上腺功能不足。

（5）低血容量　休克。

（6）神经性厌食。

中医学认为晕厥属"神昏"的范畴。神昏为病,乃心脑受扰而发。心藏神,主神明,神志活动为心所司。脑为元神之府,是清窍之所在,脏腑清阳之气,均汇于此而出于五官,故热陷心营,湿热痰蒙,腑实燥结,瘀热交阻,上扰清阳,闭塞清窍,均可导致晕厥。小儿引起晕厥的主要原因是外感六淫,或先天禀赋不足及疫疬之邪。小儿稚阳之体,外感时邪侵犯机体,易从火化,邪毒炽盛,热邪郁闭于里,不能透达于外,内闭经络,阳气被遏,阴阳之气不能顺接,而致晕厥。

二、病机

1.**心源性晕厥**　是由于心排血量突然降低引起脑缺血而诱发晕厥。心源性晕厥较非心源性晕厥少见,但发病后果较严重,甚至会造成猝死。引起心源性晕厥的主要病机为心律失常。心律失常时,可因心排血量的突然下降,导致大脑供血不足而发生晕厥。心动过缓时,心率下降可造成心排血量降低;心动过速时,可由于心室舒张期缩短导致心脏没有足够的充盈时间,而引起心脏每搏排血量减少。上述情况都会导致晕厥。

2.**神经源性晕厥(血管迷走性晕厥)**　病机仍未完全知晓,一般认为其发生在心脏充盈减少或体内儿茶酚胺分泌增加时,多种诱因可诱发晕厥发作,最常见的是持久站立。正常儿童持久站立时,静脉血流减少,心室充盈下降,反射性增加交感神经的冲动,使心律加快,周围血管收缩,血压升高,进而维持正常的脑血流。神经源性晕厥患儿初起也是回心血量减少,心室充盈下降,但由于患儿体内儿茶酚胺水平高,引起心室过度强力收缩,造成"空排效应",反而激活了心室后下壁机械受体,从而使迷走神经活性加强,反馈抑制交感神经,进而作用于外周血管和心脏,使外周血管扩张,心脏抑制,血压下降,脑血流量减少而发生晕厥。

三、临床表现

引起晕厥的病因复杂,其临床表现也轻重不一。本章只讨论心源性晕厥和神经源性晕厥的临床表现及特征。

1. 心源性晕厥　①存在严重的结构性心脏病；②用力或平卧位时发作；③继往有心悸或伴有胸痛；④猝死的家族史；⑤突然发生的一过性意识障碍，发作时可伴有发绀、呼吸困难、心律失常、心音微弱和相应的心电图异常；⑥多有摔伤甚至大小便失禁情况，偶有肢体强直或抽动；⑦短时间内可恢复，严重者可猝死。

2. 神经源性晕厥　①没有心脏疾病；②晕厥病史长；③感受不愉快的视觉、声音、气味刺激或疼痛之后发作；④长久站立或待在拥挤、闷热的地方；⑤头部转动、颈动脉窦压迫（如过紧的衣领）；⑥用力之后；⑦餐后；⑧存在自主神经性疾病；⑨晕厥期通常为数秒至数分钟，若意识丧失时间长，可能发生四肢抽搐现象；⑩意识恢复后，仍面色苍白，全身软弱无力，不愿讲话或活动，或有恶心、打哈欠、过度呼吸、心动过缓、头痛等。本病无心脏病基础可不治而消。

四、诊断与鉴别诊断

对于儿童晕厥的诊断，首先要详细询问患儿的晕厥诱因、晕厥先兆、晕厥持续时间、伴随症状、晕厥后状态，并进行详细的体格检查、卧立位血压及心电图检查。一般心源性晕厥患儿具有心律失常、血流排出受阻、心脏病变和先天性心脏病，较易诊断和鉴别诊断；而神经源性晕厥的诊断及鉴别诊断是临床上颇为棘手的问题。

1. 诊断要点　①年长儿多见；②有晕厥表现；③多有诱发因素；④直立倾斜试验阳性；⑤晕厥发作时间短暂，意识丧失，肌张力丧失；⑥除外其他疾病。

2. 鉴别诊断　在临床诊断中，神经源性晕厥主要须与体位性心动过速综合征及直立性低血压相鉴别，后两者临床表现与神经源性晕厥患者基本相同，但其发生机制、血流动力学改变及治疗均不同于神经源性晕厥，故在诊断应予以鉴别。

五、治疗

（一）西医疗法

1. 心源性晕厥　发作时应立即将患儿置于仰卧位，保持呼吸道通畅，给予吸氧，迅速建立静脉通道，监测生命体征，行心电图检查。如心跳呼吸停止，应立即行心肺复苏术。尽快确诊，针对病因给予治疗。

2. 神经源性晕厥

（1）支持治疗　主要是对患儿加以教育，使患儿了解晕厥的诱发因素，如长久站立、体位改变、情绪紧张、环境闷热、疲劳等，从而避免和预防晕厥的发生。实施健康教育是神经源性晕厥最重要的治疗措施，提高患儿自我保护意识是预防和减少神经源性晕厥发作的重要环节。

（2）对症治疗　主要包括非药物治疗和药物治疗。

①非药物治疗：主要包括物理疗法，如自身调整、直立或倾斜试验、呼吸训练，以及增加患儿的盐和液体摄入量。

②药物治疗：其目的在于阻断神经源性晕厥触发机制中的某些环节。适用于非药物治疗无效、持续性反复晕厥发作的少数患者。常用药物有 β-肾上腺素受体阻滞剂、α-肾上腺素受体激动剂、5-羟色胺再摄取抑制剂、氟氢可的松及血管紧张素转换酶抑制剂等。

（二）辨证论治

厥证是阴阳失调、气血逆乱而引起的突然晕厥、不省人事的证候。根据晕厥病因病机，可辨证为气厥、暑厥、脱厥等证型。

1. 气厥

证候：大惊卒恐，跌仆损伤后突然昏倒，不省人事，面色苍白，汗出息微，四肢厥冷，握拳惊跳，胸满气粗，唇白发青。苔薄白，脉沉伏而弦。

辨证：属惊厥，以肢冷晕厥为主证，不抽或略有抽搐。由一时惊恐抽搐，气机逆乱，神态卒蒙所致。平素体质较虚弱，不能耐受突然的刺激。此外，尚有意志不遂，伤心过度，勃然号哭，肝气上逆，气机郁闭而晕厥。此证属于神经源性晕厥。

治法：就近平卧于空气疏通处，片刻气回即苏。若许久未醒者先用针刺或灸法，失其苏醒，后用调理气机法治之。

方剂：顺气四逆散加减。

常用药：柴胡、白芍、枳实、甘草、当归、茯苓、香附、乌药。

加减：睡卧不宁者，加茯神、远志、酸枣仁紫绀明显者，加丹参；胸闷烦躁者，加沉香、木香、槟榔等。

2. 暑厥

证候：夏季在烈日下嬉戏、站立过久，或室温过高，先见头晕头痛，胸闷身热、肢冷，面色潮红或苍白，大汗淋漓，卒然昏倒，不省人事，气粗如喘，牙关紧闭。舌红干，脉洪大或滑数。

辨证：属热厥，因暑热内闭而厥。小儿脏腑娇嫩，不耐暑热熏蒸。若平素阴精亏损，阳气亢盛，复因夏日暑热煎迫，闭塞清窍，晕厥不知人事，手足厥冷。此证属于神经源性晕厥。

治法：先用针灸、刮痧治疗，方剂取清心开窍、解暑益气法。重症按热厥闭证论治。后期如出现气阴两脱之危象，按脱厥救治。

方剂：气分热盛者，选用白虎汤、竹叶石膏汤；气阴欲脱者，宜用生脉散和参附龙牡汤；神昏者，选用安宫牛黄丸、至宝丹、紫雪丹等。

3. 脱厥

（1）气虚脱厥

证候：眩晕昏仆，面色苍白，汗出肢冷，气息微弱，手撒口干，虚里搏动无序。舌淡，苔白，脉沉伏微弱或结代不整。

辨证：多因素体元气虚弱，或久病大病后，或疲劳过度体力不支，或饥饿之后，或心悸怔忡，气血失养，气虚而厥，因厥而脱。此证属于心源性晕厥。

治法：补气固脱，养心复脉。先用针灸，继用人参制剂静脉滴注，再内服补气固脱之剂救治。

方剂：独参汤、四君子汤或人参养荣汤加减。

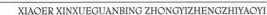

常用药：别直参（炖后顿服）。或用党参、白术、茯苓、五味子、当归、白芍、熟地、远志、麦冬、炙甘草、大枣。

加减：汗出不止者，加生龙骨、生牡蛎；痰多者，合二陈汤；心悸者，加酸枣仁。

（2）血虚脱厥

证候：突然虚脱晕厥，面色苍白，神志恍惚，口唇苍白，自汗，四肢震颤，厥冷，恶寒，目陷口张，呼吸微弱急促。舌淡，脉芤或数无力，指纹色淡或沉伏不显。

辨证：常因大失血或久病血虚后，血气不能上承和运达四肢，心神失养，筋脉失通而脱厥。此证属于心源性晕厥。

治法：益气补血。由于"有形之血难以速生，无形之气所当急固"，故当固脱益气，待厥回血止，再以饮食调治和药物滋补。必要时可输血。

方剂：先用独参汤，继用人参养荣汤。

加减：出血不止者，加服云南白药；自汗肢冷，气微者，加附子、肉桂；心悸不寐者，用归脾汤加减。

脱厥虽属虚证，但也可有实象。如厥脱合并瘀血，具有皮肤黏膜暗紫或出血点、瘀斑、呕吐、便血或尿血，舌紫暗或有瘀斑，指纹紫滞或沉而不显。宜益气固脱之中兼以活血化瘀用复方丹参注射液、川芎嗪注射液静脉滴注，煎剂用独参汤和血府逐瘀汤加味，大补气阴之中兼以祛瘀活血，热盛者还须加清热解毒之剂。

（三）其他疗法

1. 中成药

（1）参附注射液　每次 10～20ml，加入 5%～10% 葡萄糖注射液或生理盐水中缓慢推注或滴注，每日 1～2 次，用于脱厥。

（2）生脉注射液　每次 4～40ml，加入 10%～15% 葡萄糖注射液 20～40ml 中静脉注射，用于厥脱。症状缓解后可继续用上述剂量，加入 10% 葡萄糖注射液 250ml 中缓慢滴注。

（3）人参注射液　每次 4 ～ 8ml，加入 5％ 葡萄糖注射液 20 ～ 30ml 中静脉注射，每 2 小时 1 次，至血压回升为止，用于气虚厥脱。

（4）参附注射液　每次 8 ～ 16ml，加入 5％ 葡萄糖注射液 30 ～ 40ml 静脉注射。1 ～ 2 次后，用 30 ～ 60ml 加入 10％ 葡萄糖注射液 250 ～ 500ml 中静脉滴注，每日 2 次，用于心阳虚衰，阳气虚脱。

（5）清开灵注射液　每次 10 ～ 30ml，溶于 5％ 葡萄糖注射液 100 ～ 250ml 中静脉滴注，每日 1 ～ 2 次。本品系安宫牛黄丸改制而成，用于热厥闭证。

（6）复方丹参注射液　每次 4 ～ 8ml，加入 5％ 葡萄糖注射液 100 ～ 250ml 中静脉滴注，每日 1 次，用于厥脱时兼有血瘀者。

（7）安宫牛黄丸或至宝丹　每次 1/2 ～ 1 丸口服，每日 2 ～ 3 次，用于热毒壅盛之神晕厥闭。

（8）紫雪丹　每次 1.5 ～ 3g 口服，每日 1 ～ 3 次，用于厥证中出现抽搐。

2. 单方验方

（1）稳压汤　人参、附子、黄精、麦冬、炙甘草。用于厥证阴阳两脱。

（2）独参汤　别直参 10g，切片，隔水炖煮，徐徐喂下，或鼻饲，用于气虚厥脱。

3. 针灸疗法

（1）体针　寒厥取人中、涌泉、合谷、足三里、中冲、素髎。用泻法，留针时间视时间病情而定。

（2）耳针　取皮质下、肾上腺、内分泌、交感、心、肺。

4. 刮痧疗法　将患儿胸、腹、颈、项、背及手足弯曲处，用铜钱边缘刮皮肤，使皮下出血，出现青紫出血斑。用于中暑厥闭。

六、预后

心源性晕厥患者 1 年死亡率在 18％ ～ 33％，非心源性晕厥的 1 年死亡率在 0 ～ 12％，而不明原因晕厥患者为 6％，可以看出心源性晕厥患者的死亡率明显高于非心源性晕厥和不明原因晕厥。统计表明，心源性晕厥患者 1 年内的猝死率为 24%，而另外两组的猝死率均为 3%。

参考文献

[1] 杜军保，王成 . 儿童晕厥 . 北京：人民卫生出版社，2011.

[2] 江育仁，张奇文 . 实用中医儿科学 . 上海：上海科学技术出版社，2005.

[3] 杨思源，陈树宝 . 小儿心脏病学 . 北京：人民卫生出版社，2012.

[4] 张代富 . 现代心脏疾病诊断与治疗 . 北京：人民卫生出版社，2005.

[5] 付泽卫，罗玉明，丁少川 . 中西医结合治疗儿童血管迷走性晕厥临床观察 . 四川中医，2004，(22)：66 ～ 67.

胸　痹

痹就是痛，胸痹就是胸膺闭塞而痛。《灵枢·本脏》："肺大（大指胀大）则多饮，善病胸痹、喉痹，逆气。"《金匮要略·胸痹心痛短气病脉证治第九》中之胸痹类似心肌病、心绞痛之证居多，兼及胃病等。胸为清阳之府，胸阳一有不振，则浊阴上干，作闷作痛而为病。巢元方《诸病源候论·胸痹候》曰："寒气客于五脏六腑，因虚而发，上冲胸间，则胸痹。"《金匮要略》说胸痹的脉为"阳微阴弦，即胸痹而痛，所以言者，则其极虚也"。心居胸中，心病多有胸痛症状，多由心气郁结、血脉瘀阻所引起。在门诊常常可碰到儿童主诉胸痛。虽然大多数患儿胸痛并不提示严重的心脏或其他系统疾病，但在某些有心血管疾病高流行风险的群体中，它能警示儿童和家长，应注意儿童胸痛的不同诊断，并尽力寻找胸痛的病因。

一、病因病机

胸痛可发生在所有年龄段的儿童，一般常见原因如下。

1. 非心源性病因

（1）肌肉骨骼　①肋软骨炎；②胸壁外伤；③肌肉拉伤；④胸壁肌肉过度使用（咳嗽）；⑤肋骨或胸椎畸形；⑥痛性非化脓性肋软骨肿胀（Tietze 综

合征）；⑦滑肋综合征；⑧心前区灼痛（Texidor 刺痛）或旁边针扎样疼痛。

（2）呼吸道　①气道反应性疾病（运动性哮喘）；②肺炎（病毒、细菌、结核菌、真菌或寄生虫）；③胸膜刺激（胸腔积液）；④气胸或纵隔积气；⑤胸膜痛（牵拉痛）；⑥肺栓塞；⑦气道异物。

（3）胃肠道　①胃食管反流；②胃溃疡疾病；③食管炎；④胃炎；⑤食管憩室；⑥裂孔疝；⑦胰腺炎；⑧胆囊炎。

（4）心理性　①家庭或学校不幸事件的刺激；②过度换气；③转变综合征；④躯体功能失调；⑤沮丧；⑥饥饿症。

2. 心源性病因

（1）缺血性心室功能不全　①心脏结构异常（重度主动脉狭窄）或肺动脉狭窄，肥厚梗阻型心肌病）；②二尖瓣脱垂；③冠状动脉畸形（曾患川崎病、先天性心脏畸形、冠状动脉性心脏病、高血压、镰状细胞病）；④可卡因滥用；⑤主动脉夹层和主动脉瘤。

（2）感染　①心包炎（病毒、细菌或风湿性）；②心包切开术后综合征；③心肌炎（急性或慢性）；④川崎病。

（3）心律失常（和心悸）　①室上性心动过速；②频发室性期前收缩或室性心动过速。

　　各种化学、物理因素及刺激因子均可刺激胸部的感觉神经纤维产生痛觉冲动，并传导于大脑皮层的痛觉中枢引起胸痛。胸部感觉神经纤维有：①肋间神经感觉纤维；②支配主动脉的交感神经纤维；③支配气管与支气管的迷走神经纤维；④膈神经的感觉纤维。另外，除患病器官的局部疼痛外，还可见远离该器官某部体表或深部组织疼痛，称放射痛或牵涉痛。其原因是内脏病变与相应区域体表的传入神经进入脊髓同一节段并在后角发生联系，故来自内脏的感觉冲动可直接激发脊髓体表感觉神经原，引起相应体表区域的痛感。如心绞痛时出现心前区、胸骨后疼痛外也可放射至左肩、左臂内侧或左颈、左侧面颊部。

二、临床表现

1. 特发性胸痛　许多慢性胸痛的患儿，即使经过了相当广泛的检查，也很少能找到器质性病因。一些患儿的胸痛可自行好转，也有一些最终转诊至专科检查。

2. 非心源性胸痛　大部分患儿的胸痛是起源于其他脏器而不是心血管系统，最常见的病因是胸部和呼吸系统疾病。

3. 胸痛的心血管因素

（1）缺血性心功能不全

①先天性心脏病：严重的梗阻性病变，例如主动脉瓣狭窄、主动脉瓣下狭窄、严重肺动脉瓣狭窄和肺血管梗阻性病变，可引起胸痛。轻度的狭窄性病变不引起缺血性胸痛，严重梗阻性病变引起的胸痛可由于心动过速和心室压力做功增加导致的心肌氧需求上升所致。因此，疼痛常与运动有关。心脏检查常显示响亮的心脏杂音。心电图常显示心室肥厚。

②二尖瓣脱垂：可出现二尖瓣脱垂相关的胸痛，疼痛通常为短暂模糊非运动性疼痛，位于心尖，与劳累和情绪无关。心脏检查提示收缩中期喀喇音伴或不伴收缩晚期杂音，心电图检查示心前导联 T 波倒置。

③心肌病：肥厚型心肌病和扩张型心肌病可由于缺血，伴或不伴运动，或由于心律失常引起胸痛，心脏检查无诊断性发现，但心电图或胸部 X 线检查可表现异常。

④冠状动脉疾病：冠状动脉异常很少引起胸痛。冠状动脉畸形引起的疼痛是典型的心绞痛。心脏检查可发现心脏杂音。心电图可显示心肌缺血（ST 段抬高）。

⑤可卡因滥用：使用可卡因，即使是正常心脏的儿童也有缺血和心肌梗死的风险，可导致心绞痛、梗死、心律失常或猝死。

⑥主动脉夹层或动脉瘤：主动脉夹层或主动脉瘤很少引起胸痛，伴 Turner、Marfan 及 Noonan 综合征的儿童有此风险。

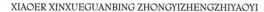

（2）心包炎或心肌病

①心包炎：心包刺激可由感染性心包疾病引起；心包炎可由病毒、细菌或风湿性引起。体检时可发现心音遥远、颈静脉怒张、摩擦音和奇脉。心电图可提示低 QRS 电压和 ST–T 改变。胸部 X 线检查可显示不同程度的心脏扩大和心影改变。

②心肌炎：急性心肌炎常在一定程度上累及心包可引起胸痛。体检可发现发热、呼吸窘迫、心音遥远、颈静脉怒张和摩擦音。X 线和心电图可提示正确诊断。

③心律失常：胸痛可由多种心律失常引起，特别是持续心动过速可导致心肌缺血。即使没有缺血，儿童可感觉心悸或强烈心跳而胸痛。休息时心电图和 24 小时心电图监测可诊断。

三、诊断与鉴别诊断

全面的病史收集和仔细体检足以排除胸痛的心脏病因，并常可找到疼痛的特异性病因。为排除胸痛的心脏病因，临床上需要心电图和胸部 X 线检查。疼痛的非运动性自然病程、心脏检查阴性和其他辅助检查结果正常可以排除胸痛的心脏原因，找到特定的、良性的或非心源性的疼痛原因才能诊断非心源性胸痛。

四、治疗

当胸痛的特定病因明确后，可直接纠治病因或进行改善症状治疗。

（一）辨证论治

1. 气滞心胸

证候：心胸满闷，隐痛阵阵，痛无定处，时欲太息，遇情怀不畅可诱发或加剧，或可兼有脘胀，得嗳气、失气则舒等症。舌苔薄或薄腻，脉细弦。

辨证：情志抑郁，气滞上焦，胸阳失展，血脉不和，故胸闷隐痛、时欲太息；气走无着，故痛无定处；肝气郁结，木失调达，每易横逆犯及中焦，故有时可兼有脾胃气滞之症。

治法：疏调气机，理脾和血。

方剂：柴胡疏肝饮。本方由四逆散（枳实改枳壳）加香附、川芎组成。

加减：如胸闷心痛较明显，为气滞血瘀之象，可合失笑散；若兼有脾胃气滞之症，可予逍遥散。

2. 痰浊闭阻

证候：可分为痰饮、痰浊、痰火等不同证候。痰饮者，胸闷重而心痛轻，遇阴天易作，咳喘痰涎，苔白腻或白滑，脉滑；兼湿者，则可见口黏、恶心、纳呆、倦怠。痰浊者，胸闷而兼心痛时作，痰黏，苔白腻常干或淡黄腻，脉滑；若痰稠、色或黄，大便偏干，苔腻或干，或黄腻，则为痰热。痰火者，胸闷，心胸时作灼痛，痰黄稠厚，心烦，口干，苔黄腻，脉滑数。

辨证：痰为阴邪，其性黏滞，停于心胸，则窒塞阳气，络脉阻滞，酿成此证。痰饮多兼寒，故其痰清稀，遇阴天易作；"脾为生痰之源"，脾虚运化无权，既能生痰，又多兼湿。浊者，厚浊之义，故病痰浊者，其胸闷心痛可比痰饮者重。痰浊蕴久，则可生热，见痰稠、苔黄腻等痰热之象。痰之兼有郁火或阴虚火旺者，可为痰火之证，伤于络脉则灼痛，扰乱神明则心烦，热伤津液则口干、便秘。

治法：温化痰饮，或化痰清热，或泻火逐痰等法为主，佐以宣痹通阳。

方剂：痰饮者以瓜蒌薤白半夏汤或枳实薤白桂枝汤合苓桂五味姜辛汤去五味子治疗。痰浊者，用温胆汤，方以二陈汤的半夏、茯苓、橘红、甘草化痰理气；竹茹、枳实清泄痰热，可加瓜蒌以助通阳宣痹之力。痰火者，用黄连温胆汤加郁金，若心烦不寐，可合朱砂、安神丸；若耗伤阴津加生地、麦冬、元参；大便秘结加大黄或礞石滚痰丸。

3. 瘀血痹痛

证候：心胸疼痛较剧，如刺如绞，痛有定处，伴有胸闷，日久不愈；或可由暴怒而致心胸剧痛。苔薄，舌暗红，紫暗或有瘀斑，或舌下血脉青紫，脉弦涩或结代。

辨证：因于寒凝、热结、痰阻气滞、气虚等因素，皆可致血脉郁滞而为瘀血。血瘀不散，心脉不通，故痛处不移。血为气母，瘀血痹阻，则气机不运，而见胸闷；暴怒则肝气上逆，气与瘀交阻，闭塞心脉，故作卒然剧痛；痛则脉弦、舌紫暗、瘀斑，均瘀血之候；瘀血蓄积，心阳阻遏则脉涩或结代。

治法：活血化瘀，通脉止痛。

方剂：血府逐瘀汤加减。

常用药：当归、川芎、桃仁、红花、赤芍、柴胡、桔梗、枳壳、牛膝、生地、甘草。

加减：若血瘀较重，疼痛剧烈者，加三棱、莪术、穿山甲、鳖甲；若疲乏气短，汗出者加生黄芪；兼气虚者，可去柴胡、枳壳、桔梗，加黄芪、苦参、黄精；兼气滞，见胸胁胀痛者，加香附、佛手、川楝子、延胡索、郁金。

4. 心气不足

证候：心胸阵阵隐痛，胸闷气短，动则喘息，心悸且慌，倦怠乏力，或懒言，面色白，或易出汗。舌淡红胖，有齿痕，苔薄，脉虚细缓或结代。

辨证：思虑伤神，劳心过度，损伤心气。气为血帅，心气不足，胸阳不振，则运血无力，血滞心脉，故发心痛、胸痛、短气、喘息；心气鼓动无力，则心悸且慌，脉虚细缓结代；汗为心之液，气虚不摄，故易自汗；动则耗气，故见心气不足诸症，易由动而诱发。

治法：补养心气而振胸阳。

方剂：保元汤合甘麦大枣汤加减。

常用药：人参、黄芪、甘草、肉桂、麦冬、大枣。

（二）西医疗法

（1）肋软骨炎可用非甾体消炎药，如布洛芬、对乙酰氨基酚。

（2）骨骼肌肉引起是胸痹可经休息或使用对乙酰氨基酚等药物治疗好转。

（3）呼吸系统疾病可针对病因治疗。

（4）如怀疑胃炎、胃溃疡，或抗酸试验阳性，则使用氢离子拮抗剂或激肽原（甲氧氯普胺）治疗有帮助（也能诊断）。

（5）如果未找到胸痛的器质性病因且怀疑精神因素时，可考虑精神或心理治疗。

参考文献

［1］ 桂永浩，刘芳.实用小儿心脏病学.北京：人民军医出版社，2009.

［2］ 岳美中.论医集.北京：人民卫生出版社，2005.

［3］ 胡希恕.胡希恕伤寒论讲座.北京：学苑出版社，2008.

［4］ 黄文东.实用中医内科学.上海：上海科学技术出版社，1999.

心脏神经官能症

心脏神经官能症又称心脏神经症，是以心脏不适为主要表现的神经官能症，其临床特点为心血管症状与神经功能紊乱合并出现。患者主观感觉复杂多样的心血管症状，包括心悸、心前区痛、呼吸困难、乏力等，但临床无任何与其具有因果关系的器质性心脏病或对心脏有影响的其他躯体疾病的证据。患者通常合并明显的焦虑、抑郁、恐惧、强迫、疑病或神经衰弱等心理障碍或情绪调节障碍。本病大多发生在学龄儿童和青春期少年，女孩多见。近年来随着生活节奏的加快和社会压力的增大，其发病人群有增加趋势。本病的临床危害主要表现在精神痛苦与心理负担，严重者可影响活动能力及生活质量，长期的心理生理障碍有可能最终导致器质性疾病，包括器质性心脏病和精神疾病发生。

本病属于中医学心身疾病的范畴，是由心理因素起主导作用而引起的躯体疾病，也称之为"心形疾病"。心，即精神因素、心理因素；形，即形体、躯体之意。对心理因素致病的认识，我国古代早有记载。《吕氏春秋》有"百病怒起"之说，《诗经·郑风》又有"即见君子，云胡不瘳"的记载。说明情志因素可以引起许多疾病，而消除其不良因素又可促进疾病消失。这是我国医学史上有关精神治疗的最早记载。中医学认为，凡由心理应激导致心中悸动不安的病症，称为心神不宁型心悸。从中医学角度看，它包括惊悸、怔忡在内。如《红炉点雪》说："悸者，心率动而不宁也。惊者，心跳而怕惊也。怔忡者，心中躁动不安，惕惕然如人将捕之。"从临床上看，现代医学所称的心脏神经官能症、心源性心律失常、自主神经系统功能紊乱都属于本病范畴。

一、病因病机

精神与心理因素在本病的发病上起重要作用。心理学认为心脏神经官能症的本质是个人对重大生活事件或境遇做出的心理应激反应，并表现为以心血管为主的躯体反应。这种反应与生活事件的严重程度有关，也与个体本身的心理素质有关，易于发生焦虑倾向或产生强烈的心血管反应者易发。生活事件所导致的焦虑、情绪激动或精神创伤等常为心血管症状的触发因素，其中"心理暗示"的作用尤为突出，如看到亲友中有严重心脏病，或见闻心脏病患者猝死，或对体检中医生所说的"生理性杂音"、"窦性心律失常"等发生误解；或被错误地诊断为"心脏病"后，造成精神负担加重，紧张和焦虑均可诱发本病。此外，对自身的过度关注，可将某些生理性心血管功能改变，如过度劳累、体虚所引发的乏力和心悸，青春期所引发的不适误认为病理状态而致发病。

目前对社会生活事件如何引起心理生理机制失调，以及后者与心血管症状的相关机制尚无确切阐述。一般认为：易患个体对生活事件产生不良评价与判断，引起应激反应，导致中枢神经和内分泌变化。长期的交感神经张力增高或肾上腺素分泌增加，均可使心血管功能发生紊乱。

中医学认为导致心神不宁型心悸的发生原因主要有内伤七情、不良人格、社会因素和其他因素（易发年龄、性别）四个方面。其中，正气不足是发病的内在因素，内伤七情是发病的重要条件，不良人格是发病的内部环境，正邪失衡、阴阳失调是发病的机制。

二、临床特点

（1）主观症状繁多易变，时轻时重，缺乏阳性体征。

（2）呼吸困难是最常见症状之一。患儿自述胸闷、气短、憋气、喘不上气，严重者甚至要求吸氧，但查体无发绀、两肺无啰音。

（3）心悸　自觉心跳、心慌、心前区不适，但心率多数不快，也无器质性心脏杂音。

（4）胸痛　有少数患儿自述有钝痛和刺痛，持续时间短，多与劳累无关。

（5）乏力　自述乏力，但追问病史一般活动不受限，常玩耍、活动自如。

（6）常有不同程度的神经衰弱症状，如头痛、头晕、记忆力减退、焦虑、易激动、失眠多梦、食欲不振、恶心等。

（7）部分患儿可有自主神经功能紊乱表现，如低热、面颊潮红、多汗、手足发麻等。

（8）心血管系统体格检查大多正常，少数可见轻微血压升高、心率增快和偶发期前收缩。听诊可闻及心音增强或轻度心前区收缩期杂音。少数患儿心电图可有窦性心动过速或 ST-T 改变。

三、诊断与鉴别诊断

1.**诊断要点**　本病的诊断需要临床上严格排除心脏或身体其他部位的器质性疾病以后方能成立。

（1）患儿有较多心血管功能失调症状，其中以呼吸困难、心悸、胸痛、乏力最为常见。这些症状的出现与加重体力活动和运动无密切相关，而与精神紧张、情绪不稳定有关。

（2）常同时存在神经官能症（包括自主神经功能紊乱）表现。

（3）与症状多种多样相反，常缺乏有意义的阳性体征。

（4）经全面系统检查未发现器质性病变。

2.**鉴别诊断**

（1）甲状腺功能亢进、嗜铬细胞瘤等患者亦可有心率增快、心搏增强、多汗、手抖、易激动和紧张等类似心脏神经官能症的表现；部分患者心电图尚可有 ST-T 改变。

（2）器质性心脏病　心脏神经官能症患者可出现心悸主诉，但主观症状强烈而实验检查正常或仅发现心率增快或偶发期间期前收缩；而器质性心脏病以多发、多源室性期前收缩和顽固性心动过速为主，严重者出现心房或心室扑动和颤动，两者不难鉴别。

四、治疗

（一）辨证论治

证候：心悸，虚里搏动明显，或起落无序，善惊易恐，遇惊则心悸怵惕，坐卧不安，少寐多梦。苔薄白或如常，脉动数或弦。

辨证：小儿脏腑柔弱，五脏六腑成而不全，全而不壮，胆怯易惊，骤遇惊恐，心神失宁，则惕惕然悸动不安，不能自如，惊悸不已，渐次加剧，为心虚胆怯所致。

治法：镇惊定志，养心安神。

方剂：安神定志丸加减。

常用药：龙齿、琥珀、朱砂、茯神、石菖蒲、远志、人参。

加减：心胆气虚，神不志主而心悸者，加炙甘草；心阴不足而心悸者，加柏子仁、五味子、玉竹、天冬、酸枣仁；心悸而烦，食少泛恶，舌苔黄腻，脉滑数者，加半夏、陈皮、枳实、竹茹；如面色少华、神疲、舌质偏淡者，可按心血不足论治。另外，龙齿镇心丹、琥珀养心丸、宁志丸等方药，具有益气养心、镇心安神的功效，临床可酌情选用。

（二）心理治疗

心理治疗方法在中医学中的内容是十分丰富的，形式多种多样。在心脏神经官能症的治疗中，它的作用有时比药物治疗显得更重要。因为心理治疗通过语言行为直接影响患者的认知和情绪，进而影响着心身疾病的发生、发展与转化。故本病的治疗原则以心理治疗为主，常用方法如下。

1.疏神开心法　是一种最基本的心理治疗方法，医者待患者如知己，以诚相待，使患者把心中疑虑讲出来，再针对性地加以科学的分析与解释，使患者心情舒畅，摆脱负性情绪的困扰。

2. 定情安神法 《素问·上古天真论》说:"恬淡虚无,真气从之,精神内守,病安从来。"患者因病心理压力很大,亦可导致悲观情绪产生。临床上安定患者的情绪,鼓励患者树立战胜疾病的信心,消除杂念,积极配合治疗。

3. 暗示疗法 是指医者通过给患者施以积极的暗示来消除或减轻病痛的一种方法。暗示是个体无意中接受了人或环境,以非常自然的方式向其发出信息后作出反应的一种特殊心理现象。医者根据病情需要,给予积极的语言、表情等暗示,可以取得较好疗效。

4. 支持性心理治疗法 是其他各种心理疗法的基础。其特点是按照患者的具体情况,给予感情上的安慰和支持,消除他们对疾病的误解和疑虑,鼓励他们树立战胜疾病的信心,增强心理防御能力,不触及患者的隐私,不揭露患者内心的矛盾冲突,包括致病的情感因素。其治疗特点是解释、保证、安慰、鼓励。

(三)针刺治疗

1. 体针 取郄门、神门、巨阙穴,毫针刺,用平补平泻法。

2. 耳针 取心、神门、皮质下、胸区、交感穴,每次2～3穴,留针20分钟。

(四)西医疗法

(1)改善焦虑和抑郁的药物,如氟哌噻吨美利曲辛。

(2)小剂量镇静剂,如地西泮、艾司唑仑等。

(3)β受体阻滞药物,如美托洛尔、阿替洛尔等。

参考文献

[1] 陈灏珠,林果为.实用内科学.北京:人民卫生出版社,2009.

[2] 杨俏田.中医心身疾病治疗学.太原:山西科学技术出版社,2001.

全身其他疾病累及心血管系统症状

中医学认为人体各脏腑、组织之间，在结构上相互联系，不可分割；在功能上相互协调，相互作用；在病理上也相互制约，相互影响。因此，许多胶原病、神经肌肉疾病、内分泌疾病及其他全身性疾病可伴有重要的心血管系统症状。原发病确诊后，心血管系统疾病受累症状常较明显，但也有心血管疾病表现偶早于基础疾病的出现。本章简要介绍几类全身性疾病的心血管症状。

系统性红斑狼疮

系统性红斑狼疮是自身免疫介导的，以炎症为表现的结缔组织疾病，常累及多个脏器和器官。临床表现较为复杂而多变，常以缓解和复发交替出现，病程慢性迁延，有时与其他结缔组织病重叠出现。疾病最常见于8岁以上女孩，男女患病比为1∶6.3，有明显的家族性影响。

本病在中医学中多属于"阴阳毒"、"赤丹"、"蝴蝶斑"等范畴。《金匮要略·百合狐惑阴阳毒病证治第三》载："阳毒之病，面赤斑斑如锦纹，咽喉痛。"《诸病源候论·卷之三十一》："赤丹者，初发疹起，大者如连线，小者如麻豆，肉上粟如鸡冠，肌里由风毒之重，故使赤也。"

一、病因病机

现代医学认为本病的病因尚不清楚，但是目前公认的是其发生具有多因性，与遗传因素、体内雌雄激素水平、紫外线照射、饮食及某些药物等多种因素有关，其中遗传因素起重要作用，并认为它是一种多基因复合病。以上各种因素的相互作用可导致神经－内分泌－免疫调节网络失调，产生大量自身抗体并与自身抗原相结合形成自身免疫复合物，随血循环沉积于机体组织内，从而引起机体多系统损害。

中医学认为本病在内由肝肾不足，在外因腠理不密，再受日光照晒，以及阴虚内热，血热损络，蕴积肌肤而成；部分可因先天禀赋不足，日久热邪入络，阻于肌肉关节，内传脏腑而致；或因日光之过度照晒、药物等不良刺激以致毒邪夹痰瘀结而成。禀赋不耐，肾阴不足，阴阳失调感受外邪入里化热，外可现于体表，内可累及五脏，使脏腑功能失调，阴阳亏损。另外，寒暑、劳累、情志抑郁常为本病的诱发或加重因素。

二、临床心脏症状

1. 心包炎　系统性红斑狼疮发生的心血管病变最多为心包炎。有时心包炎可成为系统性红斑狼疮的临床特征性表现，可见胸痛、呼吸困难（仰卧位时加重），胸部 X 线检查示心影增大，心电图见 ST-T 段抬高及 QRS 波波幅降低，超声心动图示心包腔渗出、表现为轻度心包积液。

2. 心肌炎　系统性红斑狼疮并发心肌炎病程多在半年以上。其病理改变为免疫复合物在心肌细胞间沉积，致间质胶原纤维发生纤维素变性及间质水肿，偶可有细胞浸润及坏死。临床表现可有心动过速、心脏扩大、第一心音低钝及舒张期奔马律等；也可表现有房室传导阻滞、期前收缩及心房颤动等心律失常。胸部 X 线检查可见心脏扩大及心搏减弱。心电图及超声心动图检查异常。

3. 心内膜炎　疣状心内膜炎最常见于二尖瓣，其次为主动脉瓣，三尖瓣和肺动脉瓣罕见。超声心动图提示瓣膜或瓣上装置存在直径 2～4mm 不规则赘生物。罕见情况下，可发生赘生物栓塞冠状动脉或者脑动脉。

4. 其他　在部分患儿中还可见冠状动脉炎、心律失常、肺动脉高压等症状。

三、治疗

（一）辨证论治

中医辨证论治系统性红斑狼疮有多种证型，但与心血管症状有关的主要有两种证型。

1. 阴损阳衰，气阴两虚

证候：周身乏力，精神萎靡，心悸怔忡，气短懒言，动则加剧，腰膝酸软，恶寒畏风，四肢不温，自汗盗汗，大便干。脉细数，舌质淡或红。

辨证：因病程持续，真气不足，阴阳耗伤，而致气阴两虚，具有全身衰竭之征象。

治法：益气养阴，扶阴固阳。

方剂：生脉散合补中益气汤加减。

常用药：西洋参（另煎兑服）、生地、麦冬、五味子、炙黄芪、升麻、柴胡、丹参、当归、玄参、制首乌、鹿角胶（烊化冲服）、龟甲胶（烊化冲服）、女贞子、熟地、枸杞子、山萸肉、炒白术、茯苓、炙甘草。

加减：体虚乏力严重加冬虫夏草、菟丝子、紫河车粉（冲服）；阴虚内热，口干口渴加玉竹、黄精、麦冬；夜寐欠佳加酸枣仁、柏子仁、珍珠母（先煎）。

2. 邪耗气血，心脾两伤

证候：气短胸闷，动则尤甚，心神不安，食少纳呆消瘦，懒言嗜睡，疲劳乏力不欲动，精神萎靡，面色苍白。舌质淡、苔薄白，脉沉细。

辨证：因病久耗伤气血，心失所养，脾失温煦，故见心悸怔忡、气短胸闷；心神不安，为邪耗气血，心脾两伤。

治法：益气养血，养心健脾。

方剂：八珍汤合归脾汤加减。

常用药：党参、茯苓、炒白术、当归、川芎、白芍、熟地、丹参、沙参、制首乌、酸枣仁、山萸肉、远志、茯神、炙甘草。

加减：气虚而动则气喘明显者加生晒参、冬虫夏草；血虚明显者加炙黄芪、当归、赤芍、桃仁、红花；体虚乏力，阴虚明显者加鹿茸、淫羊藿、菟丝子。

（二）西医疗法

狼疮性心包炎的治疗取决于病情轻重及伴有狼疮表现，轻者仅需非甾体消炎药物，中度及重度心包炎需用激素治疗。如使用泼尼松 1 ~ 2mg/（kg 体重），1 ~ 4 周以后逐渐减量停药。有心包填塞需引流及激素治疗。狼疮性心肌炎和冠状动脉炎也应用激素治疗。

风湿性关节炎

风湿性关节炎是一种自身免疫性疾病，是常见的危害学龄期儿童健康的主要疾病之一，也是后天获得性心脏病的主要病因之一，其病变是全身结缔组织的非化脓性炎症，主要侵犯心脏和关节。

一、病因病机

现代医学认为本病的病因病机目前尚未完全阐明。一般认为本病的发生与三个因素相互作用有关：① A 族 β 溶血性链球菌致病的抗原性；②易感组织器官的特性；③宿主易感性。其根据为：在发病前 1 ~ 3 周常有溶血性链球菌感染如咽峡炎、扁桃体炎或猩红热的病史。

中医学认为风湿性关节炎属于"痹证"、"历节风"的范畴，其发生为感受外邪或素体虚弱或阳气偏盛复感外邪所致。本病在急性期，常以热邪偏盛或湿热蕴蒸为主，是外邪入里化热或热为邪郁所致。如热邪久留不去，损气耗阴，则出现气阴两虚的证候。病邪的发展，一般由表入里，由浅入深，由经络而脏腑。若病邪郁于肌肤筋脉，则出现皮下结节；侵袭经络关节，则关节疼痛，不能屈伸；侵入营血，损伤络脉，故见皮下红斑；若病邪继续发展，袭于脏腑，即呈现心脏的改变。如《素问·痹论》曰："脉痹不已，复感于邪，内舍于心"，即指心脏受损而言。

二、临床心脏症状

（1）心包炎最常见，发生于约50%的病例。胸痛和摩擦感提示心包炎。在全身型的青少年类风湿关节炎（JRA）中非常常见，偶见于多关节型JRA患者，少关节型JRA更为罕见。少量心包积液可无症状，但是大量的心包积液则会出现症状。极少发生心脏压塞。缩窄性心包炎极为罕见。

（2）JRA患儿不常发生心肌炎（1%～10%），但可引起危及生命的充血性心力衰竭和心律失常。

（3）罕见伴有瓣膜增厚的二尖瓣反流和主动脉反流。

（4）偶见左心室扩张，收缩功能不全（射血分数和缩短率降低），可见松弛异常和舒张功能不全。

（5）20%的患儿存在心电图异常，非特异性ST-T改变最常见，传导系统受累引起传导阻滞较罕见。

（6）体检常发现心动过速和非特异性收缩期喷射样杂音，偶可闻及二尖瓣反流的反流性收缩期杂音。

三、治疗

中医辨证论治风湿性关节有多种证型，但与心血管症状有关的主要有两种证型。具体辨证施治如下。

1. 重感风湿，痹阻心肺

证候：胸闷，劳累后气喘加重，持续发热，肢体痛，四肢关节疼痛，自汗乏力，口干溲少。舌淡苔薄白，脉沉细或细数。

辨证：心肺气机不畅，形寒肢冷，心悸怔忡，气短喘息，为重感风湿，痹阻心肺。

治法：益气养血，祛风通络。

方剂：三痹汤加人参汤加减。

常用药：独活、桑寄生、秦艽、炙黄芪、炒杜仲、川牛膝、川断、人参（另煎）、白茯苓、当归、白芍、生地、川芎、青风藤、海风藤、络石藤、豨莶草。

加减：胸闷气短明显加制附子（先煎）、丹参；心阴虚加玄参、麦冬；心火亢盛加莲子心、淡竹叶；发热加金银花、连翘、柴胡、忍冬藤；头晕、头痛加杭菊花、白芷、蔓荆子；身痛明显加威灵仙、海桐皮；上肢痛加片姜黄、桂枝；膝关节痛加苍术、茯苓。

2.脉痹内犯，血瘀心肺

证候：呼吸困难，不能平卧，喘咳频频，咳出淡红色泡沫痰，痰中带血或夹有血块，烦躁焦虑，四肢关节疼痛，时发时止，遇风寒湿邪加重，面色灰暗，口舌发绀，爪甲紫暗。舌质紫暗或有瘀斑瘀点，脉沉细涩或结代。

辨证：脉痹内犯，血瘀心肺，致心悸怔忡、喘息、胸闷、胸痛滞塞、四肢关节疼痛。

治法：活血化瘀，养心益气。

方剂：血府逐瘀汤加减。

常用药：生地、当归、川芎、赤白芍、桃仁、红花、牛膝、桔梗、柴胡、秦艽、羌活、青风藤、独活、茯苓。

加减：阳气虚脱加人参（另煎）、附子（先煎）；呼吸困难加炙黄芪、人参（另煎）、麦冬；喘咳严重，咳泡沫痰加桑白皮、葶苈子、浙贝母、白芥子；痰中带血加侧柏叶、白及、仙鹤草；瘀斑、瘀点明显者加延胡索、郁金、丹参；汗多加生龙骨、生牡蛎、白芍。

进行性肌营养不良和强直性肌营养不良

进行性肌营养不良是一种性染色体连锁的隐性传染病，可见因盆腔肌肉受累导致的脊柱前凸、蹒跚步态、腹部隆起和站立困难。强直性肌营养不良是第二种常见的肌营养不良性病变，以肌张力升高（肌激惹度和收缩力升高，伴舒张力降低）和肌无力为特点。其为常染色体显性遗传，可导致多个器官系统功能障碍，包括骨骼肌、胃肠道、心血管、内分泌和免疫系统等。两者均可见扩张型心肌病，至青春期出现临床症状。

此两病属中医学"痿证"范畴，在儿科领域中又类似于小儿五积、小儿痿躄之类。近年来有研究认为此两病与《内经》中"留瘦"更为接近。《素问·三部九候论》载："留瘦不移，节而制之。"所谓"留瘦"是指病程长，风气邪毒滞留体内而致肌肉消瘦为主症的一类疾病。

一、病因病机

此两病发病原因不明，认为遗传因素在疾病中起重要作用。其遗传方式不一，临床症状也不同。目前有学者认为本病除遗传因素外，其发病机制主要与神经、血管及细胞膜病变有关。中医学认为主要是先天禀赋不足，胎毒遗于胎儿所致；其次与脾胃虚弱、风邪内侵有关。

二、临床心脏症状

1. 进行性肌营养不良

（1）劳力性呼吸困难和呼吸急促是常见症状。如果存在肺动脉高压，可有 P2 亢进。心底可闻及非特异性收缩期喷射样杂音或心尖部可闻及二尖瓣反流的收缩期杂音。充血性心力衰竭是疾病末期的不详预兆。

（2）心电图异常　以右心室肥厚和右束支传导阻滞最常见，左心前导联常常有深的 Q 波，偶可见 P-R 间期缩短。肢体导联或左心导联可有 T 向量改变。

（3）疾病早期仅有舒张功能不全。收缩功能障碍见于疾病后期。超声心动图可有二尖瓣脱垂征象。

2. 强直性肌营养不良　心脏病变常见房室传导和结构异常，可能由于心肌脂肪浸润、窦房结和房室传导系统纤维脂肪变性所致。①心电图可有Ⅰ度房室传导阻滞和心室内传导延迟，随疾病进展，可出现Ⅱ度和完全性房室传导阻滞。此外，还可发生心房颤动、心房扑动、Q 波异常和室性心律异常。

②可发生二尖瓣脱垂。儿童患者可闻及收缩中期喀喇音和非特异性收缩期喷射性杂音。③大部分患者左心室收缩功能正常，但随着年龄增长可出现左心室收缩功能不全，罕见情况下可出现左心室肥厚、左心房扩大或者局域性室壁运动异常。

三、治疗

（一）辨证论治

本病早期易被忽视，一旦出现典型症状、体征则已获难治之症，因此要重视早期诊断，早期治疗。随着病情的进展，还要采取综合治疗方法，通常按痿证辨证论治，对心脏症状的治疗同扩张型心肌病。

1. 肾气亏虚，下元虚寒

证候：面色晦暗，腰部及下肢明显无力，小便清长，四末不温。舌淡苔薄白，脉沉细无力。

辨证：因先天肾气不足，毒传于胎儿，以致生长发育过程中，渐见肌肉萎缩，筋骨软弱。除进行性肌营养不良的症状外，尚有肾气亏虚、下元虚寒诸证。

治法：补肾温阳，强筋壮骨。

方剂：鹿角胶丸加减。

常用药：鹿角胶（胶化冲服）、鹿角霜、熟地、人参、当归、牛膝、茯苓、菟丝子、白术、杜仲、龟板、马钱子粉（另煎）。

加减：体倦嗜卧，纳少便溏，面色萎黄，舌胖有齿印者，属脾肾两虚，加黄芪、鸡内金、薏苡仁、砂仁、焦神曲；面色潮红，大便干结，五心烦热，舌红苔光者，为肾阴亏损，兼服大补阴丸或健步虎潜丸。

2. 风邪内侵，瘀阻络脉

证候：病程日久，面色青暗，性情急躁易怒，频频跌跤，走路摇摆不稳，夜梦多，汗多。舌淡或有瘀斑，苔薄白或白腻，脉弦细无力。

辨证：风气邪毒留滞体内，日久消烁肌肉，形体羸瘦，筋脉拘急，血流不畅。肝主风主筋，其色青，风邪内侵，肝气内应，故面青急躁；久病入络，血脉瘀阻，肌肉失养，故出现瘀点瘀斑，痿躄加重。

治法：疏风通络，平肝潜镇。

方剂：止痉散合补阳还五汤。

常用药：全蝎、蜈蚣、天麻、白僵蚕、黄芪、当归、赤芍、川芎、桃仁、红花、牛膝、地龙。

加减：痰湿重者，加胆南星、半夏、石菖蒲；摇摆不定者，加钩藤、珍珠母、生牡蛎；脾虚纳少者，加焦神曲、谷芽、麦芽、陈皮、生山楂、鸡内金、佛手。

（二）西医疗法

1. 对进行性肌营养不良累及心脏的治疗　目前多主张应用血管紧张素转换酶抑制剂（ACEI）和 / 或 β 受体阻滞剂。口服泼尼松及其类似物 Deflazcor 对心脏可能有一定的保护作用。对已出现心功能不全者应对症处理，予以抗心力衰竭治疗。有严重传导障碍时可植入心脏起搏器。

2. 对强直性肌营养不良累及心脏的治疗　除对症进行药物、物理治疗外；诊断心脏受累的表现给予相应处理。对严重窦性心动过缓和高度房室传导阻滞的患儿可安装心脏起搏器。对心房扑动、心房颤动伴明显临床症状者可予抗心律失常药，但需要警惕药物致心律失常副作用的发生。

弗氏共济失调

遗传性共济失调是一组以共济运动障碍为突出表现，主要累及骨骼、小脑和脑干的系统性变性病。其分类众多，一般以弗氏（Friedreich）共济失调多见。弗氏共济失调是一种常染色体隐性遗传病，由 Friedreich 于 1863 年首次报告。本病主要累及脊髓后索、脊髓小脑束、皮质脊髓束和心脏。临床上以进行性步态和肢体共济失调、深感觉障碍、腱反射消失、病理反射（巴氏征）阳性为特点，但无智力障碍。通常在 5 ～ 18 岁起病，男女均可患病。

根据本病以运动功能障碍为特点，应属中医学"五软证"范畴。有关"五软"的论述古代医家早有认识，其中元·曾士荣《活幼心书》论述得较为全面，言其"有因母血海久冷，用药强补而孕者，有受胎而母多疾者，或其父好色贪酒，气血虚弱，或年事已迈而后见子，有日月不足而生者，或服堕胎之剂不去而意成孕者，徒尔耗伤真气，苟或有生，譬诸阴地浅土之草，虽有发生而畅茂者少，又如培植树木，动摇其根而成者鲜矣。由是论之，婴孩怯弱，不耐寒暑，纵使成人，亦多有疾。爱自降生之后，精髓不充，筋骨瘘弱，肌肉虚瘦，神气昏慢，才为六淫所侵，便使头颈手足身软，是名五软"。可见本病之因与先天胎禀不足和后天邪毒所染有关。

一、病因病机

本病属常染色体隐性遗传，为基因突变导致基因产物即线粒体蛋白 frataxin 的减少。脊髓和心肌是 frataxin 表达最高的组织。在基因突变时，该组织必最先受累。因而脊髓变性和心肌病是弗氏共济失调最主要的表现。至于组织病变的基本原因还不完全清楚。

中医学认为本病的发病与先天因素有关，正如《圣济总录》所指出："自受气至于胚胎，由血脉至于形体，以至筋骨毛发脏腑百骸渐有所就而后有生，盖未生之初，禀受本于父母"，可见父精之元不壮和母血之质失聪，遂可致胎禀的形成和发育失常。此外，母孕期间，尤其是孕初，若存在用药不当、毒物损害及疾病影响等，也可引起胎儿发育缺陷，尤以脾、肝、肾损伤为著。发病以六淫之邪，特别是邪毒为多，另有疾病传变，均可导致"五软"的发生。

二、临床心脏症状

1. **心肌病变** 部分患儿出现活动后心悸、气短、水肿、外周发绀等临床症状。检查可发现胸骨左缘上部收缩期杂音，部分患儿可闻及第三、第四心音或奔马律。有90%～95%的患儿出现心电图异常改变，肢体导联或在心前导联下向量改变最常见，偶见左心室肥厚、右心室肥厚异常 Q 波或 P-R 间期缩短。胸部 X 线检查示心影正常或增大。超声心动图检查可发现约30%的患儿有心肌病征象,并以肥厚型心肌病常见。左心室心肌多呈向心性肥厚,也可见室间隔呈不对称性肥厚,少数发生左心室流出道梗阻。

2. 心律失常 与心肌病变相比,本病患儿较少发生心律失常,其中以期前收缩、心房扑动、心房颤动相对常见,且多出现在扩张型心肌病患儿。

3. 心脏受累的诊断 根据家族遗传病史,在儿童或青少年起病进行性步态和肢体共济失调,伴有深感觉障碍、腱反射消失、病理反射阳性等可初步诊断。如有心电图和/或超声心动图检查出现异常改变,可诊断已有心脏受累。

三、治疗

(一)辨证论治

《灵枢·海论》说:"脑为髓之海。"脑髓充足,方能主其精明之职。脑髓赖脾胃生化气血之精汁以充,依肝肾所藏之阴精以生。以上各种原因,或造成胎儿在母体内未能得到气血充养,髓海不足;或造成先天之本不足,肾精无以生髓充脑;或造成风疾留阻络道,气滞、血瘀、痰凝阻滞脑络,因而致脑髓不满,失其所用,导致共济失调。所以本病治疗以补为主,补脾以益气养血,补肾以生精充髓,是治本之法。治疗应从早期开始,若至长成,病成痼疾则难以收效。应以中药与针灸、推拿多种疗法兼施,可提高临床治疗效果。

1. 肝脾不足

证候:出生后发育迟缓,步态不稳,动作笨拙,智力基本正常,面黄形瘦。舌淡,苔薄,脉细无力。

辨证:肌弱不收为脾气失养,筋强不柔为肝血失濡,病在气血不足,肝脾失调。脾气虚者以形瘦乏力,肝血亏者以唇指淡白、肢体麻木不仁。

治法:补益气血,柔肝健脾。

方剂:十全大补汤加减。

常用药:黄芪、党参、茯苓、黄精、白术、白芍、川芎、当归、鸡血藤、桂枝、熟地。

加减:食欲欠佳者,去黄精、当归、熟地、鸡血藤,加陈皮、焦山楂、鸡内金；多汗易感者加防风、牡蛎、糯稻根；目涩不明者，加枸杞子、菊花、桑葚；肢体不自主动则者，加天麻、钩藤、白僵蚕；烦闹尖啼者，加灵磁石、龙齿、琥珀。本病难求速效，可据患儿症情施方制成丸、散、膏之类成药缓调。

2.肝肾亏虚

证候：肢体关节活动不灵，肌肉瘦弱，步态不稳，动作不协调。舌淡，苔薄白，脉细数。

辨证：肢体瘦弱为肝肾阴精不充，筋骨因而失用。精不生髓，脑海不满，以致动作不协调。病程迁延，久病入络，络中瘀阻痰凝。

治法：滋养肝肾，活血通络。

方剂：补肾地黄丸加减。

常用药：熟地、茯苓、枸杞子、山茱萸、山药、菟丝子、杜仲、丹皮、牛膝、白芍、金狗脊、续断。

加减：精之髓枯，食欲尚可者，加鹿角胶、龟板胶、紫河车；肌肉僵瘦者，加黄芪、党参、当归、鸡血藤；抽风反张者，加全蝎、白僵蚕、乌梢蛇。

（二）针灸疗法

常用穴位有百会、四神聪、风池、内关、极泉、三阴交。按症取穴，每日 1 次，体针 1 个月为 1 个疗程，头针 15 日为 1 个疗程。

（三）西医疗法

目前尚无特效治疗。早期可应用辅酶 Q_{10} 及其类似物氧自由基清除剂以延缓心肌病变的进展，减轻心肌肥厚，并发肥厚型心肌病者可予血管紧张素转换酶抑制剂以改善心肌重构，也可试用 β 受体阻滞剂。对晚期出现心力衰竭者可考虑应用左心室辅助装置（LVAD）或进行心脏移植。

急性肾小球肾炎

心脏和肾脏在生理功能上相互关联、密不可分。肾脏可被视作循环系统的一部分，可合成并释放肾素、促红细胞生成素、激肽、前列腺素等活性物质，参与调解心血管的功能与代谢。在肾脏功能减退时，心血管可出现加速性动脉粥样硬化、左心室肥大和重构、心肌微血管病变和血管钙化；而在心功能不全时，由于肾脏血流灌注减少和醛固酮系统活化等因素导致肾功能的进行性下降。另外，心脏病和肾脏病都可引起贫血，贫血还会导致心肾疾病的加重，形成恶性循环。

在临床上，急性肾小球肾炎（简称急性肾炎）并发心力衰竭为儿科的急症，肾炎急性期死亡的患儿中绝大多数是由于心力衰竭所致。急性肾炎是儿科常见的免疫反应性肾小球疾病，以浮肿、血尿、蛋白尿、高血压和肾小球滤过率下降为特点，故也常称为急性肾炎综合征。本病发生于小儿的任何年龄，以 3～12 岁多见，2 岁以下少见。

中医古代文献无本病病名记载，但据其临床症状应属中医学"水肿"、"尿血"范畴。《灵枢·水胀》说："水始起也，目窠上微肿，如新卧起之状，其颈脉动，时咳，阴股间寒，足胫肿，腹乃大，其水已成矣"，指出了急性肾炎初起浮肿的症状特点。《诸病源候论》说："风水者……风气内入，还客于肾"，"脾虚又不能制于水，故水散溢皮肤，又与风湿相搏，故云风水也"。元·朱丹溪以阴阳为纲，将水肿分为"阴水"、"阳水"。按照急性肾炎的水肿情况，应归于"风水"、"阳水"之类。

一、病因病机

本病可由多种病因引起，概括之可分为感染性和非感染性两大类。临床上绝大多数为急性链球菌感染后肾小球肾炎。一般认为是机体对链球菌的某些抗原成分产生抗体，形成循环免疫复合物，随血流抵达肾脏，并沉积于肾小球，进而激活补体，造成肾小球局部免疫病理损伤而致病。非感染性病因主要表现在系统性红斑狼疮、过敏性紫癜、血管炎等。急性肾炎并发心力衰竭的机制与高血压、心肌损伤及水钠潴留有关。

中医学认为本病外因为感受风邪、水湿、热毒之邪，内因主要是小儿先天禀赋不足或素体虚弱。感受外邪后，由于正气不足，邪伏于内，可伤及脏腑，导致肺脾肾功能失调。其病因病机主要有以下几个方面：①风邪外袭，风水相搏；②水湿内停，脾失健运；③疮毒内侵，归于脏腑。此外，热毒之邪郁于肝经，耗损肝阴，肝阴不足，肝阳上亢，可致头痛、眩晕，甚则惊厥、神昏。若水邪泛滥相遏气机，上凌心肺，损及心阳，闭塞肺气，则心失所养，肺失肃降，而出现喘促、心悸，甚则发绀等水气上凌心肺证。

二、临床心脏症状

1. 高血压　见于30%～80%的病例，多因水钠潴留、血容量扩大所致。一般为轻或中度增高。大多于1～2周后随利尿剂消肿作用血压下降至正常，若持续不降应考虑慢性肾炎急性发作的可能。

2. 循环充血状态　因水钠潴留，血容量扩大，循环负荷过重表现为循环充血、心力衰竭。临床表现为气急、不能平卧、胸闷、咳嗽、肺底湿性啰音、肝大压痛、奔马律等左右心力衰竭症状，多因血容量扩大所致。此时心搏出量常增多而并不减少，循环时间正常，动静脉血氧分压未见增大，且洋地黄类强心剂疗效不佳，而利尿剂的应用常能使其缓解。

3. 心肾综合征　心脏和肾脏关系密切，两者作用是相互的和多方面的。基于这种认识，近年来人们开始广泛使用心肾综合征这一概念。在2007年4月的世界肾病会议上，意大利肾病学家Romco教授根据原发病和起病情况将心肾同时受累的情况分为以下五型。

Ⅰ型：急性心肾综合征：心功能的突然恶化（如急性心源性休克或急性充血性心力衰竭）导致急性肾损伤。

Ⅱ型：慢性心肾综合征：慢性肾功能不全（如慢性充血性心力衰竭，导致进行性和持续的慢性肾脏病）。

Ⅲ型：急性心肾综合征：突然的肾功能恶化（如急性肾脏缺血或肾炎）导致急性心脏疾病（如心力衰竭、心律失常、心肌缺血）。

Ⅳ型：慢性肾心综合征：慢性肾脏疾病（如肾小球或肾间质疾病）导致心功能减退、心室肥大和／或心血管不良事件危险性增加。

Ⅴ型：继发性心肾综合征：系统性疾病（如糖尿病、脓毒血症）导致的心脏和肾脏功能障碍。

三、治疗

（一）辨证论治

本病早期多属实证，后期多属虚证或虚中夹实。一般伴有心血管症状的患儿因水邪泛滥或热毒炽盛可出现变证。这些变证多属危证，应及时救治。

1. 邪犯厥阴

证候：常发生于本病的第一周，症见头痛眩晕、烦躁、口苦、溲赤，甚则惊厥、抽搐、昏迷。舌红、苔黄糙，脉弦。

辨证：本症是因热毒之邪郁于肝经，耗损肝阳，肝阳上亢所致，常伴血压较高。

治法：平肝泻火，潜阳息风，醒脑开窍。

方剂：羚角钩藤汤加减。

常用药：羚羊角、钩藤、茯神、菊花、桑叶、生地、石决明、白芍、生甘草、竹茹、车前子、珍珠母、泽泻。

加减：大便秘结者，加大黄；惊厥昏迷者，用安宫牛黄丸。

2. 水气上凌心肺

证候：肢体浮肿，咳呛气急，心悸胸闷，烦躁，不能平卧，口唇青紫，指甲发绀。苔白或白腻，脉细数无力。

辨证：因病情发展迅速，水湿急聚，水气上泛，凌心射肺，肺失清肃，心失所养，是为水气上凌心肺之危证。

治法：泻肺逐水，温阳扶正。

方剂：己椒苈黄丸合参附汤加减。

常用药：汉防己、川椒、葶苈子、桑白皮、泽泻、大黄、人参、制附子、煅龙骨、丹参。

加减：若面色灰白，口唇青紫，四肢厥冷，汗出淋漓，脉微细欲绝，为心阳欲脱之危候，宜急服独参汤或参附龙牡救逆汤（人参、制附子、煅龙骨、煅牡蛎、五味子）扶正固脱，或静脉滴注参附注射液、生脉注射液等。

（二）西医疗法

急性循环充血的治疗：本病主因水钠潴留、血容量扩大而致，故治疗重点应在纠正水钠潴留，恢复血容量，而不是应用加强心肌收缩力的洋地黄类药物。除应用利尿剂外，必要时加用酚妥拉明或硝普钠以减轻心脏前后负荷，经上述治疗仍未能控制者可行透析或血滤，以及时缓解循环的过度负荷。

甲状腺功能亢进

甲状腺功能亢进（简称甲亢）是由于甲状腺分泌过多的甲状腺激素或由于各种原因引起机体内甲状腺激素含量增高，导致以神经、循环、消化系统兴奋性增高和代谢亢进为主要表现的一组疾病。临床上以弥漫性甲状腺肿最为常见，主要表现有甲亢症状、弥漫性甲状腺肿及突眼。先天性甲状腺功能亢进最常由妊娠期患有 Graves 病的母亲所产婴儿的甲状腺刺激性免疫球蛋白升高引起。幼年型甲状腺功能亢进由甲状腺刺激性抗体引起，常伴有淋巴细胞性甲状腺炎和其他自身免疫病。幼年型甲状腺功能亢进在青春期发病率达到高峰，女孩比男孩更容易发病。

甲状腺功能亢进致心脏病属于中医学"瘿气"、"瘿瘤"、"惊悸"、"怔忡"等范畴。如《千金方》关于"治二三十年瘿瘤……令人骨消肉尽，或坚或软或溃，令人惊悸，寤寐不安，身体瘦缩"之记载，与本病的临床表现颇为一致。

一、病因病机

甲状腺功能亢进为自身免疫性疾病，其发生与自身免疫紊乱有密切相关。虽然病因病机尚未完全阐明，一般认为其发病主要原因与甲状腺激素直接对心肌代谢、心肌运动及心脏电生理活动等作用有关，增强交感神经系统兴奋性，减低迷走神经兴奋，使心脏呈高循环动力状态，心排血量增多，循环时间缩短，外周血管扩张，阻力减低，心脏代偿肥厚、扩大，心功能减退。

中医学认为，本病的形成多由饮食和水土失宜，以及情志内伤，使机体气机不畅，不能输布津液，凝集成痰，痰气郁结，壅于颈前形成瘿瘤。瘿瘤失治或治之不当，或气郁日久化火，瘀血内阻，痰火交结扰心，火热燔灼上炎，心阴亏损，心脉不畅，而发为本病。病程日久，正气亏耗，阴损及阳，阴阳两虚。本病的病理性质属虚实错杂。

二、临床心脏症状

（1）基础代谢率增高，交感神经兴奋性增加，可出现心悸、心率增快、心尖部可闻及收缩期杂音，脉差大，可有高血压、心脏扩大及心律紊乱等。心力衰竭及心房颤动在小儿少见。儿童增大的甲状腺表面可闻及杂音。此外，患儿常有多汗、怕热、情绪不稳定、易兴奋激动、脾气急躁、好动、失眠、多语等。手及舌出现细微且快速震颤等神经精神症状。

（2）胸部 X 线影像正常，但也可有心脏扩大、肺纹理增多，特别是发生心力衰竭时。心电图异常包括窦性心律过速、P 波高尖、各种心律失常（室上性心动过速、结性节律）、完全性房室传导阻滞、右心室肥厚、左心室肥厚或双心室肥厚，但是后天性（幼年型）甲状腺功能亢进患儿罕见心律失常。

三、治疗

（一）辨证论治

本病总属虚实错杂，故辨证当明辨虚实。一般初期以火盛、痰凝、气滞、血瘀为患，邪实为主；病至后期，灼阴耗气，进而损及阳气，以虚证为主。本病的治疗，当标本兼顾，祛邪与补虚同施，视其病情各有偏重。治虚当以益气、滋阴、温阳为重；治实当理气解郁、清火化痰、活血化瘀。

1.气郁火盛

证候：胸闷，心悸，急躁易怒，烦热不寐，多汗，手指颤抖，甲状腺轻度或中度肿大柔软、光滑、无结节。舌质红，苔薄黄，脉弦数。

辨证：本证多为甲状腺功能亢进性心脏病初期，为肝郁化火所致，多兼夹肝郁之象。气郁火盛，津液失布，或治之不当，伤脾滋生痰浊，易致痰火交结、血瘀之候。肝郁气滞，肝经不舒，故胸闷；气郁化火，肝火扰心，则心悸；舌红苔黄，脉弦数为肝火旺盛之证。

治法：解郁泻火。

方剂：栀子清肝汤加减。

常用药：栀子、丹皮、柴胡、芍药、当归、茯苓、夏枯草、龙胆草、枳壳。

加减：若胃热亢盛，多食易饥者，加生石膏、知母；烦躁不寐，多汗者加黄连；火旺而大便溏泻次数多者，加生石膏、焦白术。

2.气阴两虚

证候：胸闷，时有胸痛，活动后加重，心悸不宁，口干，心烦少寐，面色少华，神疲消瘦，乏力，气短自汗，手指颤动，甲状腺肿块质软，光滑。舌质红，舌苔少，脉细数或至数不均。

辨证：本证为病程日久，多由痰、火、血瘀之邪灼阴耗气，或过用化痰、散结、泻火之剂而成。气虚心失所主，心血不足，心脉不畅，心气不舒，故见胸闷，活动后加重；心阴亏虚，心失所养，则心悸不宁、心烦；气阴亏虚，则神疲消瘦乏力。

治法：益气养阴，宁心安神。

方剂：炙甘草汤合地黄饮子加减。

常用药：炙甘草、党参、生地、阿胶、麦冬、生黄芪、酸枣仁、远志、珍珠母。

加减：若气虚甚，疲乏无力者，重用黄芪；血虚甚，头晕，面色苍白者，加当归、白芍、川芎；脾虚便溏，食少者，加白术、山药。

（二）西医疗法

甲亢患儿如果仅有一般性心血管症状，治疗的关键在于甲亢本身，可用甲巯咪唑或丙巯氧嘧啶，直至症状缓解后再减量。在此基础上可加用 β 受体阻滞剂普萘洛尔，每次 5 ～ 10mg，一日 2 ～ 3 次，或用美托洛尔每次 12.5 ～ 50mg，一日 2 ～ 3 次口服。甲亢性心脏病伴有心力衰竭时需积极控制甲亢，抗心力衰竭措施同其他心脏病。因属高心输出量心力衰竭，心肌对洋地黄类药物耐受性提高，剂量可酌情增加。甲状腺功能恢复正常仍有心房颤动者可用药物或直流电电击复律。

甲状腺功能减退

甲状腺功能减低（简称甲减）是由于各种不同疾病累及下丘脑－垂体－甲状腺轴，以致甲状腺合成减少，对机体的需要供不应求；或是由于甲状腺素受体缺陷而造成的临床综合征。本病可先天发病，也可后天获得。先天性甲状腺功能减退又称克汀病，最常由甲状腺发育缺陷引起，后天性（幼年型）甲状腺功能减退最常由淋巴细胞性甲状腺疾病或自身免疫性甲状腺炎引起。

中医学根据本病的病因和症状，将其归于"痴呆"、"五迟"、"五软"、"黄疸"及"水肿"等范畴。如《诸病源候论》说："人有禀性，阴阳不和，而神昏塞者，亦有因病而精采暗钝，皆由阴阳之气不足，至神识不分明。"《医宗金鉴》说："五软者，谓头颈软、手软、足软、肌肉软是也。"根据临床症状的轻重、发病年龄的早晚，以补益心肾、益气养血或补肾壮阳、填精养髓法治疗。

一、病因病机

病因主要是小儿甲状腺缺陷或母亲孕期饮食缺碘。由于甲状腺发育异常，甲状腺激素合成障碍，引起蛋白质、糖、脂肪和钙、磷代谢障碍，影响神经系统和骨骼的发育，从而使患儿生理功能低下、生长发育过缓、智力障碍等。常伴有动脉导管未闭、肺动脉狭窄等血管病变。

中医学认为本病主要是先天不足与后天调护不当。胎之始成禀受父母精血而化生，如父母精血虚损，失于胎养，或怀孕之时保养失慎，精薄血弱，阴阳二气不足，导致精血亏损实变，心肾发育不全而发病。小儿出生以后，由于调护不当，偏食嗜食，或由于地域因素，而使心肾发育不足，功能受损。心主神明血脉，开窍于口舌，言为心声，心血虚，神失所藏，神气失明，言语举止笨拙而发为痴呆。肾主骨生髓，脑为髓海，若先天禀赋不足，肾虚不能主骨生髓，精神元明不足而失聪。心肾不足，并有"五迟"、"五软"证候。肾阳不足，水液代谢失常，并可发生肿胀。本病虽有轻重不同，但总归于心、肾、脾不足及气血两亏。

二、临床心脏症状

1. 先天性甲状腺功能减退　患儿可有明显的心动过速，脉搏减弱，低血压，非凹陷性面部和外周水肿。心电图异常包括：① QRS 波群低电压，特别是肢体导联；②T 波波幅较低，不影响 T 轴；③ P-R 间期和 Q-T 间期延长；④屋顶样 T 波，ST 段消失（"清真寺"征）。超声心动图检查可发现先天性心脏畸形，还可见心脏扩大、心包积液、肥厚性心肌病或不对称性室间隔肥厚。

2. 后天性（幼年型）先天性甲状腺功能减退　患儿心率相对缓慢，心音柔和，动脉搏动较弱，可有低血压，并可见黏液性水肿。高胆固醇血症发生率较高。超声心动图常提示心包积液和不对称性室间隔肥厚，幼年型甲状腺功能减退患儿的心电图检查结果与先天性甲状腺功能减退患儿相同。

三、治疗

（一）辨证论治

辨证论治首先应辨明轻重，轻者生活尚可自理或勉强自理，重症者生活不能自理。病机责之于心、肾、脑髓。治疗多为补肾养心、填精养髓，佐以益气健脾利水，并辅以饮食疗法，治疗应坚持长期进行。

1. 心肾不足

证候：智力低下，精神呆钝，但生活可自理，身材矮小。症状可在学龄前期（4～6 岁）出现，头大，颈短，眼球突出，毛发稀疏，眼眶较宽，鼻梁宽平，两目浮肿，伸舌流涎，皮肤较为粗糙，尤以手足部明显。舌淡，脉细弱。

辨证：属轻证，辨证要点为元神之府不足，心肾俱虚，故智力低下、反应迟钝；气血两亏，肌肉关节失于濡养，故有头大、颈短、毛发稀松、皮肤粗糙等表现。

治法：补益心肾，填精养髓，佐以益气养血。

方剂：河车八味丸合菖蒲丸加减。

常用药：紫河车、麦冬、五味子、肉桂、熟附片、茯苓、泽泻、山药、鹿茸、石菖蒲、远志、海藻、昆布。

加减：肥胖多痰者，加半夏、胆南星、陈皮；伸舌流涎者，加柴胡、吴茱萸、黄连、栀子。

2.脾肾阳虚

证候：发病多在新生儿期或婴幼儿期，黄疸不退，淡漠嗜食，饥饿不知，吞咽缓慢，听力障碍，很少哭闹，声音嘶哑，肌肤不温，毛发稀少，反应迟钝，伴有"五软"、"五迟"证。

辨证：多为先天禀赋不足，心、脾、肾三脏俱损，气血津液不足致智力缺乏及各种生理功能降低。

治法：补肾壮阳，填精养髓，健脾养心。

方剂：三才汤合河车八味丸。

常用药：人参、天冬、熟地、紫河车、鹿茸、五味子、肉桂、海藻、昆布、制大黄、丹参。

（二）西医疗法

甲状腺功能减退致心脏受累的治疗主要针对甲状腺功能减退症。给予甲状腺激素替代治疗，常用制剂有人工合成的左旋甲状腺素（L–T4），也可用甲状腺片，宜从小剂量开始，渐增至维持量，以防诱发心力衰竭。应根据病情变化和甲状腺功能检查结果调整剂量。对症处理包括心律失常、改善贫血、防治继发感染。

贫血

贫血是小儿常见病之一。小儿时期可见到各种营养性贫血、遗传性血红蛋白疾病、白血病、慢性感染性贫血、再生障碍性贫血或再生不良性贫血和各种溶血性贫血。儿童时期贫血，一般是指体内因缺乏生血所必须的营养物质，使循环血液中血红蛋白、红细胞数、红细胞压积低于正常标准的一种血液病。常见缺铁性贫血、巨幼红细胞性贫血及混合性贫血三种。轻度贫血无自觉症状；中度以上的贫血可出现不同程度的面色苍白，指甲、口唇和眼睛结膜颜色苍白，头晕乏力；严重的慢性贫血可导致心脏扩大、心肌肥厚和心功能不全。

本病属于中医学"虚劳"、"血证"、"萎黄"、"心悸"等范畴。如《丹溪心法·惊悸怔忡》关于"人之所主者心，心之所养者血，心血虚，神气不宁，此惊悸之所肇端"的记载，又如《金匮要略》关于"虚劳，虚烦不得眠，酸枣仁汤主之"的记载，与本病因由血虚致病的主要临床表现相一致。《景岳全书·虚损》所述"有患虚证，别无邪热，而谵妄失伦者，此心脏之败神之兆也"，说明此病在此等症状时预后不良。

一、病因病机

本病是因缺乏生血所必需的铁、维生素 B_{12}、叶酸等营养物质所致。近年来的研究还表明，微量元素锌、铜的缺乏或比例失调也可导致本病。缺乏的原因与体内贮存及摄入量不足、丧失或消耗过多，生长发育过快，需要量增加有关。

中医学认为血的生成虽与心、肝、脾、肾有关，然而小儿贫血与脾的关系更为密切。此外，先天禀赋不足也是重要原因之一。如因孕期失于调护，或因母体瘦弱，气血不足，可影响胎儿生长发育，表现形体消瘦、面色不华、发育迟缓，致使形气不足、气血内亏而成贫血，因此贫血常见于早产儿、多胎或孕妇有严重贫血者。

二、临床心脏症状

贫血时由于组织缺氧，可出现一系列代偿现象，如心率加速，在哭闹活动后更明显；脉搏可加强，脉压增大，有时可见毛细血管搏动，循环时间增快；重度贫血时，代偿功能失调，则可出现心脏扩大，心前区可闻及收缩期杂音，极重度贫血甚至可闻及舒张期杂音。心电图可出现 ST 段下移，T 波低平或倒置。由于心肌缺氧和营养障碍，可发生代偿功能不足而出现充血性心力衰竭。

三、治疗

（一）辨证论治

本病的治疗以补虚为基本原则，重在补气养血，尤应重视脾、胃、肾。肾主骨生髓化血，主命门温脏，则阳生阴长而生血。脾胃为后天之本、气血生化之源，不论辨属何证都要注重调补脾胃，益肾生髓，气血充足，心脉得养。应补而不滞，补不碍胃，谨防劫阴耗津，复伤阴血，虚不得复。本病由血虚累及心脏而来，血虚多继发于其他疾病，在补气血、养心神时，还应从整体出发，辨证与辨病相结合，方能得到满意疗效。临床有虚实夹杂者，当以虚为本，治本仍应不忘泻火化瘀，逐饮祛邪时注意保护正气，若邪实标急者，重在治标。

1. 心脾两虚

证候：胸闷，活动时加重，心悸怔忡，气短，面色㿠白或萎黄，夜寐不安，纳食不振，头晕目眩，疲倦乏力或自汗。舌质淡，苔薄白，脉细弱。

辨证：除血虚见症外，主要表现为气虚。血与气关系紧密，所谓血以气行，气以血载，故血虚多伴气虚。心虚，心神失养，则心悸怔忡、夜寐欠安；脾气虚，则运化无力，以致纳呆。

治法：益气养血，补益心脾。

方剂：归脾汤加减。

常用药：党参、黄芪、当归、炒白术、茯神、酸枣仁、肉桂、木香、远志、制首乌、炙甘草。

加减：纳呆、腹胀、便溏者，去肉桂、当归、酸枣仁，加陈皮、砂仁、薏苡仁、焦山楂；脾虚肝旺、肢体震颤者，加白芍、钩藤。

2.气阴两虚

证候：胸闷隐隐，气短，心悸怔忡，面色不华，自汗或盗汗，头晕，虚烦不得眠，口燥咽干，耳鸣。舌质红，舌苔少，脉细涩或细数。

辨证：本证日久不愈属气虚无力，气虚则心失所主，心气不畅；阴血不足，脉络涩滞，则胸闷隐隐、气短；气阴不足，心失所养，则心悸怔忡；阴津亏虚，失于荣润，则口燥咽干；舌质红，苔少，脉细为气阴不足之证。

治法：益气养阴。

方剂：生脉饮加减。

常用药：太子参、麦冬、五味子、阿胶、茯苓、陈皮、生地。

加减：若气短疲乏甚者，加黄芪；头晕，面色无华血虚甚者，加当归、熟地；心悸失眠甚者，加酸枣仁、远志；脾虚食少便溏者，加白术、木香；胸痛、舌暗血瘀者，加丹参、红花、当归尾；头晕目眩、目涩、急躁易怒者，加枸杞子、青葙子、川楝子。

（二）西医疗法

输血为最有效的措施，每次输血量不宜过多，以免突然增加心脏负担，每千克体重每次输血一般不超过 10ml，如需多次输血可用浓缩红细胞代替全血，以免血浆量过多。同时对原发性病因进行相应的治疗。贫血伴见心力衰竭时除多次少量输血外，利尿剂和强心剂亦可有帮助，因为心力衰竭的血容量是增加的，贫血时心肌收缩力是减低的，输血速度应慢，如有气急、肺部啰音等肺水肿发生时应立即停止。

肥胖症

肥胖症是指人体摄入的热量超过机体消耗的热量，热量以脂肪形式储存于体内，终致脂肪积聚过多而使体重过度增加的营养失衡性疾病。儿童时期的肥胖症常可成为成人肥胖病、高血压、心脏病及糖尿病的先躯，故应及早预防。儿童肥胖的判断标准：超过标准体重的20%（2岁至青春期标准体重 = 年龄×2+8kg）或超过按年龄计算的平均标准加上2个标准差（SD）以上。轻度：超过标准体重2～3个标准差之间；中度：超过3～4个标准差之间；重度：超过4个标准差以上。儿童肥胖症有单纯性肥胖和继发性肥胖之分，后者由机体其他脏器疾病引起。本章主要讨论前者。

中医古籍对本病早有记载，《灵枢·卫气失常》说："人有肥有膏有肉……腘肉坚，皮满者，肥；腘肉不坚，皮缓者，膏……膏者，多气而皮纵缓"。根据其临床表现和病因病机，中医学将其归属于"痰湿"、"湿阻"等范畴，并积累了丰富的防治经验。

一、病因病机

肥胖是多因素综合作用的结果。遗传因素是肥胖形成中的重要因素，但不是唯一决定因素。遗传易感性决定着个体在特定环境中出现肥胖的潜在倾向，是否出现肥胖还与其对环境因素作用的敏感性有关。目前研究表明，肥胖症的发病机制是极为复杂的，肥胖的发生涉及饮食、代谢因素、遗传基因、分化转录因子、中枢神经系统、内分泌激素等多种因素，这些因素并非孤立地起作用，而且往往是交织在一起，互相影响，最终导致了肥胖的发生。肥胖在各种年龄均可发生，但以婴幼儿期、青春发育期较为突出。

中医学认为肥胖的病因以饮食不节、恣食肥甘为主，病理变化则以脾胃不足、痰湿内阻为主。小儿不知饥饱，饮食不节，而脾常不足，运化功能薄弱。如饮食过度，则脾胃为病，食物不能及时腐熟，不能输布水谷精微，脾胃受损，痰湿内生，阻于脉络而成本病。又如先天肾之精气不足，或禀受父母肥胖之体，肾之蒸腾气化失常，导致痰湿内生，也可发生本病。

二、临床心血管症状

（1）肥胖儿童高血压患病率随体重指数的增加而增高。高血压的患病率明显高于非肥胖儿童高血压的患病率，肥胖合并高血压时对心脏的收缩功能和舒张功能均有影响，易加重和加速发展为充血性心力衰竭。

（2）肥胖儿童往往会发生脂肪代谢紊乱，血清胆固醇、三酰甘油和低密度脂蛋白水平趋于升高，高密度脂蛋白趋向降低。血黏稠度增高（血糖、血脂、血红蛋白等改变）及神经内分泌变化对心脏功能亦有影响。

（3）肥胖可致心功能障碍，肥胖儿童体重可达正常儿童的 2～3 倍，循环血量增多。同时静息心每搏输出量和静息氧消耗量增加。长期持续血容量增加及高血压，可致左心室肥厚。

（4）肥胖可伴有自主神经紊乱，表现为交感神经兴奋，迷走神经张力受抑制，血中儿茶酚胺水平升高，β－肾上腺素受体密度下调，导致高血流动力状态，左心室收缩和舒张功能受限，可引起充血性心力衰竭。

三、治疗

（一）辨证论治

证候：形体肥胖臃肿，活动不便，劳则喘呼。苔薄白或腻，脉沉。

辨证：由于饮食不节，姿食肥甘所致。小儿脾胃薄弱，运化功能不足，而致痰浊内生，形体肥胖，不思活动。又禀受父母肥胖之体，肾之蒸腾气化失常，导致本病。

治法：健脾补肾，涤痰除实。

方剂：黄连温胆汤加减。

常用药：黄连、半夏、陈皮、茯苓、枳实、竹茹、甘草，并加大黄。大黄能除痰实，荡涤肠胃，推陈致新，安和五脏。实为治疗本病的要药。

加减：如苔黄腻，便秘较重者，加大剂量使之保持大便每日 2 次。气虚乏力者，去黄连、竹茹，加黄芪、党参、白术、山楂；苔腻湿重者，加瓜蒌、苍术、厚朴；肢冷脉细阳虚者，用真武汤加减。

（二）非药物治疗

非药物治疗是治疗肥胖的基础。即使采取药物治疗或手术治疗，也必须辅助进行非药物治疗。而且，合理的非药物治疗几乎没有副作用，因此要特别重视。对于肥胖儿童饮食调节和运动等非药物治疗措施更是治疗的主要支柱。

1. 饮食治疗　产生肥胖的原因，从能量代谢角度看，为摄入量大于消耗量，是一种能量平衡失调的表现。因此，对进食量进行调节是维持体重稳定的重要因素。选择合适的饮食疗法是减肥的关键，既是最重要的方法，也是最难实行的方法。具体措施：①控制热量；②限制糖类；③限制脂肪；④保证蛋白质摄入量；⑤补充维生素；⑥进餐要尽量有规律。

2. 运动治疗　是指加强运动锻炼和体力活动。进行有氧运动是增加能量消耗的主要形式，也是抑制脂肪积累的重要手段，不但可以增加热能消耗，提高基础代谢率，还可以加速体内脂肪运动分解，使之转化为能源，进而被消耗掉。体育锻炼的项目和方法是多种多样的，可根据患儿的条件、爱好进行选择。

3. 心理治疗　人的生活经历、个性、人格等社会心理因素对于肥胖治疗也有一定影响。因此，减肥治疗时应考虑患儿人格因素的影响，以人格为导向的减肥治疗能明显增加减肥效果、减少心理问题的发生或波动。

在儿童期对于肥胖症的治疗应以体重控制为基本概念，坚持如下治疗原则：①禁止采用禁食、饥饿/半饥饿、变相饥饿的疗法；②禁止短期快速法减肥或减重；③禁止使用减肥药物或减肥食品；④禁止使用手术治疗，或所谓的物理治疗。总之，治疗目标是促进生长发育，增强有氧能力，提高健康水平，培养没有心血管疾病危险因素的儿童。

急性支气管肺炎

支气管肺炎为小儿最常见的肺炎，也是该人群死亡的重要原因之一。儿童时期容易患支气管肺炎是由于呼吸系统生理解剖的特点，如气管、支气管腔狭窄，黏膜分泌少，纤维运动差，肺弹力组织发育差，血管丰富，易于充血，间质发育旺盛，肺泡数少，肺含气量少，易被黏膜所阻塞等。在此年龄阶段免疫学上也有弱点，因其防御功能尚未充分发育，容易发生传染病、腹泻和营养不良、贫血等疾患。这些内在因素不但使儿童容易患支气管肺炎，并且常比较严重。重症急性支气管肺炎除有呼吸系统改变外，还可发生循环、神经系统的功能障碍。

中医学虽无肺炎的病名和系统的论述，但类似本病某一阶段和某一症状的描述和治法还是比较多的。早在《素问·通评虚实论》中就记述了"乳子中风热，喘鸣肩息者，脉何如？岐伯曰：喘鸣肩息者，脉实大也。缓则生，急则死"。这段文献描述了小儿得了风热病，如果脉搏和缓则预后良好，若脉搏急促则预后不良，这与肺炎出现心力衰竭时的症状相似。其后，明·《万氏家传幼科指南心书》说："鼻孔焦黑肺家热，胸高气促肺家炎"，清·谢玉琼《麻科活人全书》中有"肺炎喘嗽"的记载，都说明了古代医家在实践中对肺炎已有比较明确的理论认识，并积累了一定的治疗经验。

一、病因病机

支气管肺炎的病原菌主要是肺炎链球菌、流感嗜血杆菌、金黄色葡萄球菌等。近年来，由于病毒学的发展，各种病毒感染的总发病数有增多趋势。支气管肺炎时，由于气体交换容积减少和病原微生物的作用，可发生不同程度的缺氧和感染中毒症状。中毒症状如高热、嗜睡、昏迷、惊厥，以及循环系统衰竭和呼吸系统衰竭，可由毒素、缺氧及代谢异常（如代谢性酸中毒、稀释性低钠血症）引起。

中医学认为儿童支气管肺炎的发生，主要因气血未充、肌肤脆弱，若将养失宜，寒温不调，卫气不固，腠理不密，即易为外邪所中。这是儿童支气管肺炎发病率较高的原因之一。支气管肺炎早期在肺与各脏腑互有关联，特别是重症支气管肺炎，往往影响或伤害他脏，常见者如因肺气痹郁而致血行不畅，影响心血之运行。肺主气而朝百脉，心主血而营阴，肝主疏泄而藏血。气为血之帅，血为气之母，气血相互依存，故肺气痹阻则心血运行受阻，肝失疏泄条达，产生气滞血瘀，除患儿口唇指甲紫绀外，还可见肝脏迅速增大等症。若正不敌邪，心气内亏，心失所养，导致心力衰弱，心阳不振，甚至使全身衰竭，突然暴脱。

二、临床心脏症状

（1）重症急性支气管肺炎患儿常出现心率增快、呼吸急促、烦躁不安、呼吸困难、发绀、肝脏肿大，部分患儿可见尿量减少并出现眼睑和肢体水肿。危重病例可见皮肤呈花斑纹状、肢端凉、脉细弱等周围衰竭表现。

（2）心电图显示 ST 段下移，T 波低平或倒置，少数存在期前收缩和 / 或房室传导阻滞。实验室检查心肌酶谱出现 CK-MB 升高。

（3）急性支气管肺炎根据急性起病、呼吸道症状及体征，一般不难诊断，但诊断肺炎并发心力衰竭则须慎重。目前国内现行的肺炎合并心力衰竭诊断标准见于 1985 年修订版本并沿用至今。重症支气管肺炎患儿如有下述表现：①呼吸突然加快＞60 次 / 分；②心率突然＞180 次 / 分；③骤发急度烦躁不安，明显发绀，面色发灰，指（趾）甲微血管充盈时间延长；④心音低钝，奔马律，颈静脉怒张；⑤肝脏迅速增大；⑥尿少或无尿，颜面眼睑及双下肢水肿。应考虑存在心力衰竭，若具备前五项者即可诊断为心力衰竭。

三、治疗

（一）辨证论治

支气管肺炎临床多有持续高热、咳嗽频繁及喘憋等症。中医辨证属于外感风热病中的风温范畴。多数患儿皮肤灼热、无汗，伴有咳嗽气喘。此为风温时邪入侵肺经，邪闭肺卫。肺气闭郁是呼吸困难和青紫发绀的产生机制，邪闭于肺，肃降无权，轻则为咳，重则为喘。由于肺气的闭郁，气体交换发生障碍，故气急鼻扇，严重者因肺闭郁滞，气机不得畅流，导致气滞血瘀，从而产生面色苍白、口唇、指甲紫绀等症。此证在支气管肺炎合并心力衰竭中多见。此外某些体质虚弱的患儿感染本病后，因正虚邪盛、正不敌邪而致内闭外脱者也可出现。因此，尤须详察病情，审辨精细，以发热、咳嗽、喘憋为主要症状，温毒热为主要致病因素，肺气闭郁为其发病机制，所以宣肃肺气、清热解毒、化痰定喘为其主要治疗法则。因此必须严密观察临床证候，运用辨证论治分清主次，以利提高疗效，降低死亡率。

1.肺闭咳喘

证候：呼吸急促，鼻翼扇动，三凹征明显，严重者出现紫绀，易发生心力衰竭。舌淡白，脉数。

辨证：其证属于寒邪闭肺，化热化火，炼液成痰，堵塞肺窍，酿为痰喘气急的"肺风痰喘"者，临床以实证为多。

治法：泻肺开闭，通腑涤痰。

方剂：葶苈大枣泻肺汤加减。

常用药：葶苈子、大枣、桑白皮、旋覆花、代赭石、麻黄、射干。

加减：偏寒者，加细辛、桂枝；偏热者，加生石膏、黄芩；痰多者，加礞石滚痰丸。肺气闭郁的同时若产生气滞血瘀的兼证，出现面色发灰、口唇、肢端发绀，应佐用丹参、降香、桃仁、红花、郁金理气活血化瘀之品。

2.正虚邪恋

证候：感染肺炎后，肺部病灶不易吸收，患儿精神萎靡，面色苍白，食欲不振，病情缠绵不已，或有长期不规则发热，咳嗽气短无力。舌淡，苔薄白而嫩。

辨证：本证多见于体禀不足的患儿，如后天失调的疳证体质，或先天性心脏病患儿。其病不在邪多而在正虚，病属营虚卫弱，气血失调，正气虚弱，邪气留恋。肺炎病位虽在肺，但病久或体质虚弱者往往涉及其他脏腑，甚至殃及全身，治疗中首先顾及正气，重在扶肺之气，调和营卫，扶其正而邪自去。

治法：扶正祛邪，益气化痰。

方剂：桂枝加黄芪汤加减。

常用药：炙黄芪、桂枝、炙甘草、炙百部，并加姜、枣适量。

加减：汗出多者，加煅龙骨、煅牡蛎、灵磁石；脾气虚弱者，大便不实者，加党参、山药、扁豆；肺阴亏耗，干咳无痰或少痰，苔薄净者，加南北沙参、麦冬。

婴幼儿支气管肺炎中尤其是重症病例容易产生正不胜邪而致卒然虚脱，此类患儿突然出现面色发灰、四肢不温、汗出淋漓、精神极度萎靡、脉细数而无力等心阳衰竭危象，应立即采取中西医结合治疗，加强抢救措施。中医疗法重在固阳救逆，并佐以活血化瘀、疏通气血，用加味参附龙牡救逆汤为主。常用药：人参、熟附子、五味子、龙骨、牡蛎、灵磁石、丹参、桃仁、红花。若呼吸不整或叹息样呼吸者，乃肺气不达、肾气失纳的肺肾两衰证，应重在固摄肾气，因肺为气之主，肾为气之根，加山茱萸、炙麻黄、熟地。

（二）西医疗法

除积极治疗肺炎原发病外，可予吸氧、镇静、强心、利尿、扩血管、心肌代谢赋活药等措施。可应用毛花苷C（或地高辛）分次快速饱和强心，呋塞米利尿，酚妥拉明扩血管，肌酸磷酸钠（或1,6-二磷酸果糖）改善心肌代谢等。需注意因缺氧故使用洋地黄类药物易中毒，故剂量应缩减，并监测有无电解质紊乱。

此外，还有大动脉炎、吉兰-巴雷综合征、周期性麻痹、原发性醛固酮增多症、嗜铬细胞瘤、皮质醇增多症、慢性肾上腺皮质功能减退症、红细胞增多和黏滞综合征、Marfan综合征等病，也伴有心血管系统症状。

参考文献

[1] 桂永浩，刘芳.实用小儿心脏病学.北京：人民军医出版社，2009.

[2] 江育仁，张奇文.实用中医儿科学.上海：上海科技出版社，2005.

［3］　胡亚美，江载芳．褚福棠实用儿科学．北京：人民卫生出版社，2013.

［4］　张吉．张吉辨治疑难病经验集．北京：人民卫生出版社，2010.

［5］　杨思源，陈树宝．小儿心脏病学．北京：人民卫生出版社，2012.

［6］　李桂梅，高飞，蒋莎义，等．实用儿科内分泌与遗传代谢病．济南：山东科学技术出版社，2004.

［7］　焦增绵，于全俊．中西医临床心血管病学．北京：中国中医药出版社，2000.